병원 안 가고 사는 법
8체질식

8체질전문 주원장의 체질식건강법 개정판
병원 안 가고 사는 법 8체질식

© 주석원, 2016

1판 1쇄 발행 __ 2016년 08월 20일
1판 5쇄 발행 __ 2025년 03월 25일

지은이 __ 주석원
펴낸이 __ 홍정표

펴낸곳 __ 세림출판
등록 __ 제 25100-2007-000014호

공급처 __ (주)글로벌콘텐츠출판그룹
　　　　대표 __ 홍정표　이사 __ 김미미　편집 __ 백찬미 강민욱 남혜인 홍명지 권군오　기획·마케팅 __ 이종훈 홍민지
　　　　주소 __ 서울특별시 강동구 풍성로 87-6　전화 __ 02-488-3280　팩스 __ 02-488-3281
　　　　홈페이지 __ www.gcbook.co.kr　이메일 __ edit@gcbook.co.kr

값 16,000원
ISBN 978-89-92576-73-4 13510

· 이 도서의 국립중앙도서관 출판예정도서목록(CIP)은 서지정보유통지원시스템 홈페이지(http://seoji.nl.go.kr)와 국가자료공동목록시스템
(http://www.nl.go.kr/kolisnet)에서 이용하실 수 있습니다.(CIP제어번호: CIP2016018775)
· 이 책은 본사와 저자의 허락 없이는 내용의 일부 또는 전체를 무단 전재나 복제, 광전자 매체 수록 등을 금합니다.
· 잘못된 책은 구입처에서 바꾸어 드립니다.

병원 안 가고 사는 법

8체질식

8체질전문 주원장의 체질식건강법 개정판

주석원(주원장한의원 원장) 지음

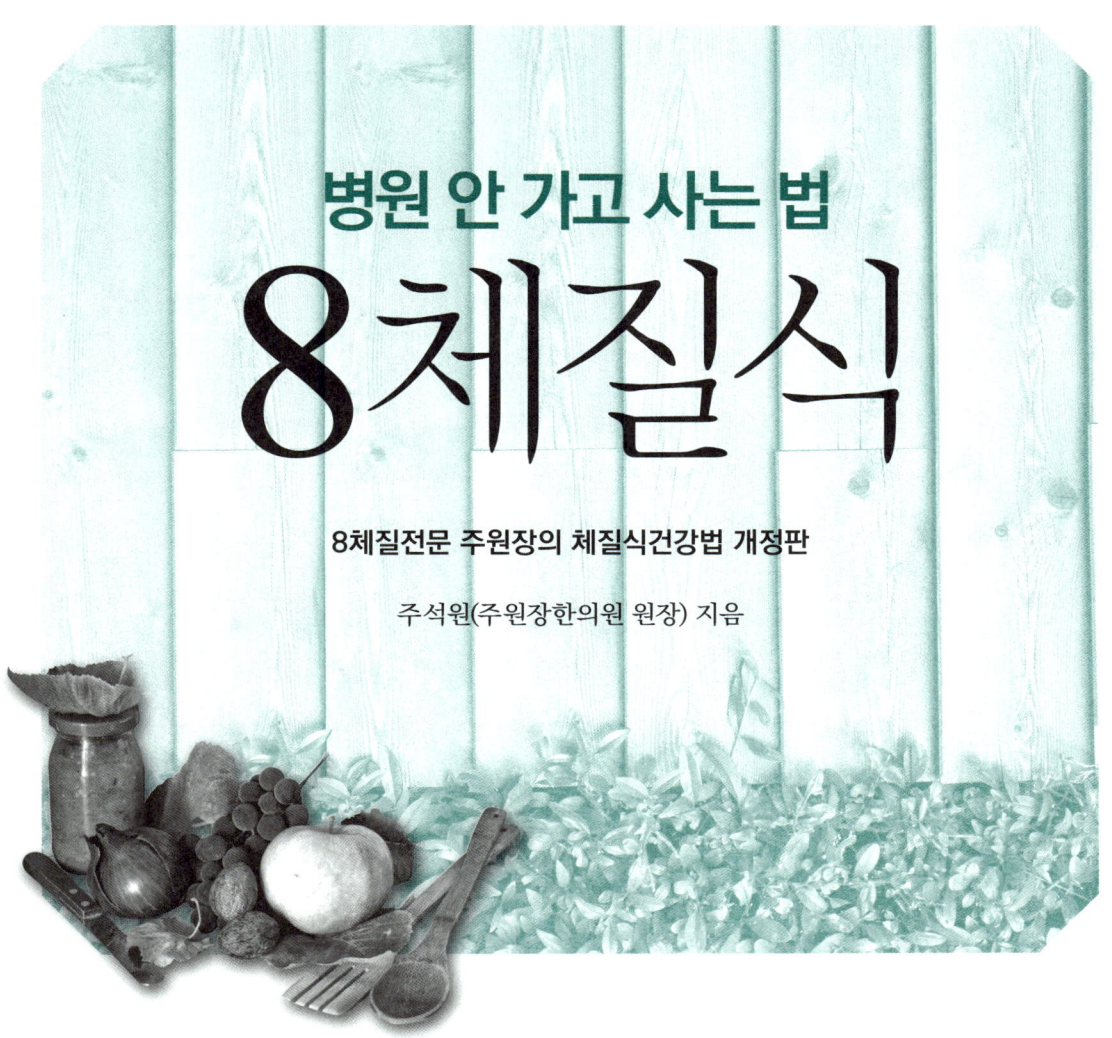

세림출판

서문

"선생님, OOO이 제게 맞아요?"

하루에도 수십 번 씩 나는 이런 질문을 받는다. 그 가운덴 나 같은 전문가도 쉽게 답할 수 없는 질문이 생각보다 참 많다. 하물며 보통사람이랴!

세상의 음식이란 너무도 다양하고, 그것이 또 다양한 요소에 의해 무궁무진하게 변화가 가능한 까닭에 각각의 음식에 대한 체질적합성을 완벽하게 확정하는 것은 참으로 지난한 과제가 아닐 수 없다. 하루하루 임상에 매달려야 하는 임상의로서 나의 한계도 끊임없이 절감한다. 연구에만 몰입할 수 있다면 얼마나 좋을까! 이럴 때는 대학 같은 연구기관에서 연구에만 전념할 수 있는 교수들이 참으로 부럽다. 그럴 수만 있다면 1년에 연구논문 몇 편도 어렵지 않게 쓸 수 있을 것 같다. 이런 어려운 상황임에도 불구하고 나는 이 체질식에 대한 연구를 멈출 수가 없다. 사람들, 특히 암환자와 같이 심각한 곤경에 처한 사람들은 뭐가 그들에게 좋은지 아는 것이 참으로 절실하기 때문이다.

나는 임상에서, 혹은 책에서 음식에 대해 정보를 얻는 즉시 그때그때 계속 노트를 해왔다. 내겐 이것밖에 방법이 없었다. 맨땅에 헤딩하기! 죽으나 사나 계속 정보를 취합하는 수밖에 없는 것이다. 그래서 새로운 정보는 추가하고 잘못된 정보는 수정하고, 이렇게 나는 임상을 하는 바쁜 생활 속에서도 짬짬이 시간을 내어 계속 데이터를 축적했다.

그간의 성과를 모아 이번에 개정판으로 다시 이 책을 낸다. 여전히 보강되어야 할 것은 참으로 많다. 아마도 내가 체질의학 전문의로서 사는 한 죽을 때까지 계속 되어야 할 일일 것이다. 중용의 구절을 가슴에 새겨본다.

至誠無息!

하늘과 땅의 지극한 성실함은 쉼이 없다!

2016년 7월
지은이 주석원

초판 서문

우리 모두 의사 되기

한의원에 오는 환자들이 항상 물어보는 질문들이 있다.

"제 체질에 좋은 차는 뭐예요?"
"제 체질에 뭘 먹으면 간이 좋아져요?"
"고구마가 다이어트에 좋다던데 저한테 고구마는 맞아요?"

체질에 관심 많은 사람들은 질병 치료에도 관심이 있지만, 기본적으로는 이렇게 음식에 관심이 많다. 왜 그럴까? 그것은 병이 들어 고초를 겪고, 병을 치료하기 위해 또 고초를 겪고, 그래서 몸고생하고, 맘고생하고, 또, 시간 낭비하고, 돈 낭비하는 것을 막고 싶기 때문이다.

불치이병, 치미병(不治已病, 治未病).

한의학의 고전 『황제내경(黃帝內經)』에 나오는 말이다. 병든 후에 뒤늦게 치료하려 들지 말고, 병이 들기 전에 몸을 잘 다스려 병에 걸리지 않도록 예방하라는 말이다.

우리 환자들이 체질에 관심이 많은 것은 바로 이 때문이다. 치료의학에 의존하지 않고, 예방의학의 힘을 빌어 스스로의 힘으로 병을 미연에 방지하고 싶은 것이다. 이것은 사실 모든 이의 꿈이요, 이상이다.

8체질의학은 궁극적으로 병이 없는 사회를 꿈꾼다. 우리가 언제나 바라는 이상사회의 모습이다. 정말 그렇게 된다면, 불행히도, 혹은 다행히도 나와 같은 의사는 존재해야 할 소이연이 사라진다. 의사가 없는 사회, 이것은 아이러니하게도 8체질의학이 바라는 사회이다. 이 말은 역으로, 모든 이가 자신의 몸을 다스릴 줄 아는 의사가 되는 사회를 의미한다. 8체질의학은 이 세상 모든 의학의 궁극적 이상이다. 우리 모두 의사가 되자.

2010년 가을
지은이 주석원

목차

서문 _ 04
초판 서문 _ 06
들어가기 _ 13

각 체질의 특징을 알아볼까요? _ 22
    금체질(태양인) 금양체질, 금음체질 _ 24
    토체질(소양인) 토양체질, 토음체질 _ 31
    목체질(태음인) 목양체질, 목음체질 _ 37
    수체질(소음인) 수양체질, 수음체질 _ 42

사상체질로 알고 있는 사람들을 위해 _ 48

체질식 상세 설명서 _ 52
    체질식 초간단 개요 _ 54

체질식 설명서 | 채소편 _ 57
    금체질(태양인) _ 63
    목체질(태음인) _ 83
    토체질(소양인) _ 98
    수체질(소음인) _ 104
    8체질영양학 1 / 식이섬유소가 풍부한 식품 _ 111

체질식 설명서 | **곡식편** _ 114
　금체질(태양인) _ 125
　토체질(소양인) _ 132
　목체질(태음인) _ 138
　수체질(소음인) _ 144
　8체질영양학 2 / 혈당지수가 낮은 식품 _ 148

체질식 설명서 | **육류편** _ 150
　금체질(태양인) _ 157
　토체질(소양인) _ 164
　목체질(태음인) _ 170
　수체질(소음인) _ 173
　8체질영양학 3 / 살찌는 식품 _ 180

체질식 설명서 | **생선과 해물편** _ 183
　금체질(태양인) _ 189
　목체질(태음인) _ 204
　토체질(소양인) _ 210
　수체질(소음인) _ 221
　8체질영양학 4 / 철분이 풍부한 식품 _ 232

목차

체질식 설명서 | **양념편** _ 235
    금체질(태양인) _ 241
    토체질(소양인) _ 259
    목체질(태음인) _ 271
    수체질(소음인) _ 284
    8체질영양학 5 / 아연이 풍부한 식품 _ 294

체질식 설명서 | **과일편** _ 296
    금체질(태양인) _ 299
    토체질(소양인) _ 313
    목체질(태음인) _ 328
    수체질(소음인) _ 338
    8체질영양학 6 / 요오드가 풍부한 식품 _ 348

체질식 설명서 | **기호식품 및 건강차편** _ 350
    금체질(태양인) _ 354
    토체질(소양인) _ 365
    목체질(태음인) _ 372
    수체질(소음인) _ 382
    8체질영양학 7 / 각 체질에 좋은 콜레스테롤 함유 식품 _ 392

체질식 설명서 | 술편 _ 394
　　　　　　　　금체질(태양인) _ 404
　　　　　　　　토체질(소양인) _ 415
　　　　　　　　목체질(태음인) _ 423
　　　　　　　　수체질(소음인) _ 428
　　　　　　　　8체질영양학 8 / 칼슘이 풍부한 식품 _ 430

체질식 설명서 | 비타민편 _ 433

체질식 이렇게 하세요 _ 450
에필로그 _ 453
8체질식 일람표 _ 456

Tell me what you eat and I will tell you what you are.

자네가 먹는 것을 말해보게나.
그러면 자네가 누군지 말해주겠네.
―브리야 사바랭(Brillat-Savarin)

들어가기

　8체질의학에는 '체질식'이라는 건강법이 있다. 이는 체질에 해로운 음식을 피하고 유익한 음식을 주로 섭취하는 것을 말한다. 이 체질식은 권도원 박사가 1974년의 논문 「체질침 치료에 관한 연구」에서 최초로 발표한 이래로 계속적인 개정이 이뤄져 왔다. 하지만 그럼에도 불구하고 이 체질식은 제안된 음식들의 종류가 충분치 않고, 일부 부정확한 것도 눈에 띄어 여전히 만족스러운 수준은 아니었다. 그래서 환자들이 지속적으로 물어보는 개별 음식들의 체질적합성에 대해 충분히 답변해주기 어려웠다.

　나는 풍부한 종류를 포함하고 부정확한 부분이 교정된, 보다 완벽한 체질식 체계를 만들어야겠다는 목표를 세웠다. 그리고 2009~2010년 두 해를 계속 이 일에 매달렸다. 하지만 그것은 그리 쉬운 일이 아니었다. 수많은 개별 식품들이 8체질 각각에 어떤 작용을 일으키는지를 명확하게 안다는 것이 사실 얼마나 난해한 일인가! 나는 악전고투 끝에 완벽하지는 않지만 그래도 기존 체질식을 상당 부분 개선하는 새로운 체질별 음식 체계를 만들었다. 그 결과물이 바로 여기 제안하는 체질 음식 분류이다. 이것은 권도원 박사가 발표한 것을 근간으로 하되, 나의 임상 경험 및 연구에서 새로이 알게 된 사항들을 추가하고, 기존의 사항들 중 오류가 있는 것들에 대해서는 수정을 가한 것이다. 이렇게 새로운 음식을 추가하고 오류를 수정한 음식들은 '새로운 제안'이라는 형태로 밝혀 기존의 체질식과 구별이 되게 하였다. 이 어려운 작업엔 수많은 환자들과의 직접적인 대화와 설문이 큰 도움이 되었다. 그리고 최근 새로운 방식으로 적용한 오링 테스트도 도움이 되었다.[1]

체질식이란 개념은 8체질의학에 있어 매우 중요한 이론이다. 그러나 이렇게 작성된 결과물이 워낙 소략하니까 크게 대수롭지 않게 생각하는 사람들이 있다.

"체질식이란 게 달리 있나요? 내가 좋아하는 음식을 섭취하면 그게 바로 체질식이 되는 것 아니에요?"

체질식에 대한 가장 흔한 오해 중의 하나는 자신이 좋아하는 음식이 자신의 체질에 맞을 거란 생각이다. 하지만 반드시 그렇진 않다. 오히려 자기 체질에 맞지 않은 음식을 더 좋아하는 사람이 더 많을 정도다. 특히 몸이 건강하지 않은 사람일수록 더욱 그렇다. 이는 어찌 보면 당연한 것이다. 자기 체질에 맞지 않은 음식을 그렇게 많이 먹었으니 몸이 건강할 수가 있겠는가? 사람들이 특정 음식을 더 좋아하는 것은 그것이 꼭 자기 체질에 맞아서 그런 것은 아니다. 그냥 그것이 맛있으니까 좋아하는 경우가 태반이다. 개인의 음식에 대한 기호는 생리적인 것이라기보다는 문화적이고 심리적인 것이다.

통계적으로 보면 대부분의 사람들은 체질 불문하고 주로 육식, 밀가루 음식, 낙농식품을, 채소, 생선, 해물에 비해 훨씬 더 좋아한다. 이유는 간단하다. 후자보다 전자가 더 맛있으니까. 그런데도 사람들은, 누구나 좋아하는 것을 자신도 좋아하는 것일 뿐인데 마치 자기만 특별히 좋아한다고 착각을 한다. 부탁컨대 제발 자기 체질에 맞으니까 좋아한다고 말하지 말기 바란다.

---

[1] 음식의 '체질적합성(어떤 음식이 특정 체질에 적합함)'을 오링테스트로 결정하는 것은 위험한 면이 있다. 테스트가 종종 엉뚱한 오류를 나타내기 때문이다. 따라서 나는 체질이 분명하게 확정된 사람을 대상으로 일부 식품들에 한해서 오링테스트를 참고하였다.

체질식은 8체질의학에서 가장 중요한 치료 및 질병예방 이론의 하나이다. 8체질의학은 질병의 발생을 체질에 해로운 음식의 섭취에서 연원한 것으로 보기 때문이다.

"음식보다 정신적인 스트레스가 더 현대 질병의 원인이 되지 않나요?"

물론 스트레스로 인한 질병도 많다. 정신적인 질환뿐만 아니라, 구체적인 장기나 조직의 질환도 스트레스 때문에 자주 발생할 수 있다는 사실이 속속 보고되고 있다. 하지만 특별한 경우가 아니라면 스트레스라는 인자 하나만으로 질병이 발생하는 경우는 그리 많지 않다. 대개는 음식이나 약물 등 다른 요인들이 스트레스와 결합돼 질병이 발생하는 것이다. 그리고 스트레스가 꼭 나쁜 것만도 아니다. 오히려 적당한 스트레스가 있어야 생존율이 올라간다는 동물실험 연구보고도 있다. 그것은 어쩌면 삶의 기본조건인지도 모른다. 문명 속에서 살고 있는 한 우리는 결코 스트레스로부터 달아날 수가 없다. 좋건 싫건 스트레스는 안고 살아가야 하는 것이다.

하지만 음식은 다르다. 음식은 우리의 의지에 의해 확실히 통제할 수 있다. 가능한 한 유익한 음식을 취하고, 해로운 음식은 주체적 결단으로 먹지 않을 수 있는 것이다.

스트레스는 또한, 어디까지가 그 병의 직접적인 원인이 되는지 불확실한 경우도 많다. 나쁜 스트레스, 좋은 스트레스 운운할 때는 그 개념까지도 모호할 때가 있다. "신경성이네요!" 이렇게, 확실한 질병의 진단이 어려운 의사에게는, 안전한 피난처가 되어 주는 고마운 구원투수이기도 하다.

하지만 음식으로 인한 질병의 경우는 보다 명확한 인과관계를 알 수 있다. 특히 잘못 먹고 급히 탈이 나는 소화장애나, 과식으로 인한 비만, 당뇨, 고혈압 등과 같은 생활습관병(예전에 만성 성인병이라 했던 것을 보다 포괄적인 의미의 명칭으로 바꾼 것)의 경우는 음식과의 연관성이 결정적일 만큼 높다. 술이나 기름진 음식, 맵거나 짠 음식과 만성내과 질환들과의 연관 내지 인과관계도 이제는 널리 알려져 있다.

임상에서 보면 이런 내과질환들뿐만 아니라, 쉽게 관련성을 떠올리기 어려운 근육이나 관절과 같은 근골격계 질환까지도 음식과의 연관관계가 흔히 나타난다. 금양체질인 류마티스성 관절염(rheumatoid arthritis) 환자가 저녁에 해로운 음식을 먹고 아침이 되자마자 한의원에 달려온 경우는 그 좋은 예이다.

"진짜 안 먹으려고 했는데, 신랑이 퇴근하면서 치킨을 사가지고 와 먹길래 하도 맛있어 보여 옆에서 딱 2개 집어먹었걸랑요. 잘 때 무릎이랑 손가락, 발가락, 온 데가 다 쑤시고 아파서 정말 죽는 줄 알았어요!"

그리고 저녁에 라면이나 간식 먹고 얼굴이며 몸이 띵띵 붓는 것은 뭇사람들이 익히 경험하는 바다. 이런 사실들로부터 유추해보건대 사람들이 경험하는 대부분의 질환은 그들이 평소 섭취하는 음식과 직·간접으로 밀접하게 관련되어 있음을 알 수 있다.

물론 의료계에서도 음식과 질병과의 밀접한 연관관계를 모르는 것은 아니다. 문제는 체질에 대한 체계적인 이론이 없기 때문에 가장 핵심이라 할 수 있는 체질개념이 빠진 천편일률적인 가이드라인만을 제시하고 있을 뿐이라는 것이다. 어떤 사람에게는 유익하지만, 다른 사람에게는 오히려 큰 해악이 될지도 모르는 획일적 식이요법을 보편적인 지침인 양 권장하는 것이다. 요즘의 대세는 고지방, 고칼로리 음식을 모든 질병의 원흉으로 지목하여 육식과 기름진 음식, 당분 등을 전면적으로 부정하는 것이다. 그래서 나치당원들처럼 일사분란하게 저지방, 저칼로리의 기치 아래 채소, 두류, 생선, 해물 등만을 강권하는 대규모의 캠페인에 열을 올리고 있다. 의복에만 패션이 판치는 줄 알았는데 의학도 영양학도 패션이기는 매 한 가지이다. 이것은 명백한 음식독재이다.

"체질식은 대체 어떤 근거로 만들어졌나요? 음식을 섭취한 뒤 그 반응을 보고 알아냈나요? 아님 다른 전문적 방법이 있나요? 사실 난 아무거나 먹어도 괜찮던데."

체질식은 체질이 확정된 사람들의 음식에 대한 반응을 토대로 성립된 것만은 확실하다. 그것은 음식의 섭취와 소화, 그리고 음식과 질병의 치료 및 예방효과와의 관계를 하나하나 확인해서 얻은 지난한 노고의 산물이다. 여기 의문을 제기한 사람처럼 음식에 대한 반응이 무딘 경우도 있지만, 예민한 사람들은 음식들에 대한 반응이 매우 명료하게 나타난다. 특히 알레르기가 심한 사람들의 경우는 더욱 그렇다. 그렇게 명확한 지표가 되는 많은 사람들을 대상으로 유익한 음식과 해로운 음식을 지속적으로 조사하여, 가장 신뢰도가 높은 음식군(飮食群)을 해당 체질의 음식리스트로서 채택해 온 것임을 유추할 수 있다.

"음식반응이 민감한 사람들을 대상으로 한 거라면, 아무거나 먹어도 괜찮은 사람들은 체질식이 필요 없겠네요?"

그렇게 생각하기 쉽다. 하지만 음식에 대한 반응이 명료한 사람이건, 그렇지 않은 사람이건 자기 체질에 해당되는 음식의 가이드라인은 반드시 지켜야 한다는 것은 동일하다. 자기 체질에 맞지 않은 음식은 지속적으로 섭취하다보면 결국 언젠가는 질병으로 되돌아오기 때문이다. 한의원에서 종종 보는 암환자들의 예가 그를 웅변한다. 그들은 의외로, 암에 걸리기 전까지는 감기 한 번 안 걸리고 매우 건강했다는 말을 자주 한다. 그리고 음식도 가리는 것 없이 다 잘 먹었다고 한다. 병치레 자주하는 사람들을 보면 왜 저러나 하고 항상 의아해 했다는 사람도 있다. 이들을 조사해보면 식생활 패턴이 대개 본인의 체질에 역행해 왔음을 쉽게 확인할 수 있다. 극단적인 경우는 하나같이 반대되는 음식만 먹어온 사람들도 있다. 몸에 별다른 부작용을 못 느끼니 그 잘못을 전혀 의식하지도 못하고 해로운 음식을 계속 먹어온 건데, 그 대가는 너무도 큰 것이었다. 청천벽력 같은 암 선고를 받은 것이다. 이런 사례는, 체질식이 어떤 경우에도 거역할 수 없는 건강의 기본조건임을 강력히 시사한다.

체질식은 40년 이상의 수없이 많은 임상 경험으로부터 밝혀낸, 체질별 이로운 음식과 해로운 음식들의 분류를 말한다. 이는 수많은 사례의 축적으로 성립된 엄연한 귀납적 사실이다. 그것은 부정할 수 없는 과학적 사실이다.

"그렇다면 체질식은 순전히 경험적으로 알아낸 건가요? 거기에 어떤 원리 같은 것은 없나요?"

체질식은 기본적으로는 경험적인 것이다. 하지만 각 체질에 좋은 음식들과 나쁜 음식들을 서로 비교해보면 거기에 어떤 규칙성이 내재해 있음이 발견된다. 가장 쉽게 알 수 있는 규칙은 장부배열이 서로 반대가 되는 체질들끼리는 좋은 음식과 나쁜 음식의 구성이 대개 반대가 된다는 것이다(특히 동일한 음식이 상반되는 체질에 동시에 유익한 경우는 없다). 반면, 장부배열이 비슷한 체질들끼리는 좋은 음식과 나쁜 음식의 구성이 대략 비슷하다. 이렇게 장부배열과 음식들과의 관계를 토대로 개별 음식들의 각 체질에 대한 좋고 나쁨('체질적합성'이라 하자)을 하나하나 유추할 수 있는 것이다. 이로부터 다음과 같은 가설이 가능하다.

음식에는 태생적으로 어떤 장부(들)에만 선택적으로 작용하는 특이적인 성질이 있다. 따라서 모든 체질은 그 장부배열의 강약의 특성에 따라 그에 맞는 음식들과 맞지 않는 음식들이 있다. 이는 그 체질이 갖는 장부의 세기의 불균형 때문에 발생하는 필연적인 귀결이다. 이론적으로 체질에 유익한 음식이란 대개 그 체질의 약한 장부들을 강화하는 것들이고, 체질에 해로운 음식이란 대개 그 체질의 강한 장부들을 강화하는 것들이다. 즉, 장부배열의 불균형을 바로잡아 균형으로 이끄는 음식들은 이로운 음식에 속하고, 장부배열의 불균형을 바로잡지 못하고 더욱 심화시키는 음식들은 해로운 음식에 속한다.[2]

"너무 체질식만 고집하면 영양의 불균형이 초래되는 것이 아니에요? 고기나 밀가루 음식은 전혀 먹어서는 안 되는 체질도 있던데."

영양상의 불균형은 걱정은 안 해도 된다. 다른 동물에 비해 너무 많은 종류의 음식을 섭취하는 것이 오히려 문제가 된다. 그래서 인간은 그렇게 소화장애가 많은 것이다. 대부분의 동물들은 몇 안 되는 음식만 먹으면서도 인간보다 훨씬 건강한 삶을 살고 있다. 심지어는 단 한 가지 음식만 먹는 경우도 부지기수다. 그에 비한다면 체질식은 그보다 훨씬 더 다양한 식단을 제공한다.

아마도 8체질 중에 가장 곤란한 체질이 육식이나 분식, 유제품 등이 해로운 금양체질과 금음체질일 터인데, 이런 식품들을 제외해도 인체에 필요한 영양소와 미네랄을 충분히 공급할 수 있는 다른 급원식품들이 풍부하므로 영양상으로는 아무런 문제가 없다. 단백질과 지방은 생선과 해물들로부터 취하면 되고, 탄수화물과 비타민, 그리고 각종 미네랄은 곡물과 채소, 과실들로부터 취하면 되기 때문이다.

---

[2] 이것은 체질침의 원리와 동일한 것이다. 침 치료가 장부배열의 균형을 바로잡느냐, 해치느냐에 따라 이로운 처방과 해로운 처방으로 갈리듯이, 음식도 장부균형을 바로잡느냐 아니냐에 따라 이로운 음식과 해로운 음식으로 갈리는 것이다. 개개의 음식은 말하자면 체질침의 단위처방(unit formula)과 유사한 것이다. 주석원, 『8체질의학의 원리』(통나무, 2007)의 제3장 단위처방의 원리 참조. 한편, 체질배열의 한가운데에 있는 중앙장부에 작용하는 음식은 사실 명확히 설명하기 어렵다. 이론적으로야 그 체질에 이롭지도, 해롭지도 않은 모호한 성질을 가질 것으로 추측되지만, 실제로 보면 그 체질에 이롭거나 해로운 어느 한쪽의 성향을 취하는 경우가 많다. 따라서 이는 경험적으로 확인해보는 수밖에 다른 도리가 없다.

끝으로 체질식이 갖는 매우 중요한 비전이 하나 있다. 그것은 미래 식량 문제 해결의 결정적인 대안이 될 수 있다는 것이다. 현재 우리가 안고 있는 식량 문제는 대개 육식과 낙농식품 위주로 편재된 식량 생산의 불평등으로 인해 발생하는 것들이 많다. 대량의 육식과 낙농식품의 생산을 위해 대다수의 농축산업이 가축 사료용 옥수수나 콩 생산의 전진기지로 전락하거나 희생되고 있는 것이다. 체질적으로 이러한 육류나 낙농식품이 절실하게 필요한 사람은 목양이나 목음체질 정도에 국한되는데, 이렇게 너무 많은 양이 생산되어 넘쳐나니까 이를 처리하기 위해 모든 사람들에게 무리하게 권장되고 있는 것이다. 한쪽에서는 이렇게 편중된 식량이 넘쳐나는데, 그 잔치에서 소외된 상당수의 나라는 또, 불행히도 처참한 굶주림에 시달리고 있는 형국이다. 소나 닭, 돼지 등에게 배터지게 먹일 사료 생산을 위해 끝도 없이 펼쳐진 옥수수 밭에서 죽도록 일하면서 정작 그들(사람)이 먹을 식량은 어디에도 없는 것이다.

체질식이 일반화되면 기축(基軸) 식량의 축이, 보다 자연친화적인 채소나 곡식, 그리고 과일 위주로 다시 옮겨질 것이다. 이들 식품은 육류나 낙농식품에 비해 훨씬 투입비용이 적게 들고 환경오염도 훨씬 덜 일으킨다. 소를 비롯한 가축에서 방출되는 분뇨나 온실가스도 크게 줄일 수 있다. 사람들이 체질식을 하게 되면 각 체질에 따라 다양한 종류의 식품들이 골고루 소비될 수 있을 것이므로, 식량자원이 다변화되어 현재처럼 거대한 기업형 축산업에 치우친 기형적 식품산업이 정비되어 제자리를 찾게 될 것이다. 인류의 건강도 많이 향상될 것이고, 환경오염 문제도 많이 개선될 것이다. 고기나 우유의 생산량을 늘리기 위해서 무차별 자행되는 동물에 대한 가혹행위 역시 현격히 줄어 윤리적 문제에서도 크게 자유로울 수 있을 것이다. 일거양득 아니라, 일거만득이라 해도 지나치지 않을 소중한 기대효과다.

질병은 체질에 맞지 않은 음식으로부터 비롯된다. 질병을 치유하고 예방하고자 한다면 우리는 반드시 체질식을 해야 한다. 체질식을 지키지 않는 한 질병의 완전한 치유를 기대하기란 불가능하다. 약이나 수술이 일시적인 치료는 할 수 있을지 모르나, 그런 치료로는 언제든지 질병이 재발할 수밖에 없다. 질병의 원인을 제거하지 않고 말엽적인 증상만을 다스리는 꼴이 되기 때문이다.

우리 모두 체질식을 하자! 체질식은 모든 이의 건강한 삶의 출발점이다. 체질식은 우리에게 병을 속히 낫게 해주고, 병에 걸리지 않도록 예방해준다. 체질식은 우리 모두의 개성을 발양시켜 삶을 풍요롭게 하는 소중한 길잡이다. 우리가 항상 꿈에 그리는 조화로운 삶이 바로 이 체질식으로부터 비롯될 수 있다. 건강을 지키는데 이만한 게 세상에 어디 있는가?

각 체질의 특징을 알아볼까요?

여기에 소개하는 각 체질의 특징은 해당 체질의 일반적인 특징을 말한 것이다. 주의할 것은 어떤 체질에 해당된다고 해서 그 체질의 일반 특징을 모두 다 갖추었다는 뜻은 아니라는 것이다. 그 체질에 관계된 항목이 총 10가지일 때, 그중 6가지만 자신에게 해당되고, 나머지는 해당되지 않을 수도 있고, 혹은 오히려 자신과 모순되는 사항이 있을 수도 있다. 일부는 자신과 부합되는데, 일부는 부합되지 않는 것이다. 게다가 이런 상황이 한 체질에만 일어나는 것이 아니라 여러 체질에 걸쳐 동시에 일어날 수도 있다. 결과는 이 체질 같기도 하고, 저 체질 같기도 하여 갈피를 잡지 못하다가 결국 혼동 속에서 두 손 들고 마는 것이다.

이런 상황은 각 체질의 특징이 그 체질에만 해당되는 특이적인(specific) 것들이 아니기 때문에 발생하는 것이다. 예를 들면 땀이 나는 현상, 체하는 증상, 머리 아픈 증상, 설사하는 증상, 변비가 잦은 증상, 열이 나는 증상 등 일일이 헤아릴 수 없는 많은 증상들이 모든 체질에 다 발생할 수 있는 공통적인 것들이다. 암, 당뇨병, 고혈압, 비만, 고지혈증, 갑상선 질환, 면역계 질환, 그리고 요즘 흔한 피부 또는 호흡기의 알레르기 질환 역시도 여러 체질에 두루 발생한다. 그 체질만을 나타내는 특이적인 증상이나 병, 그리고 생리적·병리적 현상은 거의 없다고 보면 크게 틀리지 않는다.

성격적인 특징을 가지고 체질을 논하는 것은 특히나 더 위험하다. 성격이 급하다느니, 소심하다느니, 느긋하다느니, 대범하다느니, 하는 식의 유형론은 전혀 체질을 구분하는 기준이 될 수 없다. 임상에서 보면 같은 체질에 다른 유형의 성격을 가진 사람들이 부지기수로 발견되기 때문이다. 그리고 다른 체질에 같은 유형의 성격을 가진 사람들도 부지기수다. 성격은 살아온 환경이나 문화에 크게 좌우되는, 가변적인 특징인 것이다. 그리고 개인의 타고난 기질에 의해서도 크게 좌우된다. 일란성 쌍생아도 성격이 다를진대 더 말해 무엇 하겠는가? 나는 체질의 특징으로서 성격에 관한 기술은 결코 하지 않겠다.

인간이란 정신적, 육체적 성향이 너무도 다양하여 같은 체질이라도 성정이 매우 다르고, 소화나 배설과 같은 생리적 작용마저도 매우 다르다.

따라서 절대로 여기 소개하는 특징들을 근거로 '내 체질은 이것이다'라는 체질진단의 근거로 삼지는 말기 바란다. 정확한 체질진단을 원하는 사람은 앞서 출간된 나의 책들을 찾아보거나, 내 한의원에서 체질진단을 받아보길 바란다.

금체질(태양인)

1. 금양체질

장부구조: 폐·대장 〉비·위 〉심·소장 〉신·방광 〉간·담[1]

1) 체형

마른 체질에서 고도비만까지 다양한 체형을 갖지만, 주로 보통 체격이나 마른 체격을 갖는 사람이 많다. 상대적으로 적은 수지만 비만인 사람이 종종 눈에 띄며, 가끔 기골이 장대한 사람도 있다. 키가 크고 몸매가 잘 빠진 늘씬한 사람들 중에 이 체질이 꽤 많다.

---

[1] 장부구조란 각 체질에 특유한 장부들의 강약의 배열을 말한다. 금양체질은 위에 제시했듯이 중앙장부인 심·소장을 가운데 두고, 폐·대장이 가장 강하고, 비·위가 두 번째로 강하며, 간·담이 가장 약하고, 신·방광이 두 번째로 약한 배열을 갖는 체질을 말한다. 이 장부배열에 따라 체질의 생리적·병리적 특징이 형성되고, 그에 따른 치료와 섭생법이 수립되는 것이다. 이 글의 주제인 체질식 역시 바로 이 장부구조에서 연원한 것이다. 장부구조는 8체질의학의 알파요 오메가라 할 수 있다. 각 체질의 장부구조의 성립에 대한 논의는 주석원, 『8체질의학의 원리』(통나무, 2007) 제2장 체질의 정의를 참조할 것.

2) 식습관

이 체질은 일반적으로 육류, 밀가루 음식, 유제품이 해로우나, 이를 좋아해서 즐겨 먹는 사람들이 적지 않다. 이들의 반응은 둘로 엇갈린다: 먹어도 아무렇지도 않은 사람, 먹으면 속이 거북한 사람.

특히 육식에 민감한 사람들이 많은데, 이들은 육식을 하면 잘 체해서 거의 먹지 않거나, 살코기 부분만 약간 먹는다. 냄새가 역겨워서 아예 어릴 때부터 고기는 입도 대지 않았다는 사람도 있다. 밀가루 음식도 먹으면 속이 더부룩하거나 생목이 올라오는 사람이 많다. 또, 우유 마시면 속이 부글부글하거나 설사를 하는 사람 역시 적지 않다. 이 세 가지 증상이 고루 다 있는 사람도 있으나, 대개는 한두 가지만 있는 편이다.

이 체질은 채소(녹황색 잎채소)가 가장 좋은 체질이다. 그래서 종교나 문화적인 이유가 아닌, 순수한 채식주의자들 중에 이 체질이 많다. 이들은 대개 육식은 하지 않으나, 갖은 야채와 요구르트, 치즈, 두류, 버섯, 과일 등을 함께 즐기는 경향이 많다. 하지만 체질적으로 볼 때 뿌리채소, 요구르트, 치즈, 두류, 버섯, 일부 과일은 이 체질에 맞지 않다.

이 체질은 대부분의 생선이 좋아 평소 생선을 즐기는 사람이 많지만, 드물게 생선을 싫어하는 사람도 있다. 싱싱한 회는 이 체질이 매우 선호하는 음식이지만, 환경이나 문화적인 이유로—특히 서구인들 중에—회를 싫어하는 사람이 많다.

술은 아주 잘 마시는 사람도 있고, 한 방울도 못 마시는 사람도 있다.

3) 질병

알레르기 이 체질에 흔하고 특징적인 질병으로는 각종 알레르기 질환을 들 수 있다. 전형적인 것 중에 아토피성 피부염(atopic dermatitis)이 있다. 그 외에 두드러기(urticaria), 원인 불명의 가려움증, 접촉성 피부염(약물이나 화학물질, 고무, 벨트 등에 피부가 닿았을 때 발생하는 피부병), 금속알레르기(가짜 귀걸이 등과 같이 합금재료로 만든 장신구로 인해 발생하는 피부병), 피부묘기증(dermographism, 피부를 긁거나 압박을 가했을 때 붉혀 오르는 증상) 등 알레르기성 피부 질환에 시달리는 사람들이 많다. 음식 알레르기로 인한 두드러기도 흔하고, 심하면 호흡곤란을 일으켜 응급실에 실려 가는 경우까지 있다. 알레르기가 없어도 대개 피부가 건조한 경우가 많다.

알레르기성 피부 질환뿐만 아니라, 알레르기비염(allergic rhinitis)이나 천식(asthma) 등 호흡기 질환도 많다. 꽃가루, 동물털, 먼지, 진드기, 찬 공기 등으로 인한 호흡기의 알레르기가 가장 많은 체질이다.

폐질환　오래 지속되는 기침이나 만성 폐질환(chronic pulmonary disease)을 앓는 사람이 종종 있고, 과거에 폐결핵(pulmonary tuberculosis)을 앓은 병력이 있는 사람이 가끔 눈에 띈다.

소화기 질환　식체, 복부팽만, 속쓰림, 역류성 식도염, 변비, 설사 등 소화기 질환에 시달리는 사람이 많다.

면역계 질환　류머티스성 관절염(rheumatoid arthritis)으로 고생하는 사람이 가끔 있고, 그 밖의 자가면역 질환(autoimmune disease)이나 희귀병으로 시달리는 사람도 다른 체질에 비해 많다.

4) 기타

항생제나 진통제, 호르몬제 등 일반적인 약물에 부작용이 많고, 마취제나 조영제에 쇼크를 일으키는 사람도 상대적으로 많은 편이다.

·추기

위의 모든 사항에 별로 해당되지 않는 사람도 물론 금양체질 중에 많다. 극단적으로 하나도 자신에게 해당되지 않는 사람도 혹 있을지 모르겠다. 다른 사람에 비해 건강한 신체를 타고나서 그럴 수도 있지만, 그렇더라도 체질에 맞게 식생활과 섭생을 하는 것은 필요하다. 자신의 체질에 맞지 않는 섭생을 지속하면 언젠가는 건강이 무너지기 때문이다. "난 아무거나 잘 먹어요!" 이 말, 정말 경계해야 할 말이다. 금양체질뿐 아니라, 모든 체질이 말이다.

2. 금음체질

장부구조: 폐·대장 〉 신·방광 〉 비·위 〉 심·소장 〉 간·담

1) 체형

보통 체격 또는 마른 체격이 많으며 비만 체형인 사람은 가끔 있다. 드물게 기골이 장대한 사람이 있으며, 키가 크고 늘씬한 몸매를 가진 사람도 종종 있다.

2) 식습관

채소와 생선, 해물이 맞는 체질이며, 체질에 순응해서 그것들을 좋아하고 자주 섭취하는 사람도 있지만, 반대로 체질에 맞지 않아도 육식이나 밀가루 음식, 유제품을 좋아하며 별 탈이 없는 사람도 많다.

하지만 대개 육식이나 밀가루 음식을 먹으면 소화장애가 많은 것은 이 체질의 전형적인 특징이다. 가슴이 답답하거나, 체하거나, 무른 변 또는 잦은 변의

(便意) 등이 나타날 수 있다. 특히 대변이 가늘거나 무르면서도 변 보기가 어려운 증상인 난변(難便)은 이 체질에서 흔히 나타나는 증상이다.

정상적인 경우 채식과 생선, 해물을 주로 즐기며, 이럴 때 대변은 매우 굵고 다량으로 속히 나와 극적인 쾌변을 경험한다. 이 쾌변이 이 체질의 가장 완벽한 건강의 지표가 된다.

과식하지 않고 적당량으로 식사하거나 또는 소식하는 사람이 많으나, 많이 먹으며 식도락을 즐기는 사람도 있다.

대개 술을 싫어하는 사람이 많지만, 술을 잘 마시고 술이 아주 센 사람이 있다.

3) 질병

소화기 질환 체질에 맞지 않은 음식을 먹거나 신경을 많이 써서 스트레스가 심한 경우, 설사가 나거나 대변이 가늘어지면서 자주 마려운 이른바 과민성대장증상이 나타날 수 있다. 대개 배가 차고 아랫배가 잘 아픈 경우가 흔하다. 특히 육식이나 밀가루 음식, 콩 음식 등을 많이 먹으면 장에 가스가 많이 차서 하루 종일 방귀가 심해진다.

알레르기 음식이나 약물에 대한 알레르기 반응이 가끔 있으며, 알레르기비염, 피부 건조증, 가려움증, 피부묘기증, 금속 및 햇빛 알레르기가 있는 사람이 종종 있다.

피부병 건선(psoriasis)으로 고생하는 환자가 이 체질에 가끔 있다. 이는 은백색의 인설에 덮여 있는 경계가 뚜렷하고 크기가 다양한 붉은색의 구진이나 판을 이루는 발진이 전신의 피부에 반복적으로 나타나는 만성 염증성 피부병으로, 주로 팔꿈치나 무릎, 엉덩이, 두피, 손발바닥의 피부 등에 나타난다. 가끔 가려움을 동반하지만, 일반적으로 크게 가려움을 동반하지 않으며, 또 팔꿈치나 무릎의 내측 접힌 부분보다, 외측의 돌출부에 나타나는 것이 아토피와 다른 점이다. 찬바람이 불면 손가락 끝마디 내측 피부가 갈라지면서 심하면 피가 나고 아픈, 습진과 유사한 피부 질환이 발생하기도 한다.

아토피와 유사한 피부병을 가진 사람들도 가끔 보인다.

근육-신경계 질환 평소 체질에 맞지 않은 음식을 많이 먹거나, 특히 육식을 많이 한 경우 중증근무력증(myasthenia gravis)이나 루게릭병(Lou Gherig's disease), 파킨슨병(Parkinson's disease), 근 이영양증 등 난치의 근육-신경계 질환이 발생할 수 있다.

중증근무력증은, 평소 체질에 맞지 않은 음식을 많이 먹은 사람이, 특히 심한 스트레스의 누적이나 격심한 분노 등에 노출되었을 때 갑자기 팔다리가 무력해지면서 발생하는 진행성의 난치 질환이다. 본격적으로 이환되기 전에 전조증으로 흔히 극심한 피로가 온다.

루게릭병은 미국의 전설적인 야구선수 루 게릭이 걸려 널리 알려진 근 위축·마비의 치명적인 질환으로, 세계적인 천체물리학자 스티븐 호킹(Stephen Hawking) 박사 역시 이 병으로 투병하고 있다.

파킨슨병은 또 하나의 전설적인 스포츠 스타였던 헤비급 복서 무하마드 알리(Muhammad Ali)가 걸려 투병하고 있는, 진전, 근육강직 등을 특징으로 하는 진행성 근육 마비 질환이다.

로널드 레이건(Ronald Reagan) 전 미국 대통령이 앓은 중추신경계의 퇴행성 질환인 알츠하이머병(Alzheimer's disease, 흔히 노인성치매로 알려진 병) 역시 금음체질에 특히 많은 질환이다.

이들 병들은 8체질의학적으로 볼 때 금음체질이 육식 등 체질에 맞지 않은 음식을 많이 먹거나, 분노의 정서가 너무 촉급(促急)히 발하거나 축적돼서 걸리는 병으로 판단된다.

4) 기타

금양체질보다 조금 덜하지만, 금음체질 역시도 양약에 대한 부작용이 많은 체질이다. 그리고 피부나 호흡기의 알레르기 역시 많다. 과거에 폐결핵의 병력을 가진 사람이 가끔 눈에 띈다. 체질에 맞지 않은 음식에 대한 반응은 피부나 호흡기의 알레르기 증상보다는 소화기계의 증상으로 더 자주 나타난다.

토체질(소양인)

1. 토양체질

장부구조: 비·위 〉 심·소장 〉 간·담 〉 폐·대장 〉 신·방광

1) 체형

대개 비만 체형이 많고, 비만이 아니라도 토실토실한 편이다. 어릴 때는 마른 편이다가 성인이 되면서 살이 많이 쪘다는 사람도 있다. 살이 찐 사람은 얼굴이 둥글고 큰 편이며, 순박한 인상을 주고, 가슴둘레도 원통형으로 크다. 배가 나온 사람이 많고 팔다리, 허벅지도 굵다. 마른 사람도 있으나 소수이다. 가끔 마른 사람이 있기는 하지만, 요즘 패션모델로 흔히 나오는 깡마르고 늘씬한 체형과는 거리가 있다.

2) 식습관

일반적으로 식욕이 좋고, 먹는 것을 즐기는 식도락가가 많다. 하지만 드물게 조금밖에 안 먹는 사람도 있다. 아무 음식이나 다 잘 먹는 편인데, 가끔 육식을

싫어하여 거의 먹지 않는 사람이 있다. 이들은 대개 채식을 위주로 식생활을 하는데, 그럴 경우 피로를 많이 타고 맥이 없는 편이다.

위장이 강하여 자극적인 음식을 좋아하며, 특히 매운 음식을 즐기는 사람이 많다. 매운 음식은 이 체질에 매우 해롭지만 아무 탈 없이 잘 먹는 사람도 있고, 속이 쓰리거나 설사를 하는 사람도 있다. 심한 경우 먹기만 하면 설사를 해서 아예 매운 것은 입도 못 대는 사람도 있다. 대개 얼음이나 빙수, 냉수 등 차가운 음료를 매우 좋아하며, 이런 찬 음식을 많이 즐겨도 탈이 나는 경우는 거의 없다. 하지만 찬 음식을 싫어하고 먹으면 탈이 나는 경우도 드물지만 있다.

술을 잘 먹는 사람이 종종 있지만, 대개는 잘 못 마시고 싫어한다.

3) 질병

소화기 질환 매운 음식을 즐겨하면 속이 쓰리거나 소화성 궤양(peptic ulcer)으로 위염이나 위궤양이 생길 수 있다. 위암(gastric cancer)도 다른 체질에 비해 잘 생기는 편이다. 잘 먹고 운동을 게을리하면 비만이 잘 되는데, 한 번 살이 찌면 좀체 잘 빠지지 않는 특징이 있다. 별로 먹지도 않고 운동도 열심히 하는데 체중이 요지부동으로 안 빠지는 사람도 적지 않다.

생활습관병 살이 잘 찌는 바람에 그 여파로 당뇨, 고혈압이 동반되는 경우가 많다.

비뇨 생식기 질환 다른 체질에 비해 신장 기능이 약하여 평소 몸이 잘 붓고 소변보는 횟수도 잦은 편이다. 여성의 경우 난소에 물혹이나 종양, 자궁에 근종 등 생식기 질환이 많은 편이며, 타 체질에 비해 불임(infertility)도 상당히 많지만, 일반적으로는 임신에 별 문제가 없다. 성적 관심이 상대적으로 적은 독신이나 신부, 수녀, 승려 등 종교인이 많은 편이다.

신경증 심장이 잘 흥분하여 심계항진, 불안 등이 잘 나타나고, 가정불화나 장기적인 스트레스에 처하면 화병, 우울증 같은 정신적 고통을 잘 겪는다.

다한증을 가진 사람이 종종 눈에 띈다. 손발에 나는 사람도 있지만, 신체 상부, 특히 머리에 긴장하거나 신경을 쓰면 땀이 많이 흐르는 사람이 있다.

알레르기 천식, 두드러기, 알레르기비염 등 알레르기 질환이 많은 편이며, 꽃가루, 동물털, 먼지, 햇빛, 금속 등에도 알레르기 반응을 보이는 사람이 가끔 있다.

아토피성 피부염 이 질병은 금양체질에만 독점적으로 나타나는 질병으로 알려져 있지만, 임상에서 보면 다른 체질에도 드물지 않게 있음이 확인된다. 여기 토양체질에도 아토피성 피부염이라고 진단할 수 있는 피부 질환이 발생한다. 팔꿈치나 무릎의 내측 접히는 부위 등 일반적인 아토피성 피부염의 동일한 호발 부위에 거의 동일한 성상으로 나타난다. 아토피성 피부염이 없더라도 흔히 닭살 같은 피부를 갖는 경우가 많다. 뒤에 소개하는 토음체질에도 전형적인 아토피성 피부염이 있음이 확인된다. 이 피부 질환은 반드시 금양체질에만 나타나는 특이적 질환이 아닌 것으로 보인다.

약제 부작용 약물에 대한 부작용이 많으며, 특히 항생제에 과민하여 위장장애나 면역학적 과민반응, 눈이나 귀 등의 감각기관에 심각한 장애가 발생하기도 한다.

2. 토음체질

장부구조: 비·위 〉 폐·대장 〉 심·소장 〉 간·담 〉 신·방광

1) 체형

토음체질은 비만에서 마른 사람까지 다양한 체형을 갖는다. 그리고 어느 체형이 다수다 할 수 없을 정도로 균일한 분포를 보인다. 살찐 사람은 포동포동한 토양체질의 체형을 꼭 닮았고, 마른 사람은 금체질(금양, 금음) 또는 수체질(수양, 수음)의 체형을 닮았다. 보통 체격인 사람도 많다.

2) 식습관

육식이나 밀가루 음식에 대해서 소화장애를 일으키는 사람이 많다. 특히 피자나 자장면, 국수, 라면 같은 밀가루 음식에 생목이 오른다는 사람이 많다. 물론 육식이나 밀가루 음식을 좋아하고 부작용이 없는 사람도 적지 않다. 이 체질에 육식으로서 가장 부작용이 덜한 것이 돼지고기라 할 수 있다. 하지만 나이가 들어감에 따라 고기를 싫어하는 성향이 강해져서 채식이나 잡곡을 즐기는 방향으로 선회하는 사람이 많다. 원래부터 채식을 좋아하는 사람도 많으며, 채식 위주로 생활해도 크게 영양상의 부족은 없다.

생선 중에는 꽁치나 고등어 같은 등 푸른 생선들에 생목이 잘 오른다고 한다. 하지만 흰 살 생선들에는 그런 문제가 없다. 그리고 김이나 미역 같은 해조류를 제외한 대부분의 해산물은 좋다.

위열이 많은 체질이라 얼음이나 빙수, 냉한 음료 등 찬 음식을 좋아하고 자주 먹어도 별 탈이 나지 않는다. 하지만 드물게 찬 음식에 속이 불편한 사람이 있는

데, 이는 위장 기능이 상당히 나빠져서 일어나는 현상으로 위가 치료되면 찬 음식을 먹어도 괜찮다. 이 체질이 뜨거운 음식을 좋아하면 식도나 위의 염증 또는 암을 유발할 수 있다. 식욕은 대개 좋은 편이다.

술 마시기를 싫어하며 대개 술에 약하다.

3) 질병

소화기 질환 체하거나 소화불량으로 인한 잦은 위장 질환, 그리고 설사, 치질, 혈변, 대장염 등 대장질환이 많다. 대개 매운 음식을 즐기거나, 육식, 밀가루 음식, 가공 식품 등 체질에 맞지 않은 음식을 많이 먹어서 그런 경우가 많다.

알레르기 질환 두드러기, 가려움증, 접촉성 피부염, 기타 알레르기 등으로 인한 피부 질환이 잘 생긴다. 알레르기비염 같은 다른 알레르기 질환도 잘 발생하는 편이다.

아토피성 피부염 토음체질에도 이 피부 질환이 꽤 많은 것으로 확인된다. 오히려 금양체질의 아토피성 피부염보다 심한 경우도 있다. 특히 전신이 각질로 뒤덮인 극심한 아토피성 피부염으로 고생하는 사람들이 종종 있었다.

다한증 머리, 손발 등 국소부위에 지나치게 땀이 많이 나서 일상생활에 큰 불편을 호소하는 다한증 환자가 종종 있다.

약제 부작용 항생제에 대한 부작용이 심한데, 특히 페니실린 쇼크는 이 체질에 잘 나타날 수 있다. 마취제에 대한 쇼크로 사경을 헤맨 환자가 있는 것으로 봐 다른 약물에도 부작용이 많을 것이다.

4) 기타

토음체질은 생리·병리적으로 금양체질과 매우 유사한 바가 많다. 육식, 밀가루 음식, 유제품, 매운 음식 등에 부작용이 많은 점, 육식을 하지 않고도 무난하게 건강을 유지할 수 있는 점, 약물에 대한 부작용이 많은 점, 그리고 알레르기성 질환이 많은 점 등이 그렇다. 특히 아토피성 피부염이 금양체질과 더불어 토음체질에도 드물지 않다는 것 또한 두 체질의 유사성을 더욱 강하게 한다.

목체질(태음인)

1. 목양체질

장부구조: 간·담 〉 신·방광 〉 심·소장 〉 비·위 〉 폐·대장

1) 체형

단신에서 장신에 이르기까지 신장 분포는 다양하지만, 대체로 살이 찐 튼실한 근육형의 몸매를 지닌다. 기골이 장대하고, 동시에 근육이 잘 발달된 사람이 종종 있다. 키가 작고 배가 툭 튀어나온 사람도 많다. 젊을 때는 마른 사람도 있으나, 나이가 들면 대부분 살이 찐다.

2) 식습관

식성이 매우 좋고, 식탐이 많은 편이다. 몸이 아파도 식욕이 떨어지는 경우는 별로 없다. 육식과 분식, 유제품을 좋아하며 자주 많이 먹어도 별 탈이 없다. 잎채소나 생선, 해물을 좋아하는 사람도 많은데, 자주 먹지 않으면 별 반응이 없으나 자주 먹으면 피로감이 심해지고 대변 상태가 나빠진다. 특히 잎채소나 등

푸른 생선을 많이 먹으면 속이 아프고 복부 팽만이 올 수 있으며, 사람에 따라 가끔 목이 죄는 느낌이 발생할 수 있다.

술이 센 사람이 많으나 약한 사람도 드물지 않다.

3) 질병

소화기 질환　일반적으로 체질에 맞지 않은 음식을 먹을 경우 위장 질환이 있을 수 있으나, 대개 육식과 분식, 유제품이 대세인 요즘의 식생활이 잘 맞아 상대적으로 소화기 질환에 덜 걸리는 편이다. 종종 육식을 해야 체력이 유지되는 체질이다.

생활습관병　운동을 게을리하면 복부 비만이 잘 오며, 당뇨병 같은 대사성 질환이나, 중풍·심장병 같은 순환계 질환에 걸릴 수 있다.

정신과 질환　정신적 충격으로 인한 불안, 환청, 강박증 같은 정신과 질환을 앓는 사람이 가끔 있다.

폐 질환　호흡기가 약하여 기침이나 가래, 천식 등을 앓는 사람들이 종종 있다.

면역계 질환 : 자가면역이나 기타 면역계 희귀병은 상대적으로 적다.

알레르기비염이 있는 사람이 가끔 보이나, 전체적으로 볼 때 알레르기 질환이 가장 적은 체질이다.

혈압　체질적으로 혈압이 높은 사람이 많은데, 경계치 혈압이나 심하지 않은 고혈압은 정상적인 소견으로 간주된다. 따라서 함부로 혈압약을 먹어 강제적으로 혈압을 강하시키기보다는, 체질에 맞는 음식을 통한 식이조절과 적당한 운동으로 관리하는 것이 더 추천된다.

4) 기타

목양체질은 건강한 경우 땀이 매우 많은 사람이 많은데, 실제 임상에서 보면 땀이 많은 사람이 다른 체질보다 꼭 많은 것은 아니다. 특히 의료기관을 찾는 목양체질 환자는 대개 질병에 이환된 상태에 있어 정상적인 몸이 아닌 경우가 많아 그런 경향이 더 심하다. 목양체질은 몸 상태가 나빠지면 땀이 잘 나지 않는 것이다. 하지만 건강한 목양체질의 경우 귀찮을 정도로 땀이 많이 나서 다한증을 의심케 할 정도이다.

금체질이나 수체질의 경우는 반대로, 건강할 때 땀이 잘 나지 않은데, 몸의 상태가 나빠지면 땀이 많아지는 경우가 흔하다. 따라서 몸이 건강한가, 그렇지 않은가에 따라 땀이 나는 양태가 달라짐을 항상 유념해야 한다. 목양체질은, 비록 명확한 질병의 징후가 보이지 않더라도, 땀이 나지 않으면 일단 건강에 적신호가 켜졌다고 보면 대차 없다.

2. 목음체질

장부구조: 간·담 〉 심·소장 〉 비·위 〉 신·방광 〉 폐·대장

1) 체형
약간 살찐 체격이거나 보통 체격이 많으며, 비만이거나 마른 사람도 종종 있다.

2) 식습관
식욕이 좋으며, 육식, 밀가루 음식뿐만 아니라, 채식, 생선, 해물도 잘 먹는다.

목양체질과 같이 육식이 좋은 체질이나, 의외로 육식을 즐겨하지 않는 사람들이 눈에 띈다. 그러나 분식은 대개 좋아한다. 잎채소만 많이 먹으면 피로감을 느낀다.

건강상 문제가 없어도 대변을 하루 서너 번 자주 보며, 변 굵기가 가는 사람이 종종 있다. 이는 대장이 다른 체질에 비해 짧아서 생기는 것으로 정상적인 생리 현상이다. 대변 횟수가 하루 1번 혹은 2번 정도로 보통 사람과 비슷한 빈도를 보이는 사람도 많다.

술이 센 사람이 종종 있지만, 대개 술을 그다지 좋아하지 않는 편이며, 얼굴이 심하게 빨개지거나 거의 못 마시는 사람도 있다.

3) 질병

소화기 질환 맥주나 찬 음식을 먹으면 설사를 하거나 뱃속이 불편함을 잘 느낀다. 아랫배가 차가워지면 설사를 하거나, 또는 다리가 무거워지고 허리가 아픈 경우가 있다. 찬 우유나 생선회, 해물을 먹으면 위가 잘 아프거나 배탈이 나는 사람이 있는데, 그중 조개가 특히 탈을 잘 일으킨다.

과민성대장증상이나 대장 용종(polyp)이 있는 사람이 종종 있다. 드물게 궤양성대장염을 앓는 사람도 있다.

생활습관병 운동을 게을리하면 살이 잘 찌며, 그로 인해 고혈압이나 당뇨가 발생하는 경우가 있다.

알레르기 피부가 예민하여 음식이나 약물, 먼지, 꽃가루 등에 갑자기 두드러기가 나거나 가려움증이 발생하는 사람이 종종 있다. 특히 생선 중에 고등어 먹고 생목이 오르거나 두드러기가 나는 사람이 많으며, 심한 사람은 찬 물이나 찬 공기만 닿아도 피부가 붉어지는 사람이 있다. 피부를 긁으면 붉혀 오르는 피부묘기증(dermographism)도 종종 나타난다. 피부에 아토피 유사증상을 보이는 사람도 있다.

기관지가 약해 가래가 잘 끼는 사람이 있고, 천식이 있는 사람도 가끔 있다.

4) 기타

건강한 목음체질은 덥거나 음식을 섭취할 때 땀이 많이 나며, 목욕탕 등에서 땀을 충분히 내면 컨디션이 좋아진다. 배가 차면 건강이 나빠지기 때문에 여름에도 배를 꼭 덮고 자는 사람이 많으며, 복대 등을 이용해 배를 따뜻하게 해주면 컨디션이 좋아진다.

수체질(소음인)

1. 수양체질

장부구조: 신·방광 〉 폐·대장 〉 간·담 〉 심·소장 〉 비·위

1) 체형
 신장은 작은 사람부터 큰 사람까지 다양하며, 일반적으로 마른 체격이 많다. 키가 크고 날씬하여 몸매가 예쁜 사람이 종종 눈에 띈다. 키가 작더라도 몸매는 대개 균형미가 있다. 살찐 사람도 있으나 드물다.

2) 식습관
 장부구조상 비·위가 가장 약한 체질이어서 대개 식욕이 별로 없고 잘 먹지 않으나, 간혹 잘 먹고 과식을 자주하는 사람이 있다(이런 사람은 식사를 거르다가 폭식을 하는 경향이 있다). 이렇게 과식을 해도 괜찮은 사람도 있지만, 대개는 속이 부대끼고 체하거나 설사를 하는 경우가 많다. 체질에 맞지 않게 비정상적으로 잘 먹고 소화장애도 별로 없는 사람이 있는데, 이런 사람 중에 간혹 살이

찌거나 비만이 되는 경우가 있다.

 찬 음식을 싫어하거나 전혀 먹지 못하는 사람이 많지만, 어릴 때나 위가 심히 나빠지기 전에는 빙과류나 냉수 등 찬 것을 먹어도 별탈을 느끼지 않는 경우도 흔하다. 어릴 때는 대개 체질을 불문하고 찬 것을 잘 먹는 경향이 많은데, 어릴 때부터 찬 것을 잘 먹지 못한다면 이 체질일 확률이 높다.

 돼지고기가 매우 해로운 체질인데도 평소 돼지고기를 즐기며 별 탈을 느끼지 못하는 사람이 있다. 생선도 대부분은 이 체질에 해로운데, 간혹 이를 잘 먹고, 별탈이 없는 사람도 있다. 하지만 일반적으로 생선은 이 체질에 소화장애를 잘 유발하며, 회는 특히 심한 설사를 유발할 수 있다. 예외적으로 생선회를 먹어도 그다지 문제를 일으키지 않는 사람이 있지만, 그런 식습관을 오래 지속하면 결국 위가 크게 나빠질 수 있다.

 전반적으로 기름진 음식이나 육식을 싫어하는 사람이 많다. 육식 중 닭고기는 이 체질에 가장 잘 맞는 음식인데도 역시 싫어하고 안 먹는 사람이 있다. 비·위가 약하여 느끼한 맛이나 냄새에 역함을 잘 느끼기 때문이다.

 채소나 과일을 싫어하는 사람이 많으며, 생선이나 해물도 냄새 때문에 싫어하는 사람이 많다.

 술 한 잔만 해도 얼굴이 빨개지고 술을 전혀 못하는 사람이 많으나, 간혹 술을 좋아하며 잘 마시는 사람이 있다.

 이 체질로서 건강한 삶을 유지하려면 반드시 소식을 하고 항상 따뜻하게 음식을 먹는 것이 중요하다.

3) 질병

 소화기 질환 식욕부진, 식체, 설사 등 위나 장의 소화나 흡수에 장애가 많다.

소화가 잘 되지 않으면 심한 피로를 느낄 수 있다.

대변 횟수가 적은 편이어서 며칠에 한 번 대변을 보는 경우가 흔하다. 대개 3일에 한 번 정도 보는데, 그래도 변보기를 별로 어려워하지 않는다. 매일 대변을 보는 사람도 있으나 드물다.

당뇨병 수양체질 중에 식욕이 왕성하여 과식을 하는 사람이 있는데, 이런 사람들 중에 가끔 당뇨병이 생길 수 있다.

알레르기 질환 웬만한 화장품은 거의 다 트러블을 일으킬 정도로 피부가 예민한 사람이 있다. 두드러기나 피부건조, 피부발진이 나는 사람도 종종 있다. 주위의 역한 냄새에 매우 민감하다.

금속·햇빛·꽃가루·먼지 등에 알레르기를 일으키는 사람도 많다.

정신과 질환 심한 정신적 충격을 받으면 두통이나 수전증, 강박증, 그리고 기타 정신분열증에 걸리는 사람이 있다. 정신적인 스트레스를 많이 받아 갑자기 분노하거나, 깊은 생각에 장시간 골몰하면 몸 상태가 매우 나빠진다.

다한증 스트레스를 심하게 받거나 소화장애가 많을 경우 몸에서 땀이 많이 나는 경우가 있다. 이는 수양체질에 상당히 나쁜 증후이다. 손발 또는 겨드랑이 등 국소에만 땀이 많이 나는 경우도 있다.

생리전 증후군 생리 때 얼굴이 홍조를 띠고 붓거나, 인후가 붓고 아프거나, 몸에 열이 나 더위를 참지 못하거나, 식욕이 이상 증대하여 과식을 하거나, 온몸이 두들겨 맞은 듯 아파서 꼼짝할 수 없거나, 극심한 피로로 몸을 가누지 못하는 사람이 있다. 생리가 끝나면 대개 호전된다.

4) 기타

우리나라 한약의 대표로 인삼을 꼽는데, 이 인삼이 가장 잘 받는 체질이 바로 수양체질이다. 컨디션이 나쁠 때 인삼차만 마셔도 금방 기운이 난다고 말하는 사람도 있다.

2. 수음체질

장부구조: 신·방광 〉 폐·대장 〉 심·소장 〉 간·담 〉 비·위

1) 체형

간혹 살찐 사람이 있으나 대개는 마르거나 보통 체격인 사람이 많다. 심한 비만은 거의 없다. 키가 큰 사람이 가끔 있으나 대개는 작거나 보통이다.

2) 식습관

일반적으로 육식을 매우 좋아한다. 채소나 과일을 싫어하는 사람이 많으며, 생선이나 해물도 그다지 선호하지 않는다.

식욕이 좋아 과식하는 사람도 있으나, 과식하면 탈이 잘 나므로 대개는 적게 먹는다. 과식을 자주하거나 체질에 맞지 않은 음식을 많이 먹으면 중증의 위하수증(gastroptosis)이 발생할 수 있다. 이런 사람을 복진(服診) 하면 저 아래 하복부에서 위가 촉진된다(심하면 방광까지 위가 축 늘어진다). 이런 사람 중에 가끔 자신이 배가 잘 나온다고 생각하는 사람이 있다. 위하수증은 수음체질뿐만 아니라, 수양, 금양, 금음, 토양, 토음체질과 같이 여러 체질에 두루 나타날 수

있지만 특히 수음체질에 심하게 나타날 수 있다.

육식이나 기름진 음식, 밀가루 음식, 우유에 소화장애를 일으키는 사람이 많다.

돼지고기에 체하는 사람이 많지만, 위가 매우 나빠지기 전에는 그런 증상을 일으키지 않는 경우가 많다. 찬 음식을 먹으면 속이 불편한 사람이 많으며, 특히 빙과류나 냉수, 맥주, 보리밥, 참외, 수박과 같이 비·위를 냉하게 하는 음식에 배탈 나는 사람이 흔하다.

대개 고추나 마늘과 같이 매운 음식을 먹으면 소화가 잘 되고 몸 컨디션이 좋아진다.

술을 잘 마시는 사람이 간혹 있으나, 대개는 얼굴이 빨개지고 술을 잘 하지 못하는 사람이 많다.

3) 질병

소화기 질환 체질에 맞지 않은 음식이나 찬 음식을 먹었을 때, 또는 자신의 한계를 넘어서는 과식을 했을 때 설사하는 경우가 종종 있다. 특히 돼지고기나 계란, 생선, 해물 등을 많이 먹으면 갑자기 심한 설사병을 장기간 앓을 수 있다. 체하거나 설사를 하는 경우 기력이 많이 저하된다.

상습적으로 구토를 하는 사람도 있는데, 음식을 먹을 땐 문제가 없으나 먹은 후 일정 시간이 지나 그러는 경향이 많다. 종종 아침에 일어나 전날 먹은 음식을 토하는 사람도 있다.

배가 찬 공기나 물에 노출되면 설사를 하는 사람이 있다. 평소 설사를 자주하고 변비는 거의 없는 사람이 있는가 하면, 반대로 평소 변비는 있으나 설사는 거의 하지 않는 사람이 있다.

알레르기 질환 갑작스레 두드러기가 나거나, 피부를 긁으면 붉혀 오르거나, 금속·먼지·꽃가루 등에 알레르기를 일으키는 사람이 있다. 새우나 게 등 갑각류에 알레르기가 있거나, 문어나 조개 등 해산물에 알레르기가 있는 사람도 있으며, 알레르기비염을 가진 사람도 드물지 않다.

신경정신과 질환 스트레스에 민감하며, 스트레스가 오래 지속되거나 소화장애가 심할 때 가슴이 답답하거나 두근거리는 사람이 있다.

다한증 머리에 땀이 흠뻑 젖을 정도로 두부에 땀이 많이 나는 반면, 그 아래에는 전혀 땀이 나지 않는 사람이 있다. 일반적으로 겨드랑이나 사타구니, 손발바닥 등 국부에 땀이 많다. 특히 긴장하면 손바닥에 땀이 흥건히 젖는 사람이 있다.

기타 가슴이나 머리 등 신체 상부는 뜨겁고 복부와 손발 등 신체 하부는 매우 찬 사람이 있다.

사상체질로
알고 있는 사람들을 위해

8체질의학은 사상의학과 독립적인 체계지만 서로 관계가 깊다. 사상의학으로부터 직간접으로 통찰을 얻었기 때문이다. 8체질의학과 사상의학은 불가분의 관계에 있다.

그 이름에서 알 수 있듯이 8체질의학은 여덟 개의 체질로 구성되어 있고, 사상의학은 네 개의 체질로 구성되어 있다. 이 말은 8체질이 사상체질보다 더 세분화되어 있다는 말이다. 당연히 그 체제나 이론도 다양하고 정교하다. 따라서 자신의 체질을 8체질로 알고 있는 것이 좋다. 하지만 부득이 사상체질로 알고 있는 사람은 8체질과 사상체질이 어떻게 대응하는지 아는 것이 필요하다.

1. 사상체질과 8체질의 대응관계

태양인(太陽人)은 폐(肺)가 크고 간(肝)이 작은 체질이다(肺大肝小, 폐대간소). 8체질 체계로 이에 대응되는 체질은 금양(金陽)체질이나 금음(金陰)체질이다. 폐는 오행으로 금(金)에 속한다. 금양과 금음의 '금'은 폐가 센 체질을 상징한다. 8체질에서 체질의 정의는 장부들의 세기에 따른 배열을 말한다. 편의를 위해 금양체질과 금음체질의 장기배열을 오장으로만 표기하면 다음과 같다.

금양체질: 폐(肺) 〉비(脾) 〉심(心) 〉신(腎) 〉간(肝)
금음체질: 폐(肺) 〉신(腎) 〉비(脾) 〉심(心) 〉간(肝)

보듯이 두 체질의 가장 센 장과 가장 약한 장은 각각 폐와 간으로 동일하다. 즉, 두 체질은 모두 폐가 세고 간이 작은 체질, 말하자면 폐대간소에 속하는 체질인 것이다. 이는 말했듯이 사상으로 태양인에 해당된다.

예측할 수 있겠지만, 금양체질과 금음체질은 생리나 병리적으로 비슷한 특징을 갖는다. 가장 센 장기와 가장 약한 장기가 동일하기 때문이다. 이는 이론적으로 두 체질이 사상의학에서 태양인이라는 동일 범주에 속하는 근거가 된다. 둘 다 폐, 즉 금기(金氣)가 세므로, 나는 이 두 체질을 필요에 따라 금(金)체질이라고 명명한다.

같은 방식으로 다른 여섯 체질들도 각기 해당 사상체질에 대응된다. 비가 크고 신이 작은 소양인(少陽人)은 토양(土陽)체질이나 토음(土陰)체질에 해당되고, 간이 크고 폐가 작은 태음인(太陰人)은 목양(木陽)체질이나 목음(木陰)체질에 해당되며, 신이 크고 비가 작은 소음인(少陰人)은 수양(水陽)체질이나 수음(水陰)체질에 해당된다.

토양체질: 비 〉심 〉간 〉폐 〉신
토음체질: 비 〉폐 〉심 〉간 〉신
목양체질: 간 〉신 〉심 〉비 〉폐
목음체질: 간 〉심 〉비 〉신 〉폐
수양체질: 신 〉폐 〉간 〉심 〉비
수음체질: 신 〉간 〉심 〉폐 〉비

결론으로 사상체질과 8체질의 대응관계는 다음과 같다.

태양인 = 금양체질 또는 금음체질 = 금체질
소양인 = 토양체질 또는 토음체질 = 토체질
태음인 = 목양체질 또는 목음체질 = 목체질
소음인 = 수양체질 또는 수음체질 = 수체질

사상체질로 알고 있는 사람은 위와 같은 대응관계로부터 8체질 체계에 해당되는 자신의 체질을 예측할 수 있을 것이다. 앞에 소개한 각 체질의 특징을 잘 검토하여 자신의 정확한 체질을 진단해보기 바란다.

2. 사상체질의 체질식법

"아무리 해도 자기의 사상체질을 8체질로 정확히 알기 어려운 사람은 어떻게 하죠?"

그런 사람은 물론 전문가의 도움을 받아야 한다. 그러기 전에는 일단 위와 같이 금체질(태양인)·토체질(소양인)·목체질(태음인)·수체질(소음인)의 4체질 체계로 접근하면 된다. 체질식은 같은 계열에 속하는 경우 그 내용이 거의 90% 이상 같으므로, 사실 두 체질에서 공통적인 것들만 취해도 크게 문제가 없다. 예를 들어 태양인인 경우 금체질에 해당되므로, 금양체질과 금음체질의 이로운 음식에서 서로 공통인 것들을 섭취하면 된다.

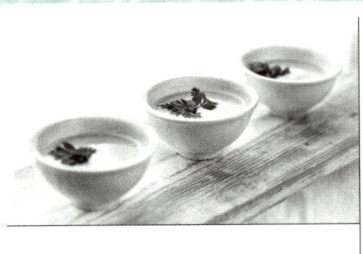

체질식 상세 설명서

여기에 밝힌 음식들의 체질적합성은 권도원 박사가 제안한 체질식을 근간으로 하였으며, 여기에 나의 임상 경험으로부터 새로이 알게 된 것을 추가하고 기존 체질식에서 발견되는 일부 오류를 수정하여 정리한 것이다. 이렇게 새로 추가하거나 오류를 수정한 것은 '새로운 제안'이라는 형태로 밝혔다(음식리스트에 이탤릭체로 표기함). '기존 체질식'이란 권도원 박사가 제안한 것과 일반적으로 받아들여지는 제안들을 말하며, 새로운 제안은 이에 포함되지 않은 것으로서 임상적으로 또는 이론적으로 필자가 이롭거나 해롭다고 판단한 것들을 말한다. '판단유예'는 아직 예상의 단계에 있거나, 이롭거나 해롭다고 하기 애매한, 경계적인 성질을 지닌 것들에 대해 그 판단을 유보한 것이다. 새로운 것에 관심 많은 독자는 필자가 새로 제안한 음식이나 이롭다고 예상한 음식들을 한번 시도해보기 바란다. 삶은 도전하는 자의 것!

체질식 초간단 개요

금체질(태양인)

대체로 육식, 밀가루 음식, 낙농식품, 기름, 뿌리채소, 매운 음식, 약물 등이 해롭고, 잎채소, 대부분의 바다생선, 해산물, 그리고 일부 과일 등이 이롭다. 따라서 채식주의를 기본으로 하면서 생선, 해물, 과일을 곁들이는 식생활을 하는 것이 이들 체질의 대체적 건강법이다.

토체질(소양인)

맵고 뜨겁고 성질이 더운 음식이 해로우며, 담백하고 차갑고 성질이 냉한 음식이 이롭다. 토양체질은 돼지고기, 쇠고기, 채소, 생선, 해물 등 다양한 범주의 음식이 이로워, 8체질 중 가장 다양한 식생활이 용인되는 체질의 하나이다. 토음체질은 육식이나 밀가루 음식, 고등어, 꽁치 같은 기름기 많은 생선에 소화장애를 일으키는 사람이 많아 금체질과 유사한 특징을 보인다. 일부 토양체질도 이와 비슷한 소견을 보이며 이들은 대개 채식을 즐겨한다.

목체질(태음인)

목체질은 금체질과 정확하게 반대의 특성을 지닌다. 즉 잎채소, 대부분의 생선, 해물 등이 해롭고, 뿌리채소, 육식, 밀가루 음식, 유제품 등이 이롭다. 서구적 음식문화에 가장 적합한 체질을 타고나 요즘의 식생활이 비교적 편리하다. 목양체질은 특히 육식을 선호하는 경향이 있으며, 목음체질은 생각보다 육식을 그리 즐기지 않는 사람이 종종 눈에 띈다. 어떤 목음체질은 육식보다 채식이나 해물을 더 좋아하기까지 한다. 하지만 두 체질 다 육식이 가장 이로운 체질임은 분명하다.

수체질(소음인)

수체질은 토체질과 반대이다. 온도적으로 차갑고 성질이 냉(冷)한 음식이 해롭고, 따뜻하고 성질이 열(熱)한 음식이 이롭다. 예를 들어 돼지고기는 해롭고, 닭고기가 이로우며, 보리는 해롭고 찹쌀은 이롭다. 이러한 음식의 성질도 중요하지만, 수체질에게 더 중요한 것은 소식이다. 아무리 유익한 음식이라도 과식하면 바로 탈이 나기 때문이다. 수양체질은 육식을 싫어하는 사람이 많아 금체질과 유사한 느낌이 있고, 수음체질은 육식을 좋아하는 사람이 많아 목체질과 유사한 느낌이 든다.

You Are What You Eat!

당신은 음식이다

체질식 설명서
채소편

황소, 코끼리, 고릴라, 하마, 낙타, 말, 이들의 공통점은 무얼까? 채식주의자(vegetarian)라는 것이다. 이들은 동물 가운데에서도 가장 강인한 부류에 속한다. 이들이 갖는 초강력 파워에 육식은 눈곱만큼도 공헌하지 않는다. 호랑이와 사자에게 채식이란 사약 같은 거지만, 이들에게 채식이란 연년익수의 보약과도 같은 것이다. 사람에게도 채식이 가장 강력한 파워를 주는 체질이 있다. 이런 체질은 채식을 해야 건강해진다. 이는 영양학의 구태의연한 성분론이나 칼로리 이론으로는 설명이 되지 않는 것이다. 체질식은 영양학을 초월하는 생명의 지혜이다.

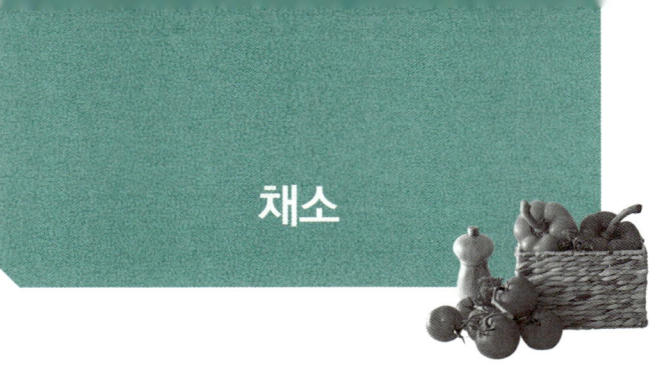

채소

채식이 중요해

인간에게 가장 중요한 식품을 꼽으라면 단연코 채소를 들겠다. 이것은 육식 위주의 식생활이 팽배한 현대인에 대한 영양학적 권고의 차원에서 하는 말이 아니다. 인간의 치아의 조건, 즉 발달된 송곳니로 질긴 고기를 뜯어먹는 육식보다는, 가지런한 앞니로 잘라서 어금니로 씹어 먹는, 채식에 합당한 인간 치아의 해부학적 구조라는, 물리적 조건에서 하는 말이다. 인간은 태생적으로 육식동물이라기보다는 채식동물에 더 가까운 것이다.

금체질(태양인) 채소에 대하여

이는 모든 체질에 다 해당될 수 있는 얘기지만, 특히 금체질, 즉 금양이나 금음 체질에 절대적으로 중요한 얘기다. 금체질은 채식을 등한시하고서 온전한 건강을 바랄 수는 없다. 그런데 금체질인데도 이렇게 말하는 사람이 있다.

"난 채소보다 고기를 훨씬 좋아해요. 소화도 아무 문제없는 걸요!"

혹은 이렇게 말하는 사람도 있다.

"얘는 채소는 입도 안 대요. 고기 안 주면 도대체 밥을 먹으려고 들지 않으니

속상해 죽겠어요!"

알레르기가 심한 금양체질 아이를 둔 엄마의 하소연이다.

모두들 채식을 많이 해야 할 체질들인데 채식을 참 싫어하고 사생결단으로 육식을 하려 든다. 이것은 여러 가지 원인이 있겠지만 대개 유아기에 어떤 식습관으로 생애의 초기를 시작했는가에 근본 원인이 있는 것 같다. 맨 처음 먹기 시작한 바로 그것이 그 사람의 식성을 결정할 가능성이 많은 것이다. 이것은 엄마 뱃속에 있던 태아기까지도 포함해서 하는 말이다. 엄마가 임신했을 때 고기나 우유를 잔뜩 먹었다면 태어난 아기도 체질과 무관하게 십중팔구 그런 음식을 좋아할 공산이 크다.

유아가 가장 초기에 먹는 것은 크게 두 가지로 나뉜다. 하나는 모유, 다른 하나는 분유. 알다시피 모유는 엄마젖이고, 분유는 소젖이다(인위적으로 다른 영양소들을 첨가하기는 했지만 분유는 분명 그 원류는 소젖이다). 모유는 엄마에게서 아기를 위해 만들어진 가장 자연스런 음식이므로 아기에게 가장 적합한 음식임은 말할 나위없다. 반면 분유는 기본적으로 송아지를 먹이기 위한 것이므로 아기에게 결코 자연스런 음식이 될 수는 없다. 분유는 사실 상 육식의 연장인 것이다. 모유가 아닌 분유로 식생활을 시작한 아이는 그래서 육식으로 생애를 시작한 것이다. 육식이 맞지 않는 금체질에게 이는 첫 단추부터가 잘못 꿰지는 것을 의미한다. 험난한 인생이 예고되는 것이다.

다행히 모유로 시작했다 해도 암초는 곳곳에 존재한다. 이유식이 그중 하나이다. 이유식에 들어가는 재료들 중에 많은 것이 아기에게 맞지 않을 수 있기 때문이다. 같은 채소라도 체질에 따라 맞는 것과 맞지 않는 것들이 있다.

채소에는 크게 잎채소와 뿌리채소가 있다. 그런데 채식 체질의 대표라 하는 금체질이라 해도 모든 채소가 다 맞는 것은 아니다. 이상하게도 뿌리채소보다는 잎채소가 맞다. 무, 당근, 도라지, 연근, 토란, 고구마, 감자 등 대부분의 뿌리채소가 맞지 않는 것이다. 뿌리채소는 금체질과 반대 체질인 목체질(태음인)에 가장 좋은 채소들이다.

많이 알려진 아기들의 이유식을 훑어보면 대개 잎채소와 뿌리채소가 고루 섞여 있음을 발견한다. 뿌리채소 중에 당근은 특히 이유식에 많이 쓰인다. 아마도 당근이 가진 달짝지근한 맛과 시각을 자극하는 붉은색이 유인으로 작용한 듯하다. 또 다른 근채류인 고구마와 감자도 역시 단골로 많이 사용되는 이유식 메뉴이다. 이들은 모두 금체질에는 맞지 않는 것들이다.

이유식에는 이런 채소뿐만 아니라 과일, 육류, 곡류도 역시 여러 체질들의 것이 무질서하게 섞여 있음을 쉽게 발견한다. 체질이란 개념이 없으면 당연히 이렇게 섞일 수밖에 없다. 그렇더라도 대개 아기들은 자신에게 맞는 것은 되도록 많이 받아들이고 맞지 않는 것은 배제하면서 어느 정도 적응하게 되는데, 가끔 음식에 예민한 아기의 경우에 크고 작은 문제가 발생하는 것이다. 어릴 때부터 시작한 병치레는 자칫 어른이 될 때까지 이어져 그 사람의 일생에 끊임없이 고통을 줄 수 있다. 한 연구에 의하면 태아기를 포함해 생애 초기 2년까지의 건강상태가 대개 그 사람의 생애 전체의 건강상태를 좌우한다고 한다.

그러므로 수많은 건강상의 고난을 다 겪은 후 최후의 보루로 뒤늦게 선택하는 것이 체질의학이 되어서는 안 된다. 어릴 적부터 건강한 심신을 유지하려면 반드시 체질을 알아, 그 체질에 따라 음식이나 생활방식을 취해야 한다.

채소에는 탄수화물뿐만 아니라 비타민, 미네랄, 미량원소 등 다양한 영양소가 함유되어 있고, 무엇보다 식이섬유가 풍부하여 변비를 막아 주며, 당뇨나 비만의 치료에도 큰 도움을 준다. 그런데 말했듯이 모든 채소가 다 금체질에 좋은 것은 아니다. 대개 녹황색의 잎채소가 좋고 뿌리채소는 대부분 좋지 않다. 금체질은 매일 반드시 다량의 잎채소를 섭취하는 것을 철칙으로 해야 탄탄한 건강이 보장된다. 다량이라니 얼마나 먹어야 하나? 매끼 커다란 소쿠리에 하나 가득 먹다시피 무지무지하게 많이 먹어야 한다.

"그렇게 먹기가 정말 쉽지 않던데요?"

한의원에서 이렇게 말하는 환자들에겐 아예 야채를 믹서에 갈아서 마셔버리라고 한다(물론 갈지 않고 원형 그대로 먹는 것이 가장 좋다). 그런데 일반적으로 야채를 갈아먹으라면 액상의 우유, 요구르트 같은 것에 넣어서 함께 마시는데, 이는 금체질에 좋지 않으므로 다른 음료를 선택해야 한다. 예를 들면 요구르트 대신 이 체질에 유익한 키위나 파인애플과 같은 과일주스를 이용하는 것이 좋을 것이다. 혹은 맛은 그다지 없겠지만 가능하면 주스 없이 그냥 먹어도 좋다. 이렇게까지 채식을 강조하는 것은 그만큼 그것이 금체질에 결정적으로 중요하기 때문이다.

금체질이 채식을 게을리하면 당장에 장에 문제를 초래하여 설사나 변비 같은 불규칙한 배변이 발생하게 된다. 소화에 문제가 생기고 알레르기비염(allergic rhinitis)이나 알레르기성 피부 질환과 같은 각종 알레르기 질환에 시달리게 되며, 자가면역 질환(autoimmune disease)과 같은 희귀성 난치 질환에 걸릴 위험성도 매우 높아진다.

한국의 대표적인 발효식품인 김치는 이 체질에 매우 좋은 음식이다. 하지만 주재료인 고추가 금체질에 매우 해로우므로 김치 담기에 상당히 곤란한 바가 있다. 고추는 아주 약간만 쓰던지, 아니면 아예 백김치나 물김치로 만들어 먹는 것이 좋을 것이다.

야채는 그냥 먹어도 좋지만 생야채를 먹으면 속이 불편한 사람은 살짝 데쳐서 무쳐 먹는 것이 바람직하다. 생야채에 소화장애가 없는 사람은 체질에 맞는 드레싱을 구하거나 직접 만들어서 샐러드로 먹는 것도 훌륭한 대안이다.

"야채샐러드를 좋아하는데 금체질에 맞는 드레싱을 추천해주시겠어요?"

드레싱에는 흔히 프렌치 드레싱(french dressing), 사우전드 아일랜드 드레싱(thousand island dressing), 이탈리안 드레싱(Italian dressing), 마요네즈 드레싱(mayonnaise dressing) 등 다양한 것들이 있으나, 거기에 사용되는 재료가 대부분 금체질에는 잘 맞지 않는 것들이 많다. 따라서 금체질은 체질에 맞게 새로운 드레싱을 창안하는 것이 필요하다.

드레싱에는 기본적으로 식용기름과 식초, 그리고 향신료가 들어간다. 일반적으로 가장 많이 사용하는 기름인 올리브유는 불행히도 금체질에 맞지 않아 다른 기름으로 대체해야 한다. 예를 들어 금양체질에 좋은 식용기름으로는 들기름이나 현미유를 추천할 수 있다. 다만 이들도 사람에 따라서는 좋지 않은 반응을 일으키는 경우가 있으므로 가급적이면 소량을 쓰는 것이 좋다. 금양체질의 식초로는 뒤에 양념편에서 소개하는 감식초나 현미식초, 화이트 발사믹식초가 좋고, 향신료는 월계수잎이나 애플민트(applemint), 방앗잎(곽향), 케이퍼(caper)가 좋을 것으로 예상된다(판단유예). 이 식초나 향신료도 역시 소량을 쓰기를 권한다. 체질별 식초와 식용기름, 향신료에 대해선 뒤에 해당 편에서 따로 상술한다. 이제부터 체질별로 채소에 대해 구체적으로 알아보자.

금체질(태양인)

1. 금양체질

이로운 채소 배추, 미나리, 깻잎, 숙주나물, 참나물, 시금치, 고사리, 청경채, 취나물, 양상추, 오이, 양배추, 가지, 셀러리(celery), 케일(kale), 브로콜리(broccoli), 세발나물, 비름나물, 포항초, 겨자채, 쑥, 콜리플라워(cauliflower), *명일엽*[1]

해로운 채소 무, 당근, 콩나물, 감자, 고구마, 고추, 고춧잎, 호박, 연근, 우엉, 버섯류(송이, 표고, 싸리, 팽이, 느타리, 새송이), *피망(green pepper), 파프리카(paprika), 고들빼기, 아욱*

2. 금음체질

이로운 채소 배추, 상추, 미나리, 깻잎, 숙주나물, 참나물, 시금치, 고사리, 청경채, 취나물, 양상추, 오이, 양배추, 가지, 셀러리(celery), 케일(kale),

---

[1] 이탤릭체(*italic type*, 비스듬히 쓴 글씨)로 쓴 것은 필자가 새로 제안한 식품을 의미한다. 따라서 일부 오류가 있을 수 있다. 이하 동일.

브로콜리(broccoli), 세발나물, 비름나물, 포항초, 겨자채, 쑥, 콜리플라워(cauliflower), 명일엽

해로운 채소 무, 당근, 콩나물, 고구마, 고추, 고춧잎, 호박, 연근, 우엉, 버섯류(송이, 표고, 싸리, 팽이, 느타리, 새송이), 피망(green pepper), 파프리카(paprika), 고들빼기, 아욱

해설

금체질(태양인)에 이로운 채소는 숙주나물이나 가지 등 몇 가지를 제외하고는 거의 다 푸른 잎채소들이다.[2] 이 리스트는 우리 음식의 대표인 김치의 주재료 배추가 금체질의 이로운 채소로 맨 앞에 위치해 있음을 보여준다. 배추김치는 금체질(태양인)에 가장 중요한 채식원인 것이다. 금체질은 항상 배추김치를 가까이 하는 것이 좋다.

에너자이저, 배추

내 한의원에 종종 들르던 대학생이 있었다. 항상 소화장애에 시달리던 젊은이

---

2 상추는 푸른 잎채소임에도 금양체질에는 확실히 이롭다고 할 수 없어 판단유예에 뒀다.

였다. 체질은 금양체질. 육식, 분식, 유제품을 멀리하고 채식이나 생선, 해물을 많이 먹으라고 알려줬다. 열심히 따른 덕에 건강이 많이 좋아졌다. 질병 치료뿐만 아니라, 꼭 읽어야 할 책도 소개해주고 학문하는 방법 등도 상담해줬다. 그는 자신의 삶에 나의 어드바이스를 잘 받아들였다. 전공이 전자공학이었는데 대학을 1년 정도 다니다 군에 입대했다. 휴가를 받자마자 맨 먼저 내 한의원으로 달려올 정도로 나를 따랐다.

"군대서는 체질식을 할 수가 없어 죽겠어요. 군대도 항상 나오는 게 고기나 튀김, 분식 같은 것들뿐이거든요."

속에 가스가 차고 몸이 무거워 항상 연병장을 몇 바퀴씩 돌고 있다고 했다. 그러면 좀 나아지는 것이다. 얼마 전 다시 휴가를 나왔다. 예전보다 건강이 많이 좋아졌다고 했다.

"밥하고 김치만 먹고 있어요. 그러니 한결 나아졌어요!"

속에 가스 찬 것도 없어지고 하늘을 날 듯 몸이 무척 가볍단다.

"돼지고기나 닭튀김 같은 거 나오면 애들 다 주고 대신 걔네들 김치를 죄다 갖고 오죠. 식판에 김치를 산더미같이 쌓아두고 그것만 먹어요. 애들이 나보고 완전 별종이래요. 애들은 손해 볼 것 없죠. 걔네들, 김치보다 고기를 훨~ 좋아하니까요."

금체질(태양인)인 환자들에게 채소하고 생선, 해물만 먹으라고 하면 대개 이렇게 반문한다.

"그것만 먹고 영양실조 걸리는 거 아니에요? 그래도 고기를 좀 먹어줘야 단백질이 보충되고 힘도 날 것 같은데."

미국의 유명한 작가이자 자연주의자인 헨리 데이비드 소로우(Henry David Thoreau, 1817~1862)는 그의 저서 『월든(Walden)』에서 이렇게 말한다.

한 농부는 내게 이렇게 말한다. "채소만 먹고는 못 삽니다. 뼈가 될 만한 성분이 하나도 없거든요." 그러고는 자기 몸에 뼈 성분을 공급해줄 원료를 생산하느라고 꼬박꼬박 하루의 일부분을 바친다. 농부는 이런 말을 하는 동안에도 줄곧 소 뒤를 따라다니는데, 그 소인즉 풀만 먹고 자란 뼈를 갖고서도 온갖 장애물을 헤치면서 농부와 그의 육중한 쟁기를 끌고 있다.[3]

풀만 먹는데도 소가 힘이 장사라는 말이다. 금체질은 기본적으로 초식동물에 속하는 체질이라고 할 수 있다. 굳이 단백질을 섭취한다면 생선이나 해물을 취하면 된다(곡류도 상당한 단백질 공급원이다). 꼭 육상동물의 고기를 먹어야만 단백질이 공급된다는 필연성은 아무 데도 없다.[4] 군대 간 그 친구가 하는 말에 해답이 있다.

"가끔 생선구이나 생선조림 같은 것이 나올 때가 있어요. 그땐 또 애들한테 가서 생선을 잔뜩 가져오죠. 생선 안 먹는 애들이 많거든요."

그러니까 평소엔 밥과 김치만 먹다가 가끔 나오는 생선으로 단백질을 보충하는 것이다. 이렇게만 먹는다니까 혹시 삐쩍 마르고 왜소한 친구가 아닐까 생각할지도 모르겠다. 이 친구, 키가 180cm 전후인 장신이고 건장한 체격이다.

인생에 가장 혈기방장한 군대시절의 젊은 청년도, 이따금 생선 먹는 것을 제외하면 대부분 밥과 김치만으로도 건강이 최고조로 유지되는데, 그보단 훨씬

---

3 헨리 데이비드 소로우 저, 강승영 역, 『월든』, 이레, 2009, 19쪽.
4 곡류는 보통 탄수화물 식품으로 구분하지만, 한 번에 많은 양을 섭취하므로 전 세계적으로 단백질 공급원의 47%나 차지한다고 한다. 양으로만 보면 육류를 능가할 정도다. 단백질 섭취를 위해 꼭 고기를 먹어야 할 필연성은 정말 어디에도 없다. 자기 체질에 맞는 곡류(도정하지 않은 전곡이 좋다)만 충실히 섭취해도 단백질은 상당 부분 보충되는 것이다. 이주희 외, 『식품과 조리원리』, 교문사, 2010, 52쪽.

다양하게 음식을 섭취하는 보통사람들이야 어떠하겠는가? 충분치 않겠는가? 그러니 영양부족 걱정일랑 꼭 붙들어 매라. 배추김치, 정말 좋은 음식이다. 금체질에 단연코 최고의 음식이다.

단지 맘에 좀 걸리는 것은 있다. 배추김치에 양념으로 주로 들어가는 고추와 마늘이 금체질에 맞지 않는다는 것.

"고추, 마늘 안 쓰면 어떻게 김치를 담가요?"

당장에 날아오는 질문이다.

"될 수 있는 대로 고추나 마늘은 적게 써서 잘 익혀 들거나, 아니면 아예 백김치나 물김치로 만들어 드세요."

이렇게 대답하면 대부분은 '이 난국을 어떻게 헤쳐가나~' 하는 난감한 표정이다. 그러나 해보면 그리 어렵지 않다. 나름대로 기지를 발휘하여 잘 담아 먹길 바란다.

녹즙

가끔 녹즙에 대해 문의하는 사람이 있는데, 녹즙은 금체질(태양인), 특히 금양체질에 잘 맞는 건강식의 하나다. 명칭에서도 알 수 있듯이 푸른 잎채소의 즙을 짜서 먹는 것이다. 간(肝)이 좋지 않은 사람들에게 특히 좋은데, 전통한의학에서 푸른색이 간을 강화하는 색이라는 점이 주목된다(금체질 또는 태양인은 체질적으로 간이 가장 약한 장부구조—폐대간소肺大肝小—를 갖는다). 이 녹즙에 좋은 채소로는 미나리, 브로콜리, 양배추, 명일엽 등이 있다. 처음부터 여러 종류를 한데 섞기보단 한 가지씩 먹어봐서 자신에게 가장 느낌이 좋은 것이 어느 것인지 판단해보는 것이 좋다. 여러 가지 채소를 고루 섞으면 더 좋을 것 같지만 꼭 그런 것은 아니다. 음식들은 셀 수없이 많은 분자들로 이뤄진 것이므로, 너무 복잡하게 섞이면 필연적으로 상호작용이 일어나 원하지 않은 부작용이 발생할 수 있다.

　미나리는 해독작용이 뛰어난데, 특히 숙취로 인한 간의 해독과 피로회복에 탁월한 효과가 있다. 끓는 물에 살짝 데쳐 소스에 찍어 먹을 때 풍기는 상큼한 맛이 단연 일품이다. 복집에 가면 끓는 복어탕에 미나리를 듬뿍 넣었다가 곧 건져서 소스에 찍어 먹는 맛이 별미인데, 이는 금체질(태양인)에 건강식으로 '강추'할 수 있는 음식이다(토체질 또는 소양인에도 좋다). 미나리는 오래 끓이지 말고 짧은 시간 동안 살짝 익혀 아삭아삭 하는 맛이 나도록 조리하는 것이 포인트. 그래야 맛과 영양을 함께 누릴 수 있다. 나물로 무쳐 먹을 때도 마찬가지.

　케일 역시 간에 좋다. 이 때문에 간염이나 간경화, 간암 등으로 고생하는 환자들 중에 케일 녹즙을 복용하는 사람들이 많다. 녹즙용 케일은 주로 대가 굵은 것이 좋다. 금체질 중에 빈속에 먹으면 속이 쓰리다는 경우가 있는데 이런 경우는 명일엽으로 대신하는 것이 좋다.[5] 케일은 위가 좋지 않은 사람에게도 좋고, 설사나 변비 등 장이 좋지 않은 사람에게도 좋다. 따라서 금체질(태양인)이나 토체질(소양인)은 위와 장을 치료하고 튼튼히 하기 위해 평소 이를 꾸준히 복용하면 효험이 있다. 또한 항암효과도 인정되며 당뇨에도 좋다고 한다. 그리고 케일의 부드러운 잎은 쌈이나 샐러드로 이용할 수 있다. 재밌는 것은 녹즙에 좋은 채소들인 양배추와 브로콜리, 콜리플라워가 다 이 케일로부터 육종됐다는 사실이다. 녹즙의 대표 채소들은 다들 케일 사촌들인 것이다.

　언급했듯이 브로콜리 역시 녹즙에 흔히 쓰이는 채소다. 비타민C가 레몬의

---

[5] 필자의 임상경험에 녹즙으로 금체질에 가장 좋은 것은 명일엽(신선초라고도 한다)이고, 토체질에 가장 좋은 것은 케일이다.

2배로 무척 많이 들어 있고, 칼슘의 흡수를 도와 골다공증을 예방하는 효과도 있다. 항암식품으로도 각광받고 있으며 피부미용에도 탁월한 효과가 있다. 흔히 살짝 데쳐 샐러드로 먹는다.

금체질뿐만 아니라 토체질(소양인)도 앞에서 소개한 일반적인 녹즙 채소들이 좋다. 체질에 맞는 채소들 중에서 좋아하는 것 몇 가지를 골라 채즙하여 복용하면 된다. 토체질은 당근 같은 일부 뿌리채소도 좋으므로 취향에 따라 녹색 잎채소가 아닌 것도 선택하여 즙을 짜 먹을 수 있다.

목체질(태음인)은 일반적으로 녹즙이 좋지 않다. 녹즙에 주로 쓰이는 채소들이 대부분 이 체질들에 맞지 않는 것들이기 때문이다. 대신 무나 당근, 도라지, 우엉, 연근 등과 같은 뿌리채소가 좋으므로 이를 이용한 야채즙이 대안이 된다.

수체질(소음인) 역시도 녹즙이 맞지 않다. 수체질에는 전반적으로 채소라는 식품 자체가 별로 맞는 것이 없다. 목체질처럼 무나 도라지, 연근, 우엉 등의 뿌리채소 즙을 복용하거나, 오렌지나 사과 같은 체질에 맞는 과일 주스로 갈음하는 편이 훨씬 효과적이다.

샐러드

우리 요리전통에는 채소의 경우 대개 나물로 무쳐먹고 날것으로는 잘 먹지 않는데, 금체질(태양인)의 경우 위장이 나쁘지 않다면 채소 섭취를 생야채 샐러드로 하는 것도 좋다(토체질이나 소양인도 마찬가지). 금체질의 샐러드 용도로 좋은 채소는 배추, 깻잎, 숙주나물, 시금치, 청경채, 양상추, 오이, 양배추, 가지, 셀러리, 브로콜리, 콜리플라워 등을 들 수 있다.

숙주나물은 녹두에서 길러낸 것으로 금체질(태양인)에 좋다(토체질 또는 소양인에도 좋다). 쌀국수 등 베트남 음식에 특히 많이 들어가는 것으로 봐, 베트남사람들 중 다수가 금체질이나 토체질이 아닐까 추측해본다. 싱싱한 채로 그냥 먹거나, 뜨거운 국물에 잠깐 데쳐먹거나, 혹은 나물로 무쳐먹는다.

파파이(뽀빠이)가 홍보대사인 시금치는 특히 철분과 비타민 A·B·C 등 여러 가지 영양이 풍부하여 건강채소로는 단연 국가대표다. 뿌리가 자주색을 띠고 맛이 약간 달콤한 것이 가장 맛있다고 생각한다. 대개 끓는 물에 데쳐 전통간장에 버무려 나물로 무쳐먹거나, 된장국에 넣어 국으로 끓여 먹는다. 양식 레스토랑에 가면 샐러드로도 자주 이용되는 것을 볼 수 있다. 각자 체질에 맞는 적당한 드레싱을 개발하여 샐러드로 즐겨도 좋다.

청경채는 중국요리에 자주 등장하여 일반에 알려진 채소로 생각된다. 메인 요리 곁에 걸쭉한 녹말 소스를 뒤집어 쓴 청경채는 이제 흔한 풍경이 되었다. 샐러드에도 자주 등장하는 채소다.

양상추는 특히 샐러드의 제왕이라 할 수 있다. 싱싱한 양상추의 사각사각 씹히는 상쾌한 맛은 왜 그것이 샐러드로서 첫손가락으로 꼽히는지 짐작이 가고도 남는다. 양상추는 수분이 많아 싱싱하지 않으면 금방 짓무르는 성향이 있으므로 싱싱함을 생명으로 하는 채소다.

가지는 어렸을 때 간식으로 자주 먹었던 기억이 있다. 요즘처럼 먹을 것이 풍부하지 못하던 시절에는 약간이라도 단맛 나는 것이라면 간식감이 되었다. 텃밭에서 외할머니가 따다 주시던 가지를 생으로 먹던 그 맛이 아직도 기억에 생생하다. 완전히 성숙되기 전의 어린 가지일수록 달콤하고 즙이 많아 맛있었는데, 많이 먹으면 가지의 화끈거리는 독에 혓바닥이 벌겋게 아려 매우 괴로웠던 기억이 아련하다. 그래서 가지는 생으로 먹지 않고 익혀서 먹는 것이 일반적이다. 가지과에 속하는 채소는 대개 매콤한 맛을 갖는데, 예를 들면 매운맛의 대표인 고추가 바로 이 가지과에 속하는 채소다. 내가 사는 동네 레스토랑에서 종종 즐기던 스파게티 중에 가지가 곁들여 나오던 것이 있었는데, 꽤 개성 있는 맛이었다.

 셀러리는 향이 강해 향신료의 성격이 강한 채소이다. 줄기를 잘라 고소한 마요네즈에 찍어 먹는 것이 일반적인데, 금체질에는 그다지 맞지 않는 궁합이다. 자신만의 드레싱을 고안해 먹거나 그냥 먹는 것이 좋다.

 콜리플라워는 금체질(태양인)에 좋은 채소의 일반 형태인 푸른 잎을 가지진 않지만 금체질에 좋은 것으로 판단되어 여기 제안한다. 콜리플라워의 모습은 브로콜리와 유사한데, 색깔이 희다는 점이 브로콜리와 구별된다. 서양요리에서는 감자와 함께 넣어 수프로 먹는 것이 일반적이나, 감자가 금양체질에는 맞지 않는 채소이므로 다른 재료를 갖다 쓰는 것이 좋다. 브로콜리처럼 데쳐서 드레싱에 찍어 먹는 것이 차라리 나을 것이다.

 샐러드의 재료는 위와 같이 대개 푸른 잎채소가 많으므로 샐러드 요리가 적합한 체질은 이런 잎채소들이 이로운 금체질(태양인)과 토체질(소양인)이다. 하지만 잎채소가 대체로 맞지 않은 목체질(태음인)과 수체질(소음인)은 샐러드 요리가 그다지 좋지 않다. 목체질은 뿌리채소를 적절한 크기로 썰어서 그냥 먹거나, 아니면 갈아서 주스로 먹는 것이 대안이 되고, 수체질은 채소보다는 과일로 선회하는 편이 더 나은 선택이다.

나물

세발나물과 비름나물은 내 한의원 근처 재래시장인 신천 새마을시장에서 사서 점심 때 무쳐 먹어본 것이다. 맛이 독특하여 가끔 즐겨먹을 만하다.

향이 좋은 취나물, 참나물도 금체질(태양인)에 나물로 무쳐 먹기에 안성맞춤이다.

고사리 또한 금체질(태양인)에 좋은 채소로서, 나물로 만들어 먹거나 국에 넣어 먹는 것이 일반적이다. 장어탕이나 육개장에 자주 쓰여 독특한 맛을 주지만, 애석하게도 금체질에는 맞지 않은 궁합이다.

우리나라는 세계적으로 유래를 찾기 어려운 대표적인 채식 문화의 요람이다. 그중에서도 나물 요리는 우리 요리의 가장 중요한 특징이라고 할 수 있다. 채소를 그렇게 조리해서 먹는 것을 우리는 당연한 것으로 알지만, 사실 우리나라처럼 그렇게 다양한 채소를 갖가지 방식으로 요리하여 주된 식단으로 이용하는 문명은 드문 것 같다. 일본이건 중국이건, 미국이건 유럽이건, 이들에게 채소란 대부분 메인 요리에 슬쩍 곁들이는 장식 같은 것이거나, 혹은 기껏해야 애피타이저(appetizer)로서 식욕을 돋우는 보조식의 위치를 점할 뿐이다. 우리처럼 채식 자체가 메인의 위치를 점유하고, 데치거나 볶거나 찌는 갖가지 요리기술이 발휘되어, 갖은 양념과 향신료가 조화롭게 가미돼 매끼 줄기차게 등장하는 식문화가 드문 것이다. 나물 요리는 우리에게 유구한 전통음식이지만, 다른 나라에게 그것은 최첨단의 미래음식인 것이다.

나물요리는 샐러드와 마찬가지로 금체질(태양인)뿐만 아니라 토체질(소양인)에 적합한 요리이다. 임상적으로 통계를 내보면 내 한의원에 오는 환자들의 거의 70% 이상이 금체질과 토체질이다. 이것은 우리나라 채식문화의 토대를 잘 설명해주는 살아 있는 데이터라고 생각한다. 채식을 주로 하는 전통은 우리나라 사람에겐 체질이라는 몸의 순리를 따르는 당연한 생리현상인 것이다. 요즘 아이들이나 젊은 세대들일수록 채소를 멀리하고 육류나 낙농식품에 더 친화감을 가지는 경향이 많은데, 이는 우리가 타고난 본성을 해치는 매우 그릇된 식문화가 아닐 수 없다. 다시 근본을 회복해야 한다. 새싹들에게 채식을 가르치자. 그들이 신체를 건강히 하고 매사에 명철한 사고를 할 수 있도록 어려서부터 올바른 식습관을 정착시켜주자.

해로운 채소들

금체질(태양인)에 해로운 채소들은 이로운 것들과는 대조적으로 대부분 뿌리채소들이 점유하고 있다. 그리고 고추와 가지과에 속하는 피망, 파프리카도 좋지 않은 것으로 생각된다. 고들빼기는 금체질에 해로운 뿌리채소라 할 수 있다.

상추이야기

"아니, 그런데 왜 상추가 금양체질의 이로운 채소에서 빠져 있나요? 그건 배추하고 비슷한 거잖아요!"

상추는 금양체질에는 그리 좋지 않은 것으로 생각되기에 판단을 보류했다(판단유예). 하지만 금음체질에는 좋다. 사람들이 쌈 싸먹을 때 애용하는 상추가 금양체질에 썩 좋지 않다는 것은 언뜻 이해하기 어려운 것일 수도 있다. 배추와 더불어 우리나라 사람들이 가장 많이 먹는 잎채소 중의 하나가 아닌가. 이 역시 기존의 체질식과 배치되는 바가 있어 제안하기가 상당히 조심스럽다. 하지만 상추 먹고 속이 좋지 않다는 금양체질이 종종 있는 것은 임상에서 경험하는 엄연한 사실이다.

"채소가 아주 좋은 체질이니 항상 채소를 많이 드세요."

"난 채소를 무척 좋아하는데 이상하게 상추는 좋지 않아요. 소화도 잘 안 되고 속이 아주 거북해지거든요."

금양체질로 진단된 한 부인이 내게 하는 말이다. 가끔 이런 사람들이 있어도 무심코 지나쳤는데, 어느 날 문득 일반적으로 알려진 상추의 체질적합성에 뭔가 잘못된 것이 있지 않나 하는 의구심이 들었다. 상추에 대해 이런 심증을 갖고 예의 주시하던 내게 이 분은 뭔가 실마리를 던져주었다.

"아하! 상추가 금양체질에 그리 이로운 것은 아니구나."

나는 미궁에 빠진 사건에서 돌파구를 찾은 형사처럼 느껴졌다.

물론 모든 금양체질이 상추에 이렇게 소화장애를 느끼는 것은 아니다. 상추를 많이 먹어도 소화에 아무 문제없다는 금양체질도 많다. 그럼 모순되는 이 두 사실에서 왜 유독 해롭다는 쪽 사람의 말에 더 비중을 두는가?

음식의 체질적합성에 관한 임상 경험에서 내가 중시하는 것은 좋다는 반응보다는 해롭다는 반응이다. 원래 음식이란 약초와는 달리 그 성미(性味)[6]가 대개는 온화하여 아무리 체질에 맞지 않는다 해도 웬만해선 인체에 해로운 반응을 잘 일으키지 않는다. 좀 불편해도 그럭저럭 견뎌낼 수 있는 정도가 대부분인 것이다. 그런데 가끔 민감한 사람들은 이렇게 특정 음식에 대해 상당히 예민한 반응을 보인다. 이런 특징적 반응을 통해 그 음식과 체질의 관계에 대해 단서를 잡는 것이다. 이후 동 체질과 그 음식 간의 상관관계에 더욱 주목하여 지속적으로

---

[6] 약재의 성질(性)과 맛(味)을 의미하는 한의학의 본초학(서양의 약리학에 해당되는 학문) 용어. 한의학에서는 이와 같은 방식으로 약재의 대체적 약리를 기술한다. 그 의미가 확장되어 사람의 인성을 표현하는 데도 쓰이고 있다. "그 사람 성미가 참 고약해!"

관찰함으로써 비슷한 사례가 축적되면 그 음식이 해당 체질에 맞는지, 맞지 않는지를 판단할 수 있게 되는 것이다. 이것은 상추뿐만 아니라 모든 음식에 동일하게 적용되는 원리다.

사람들은 특정 음식에 대해 그것이 자기 체질에 맞는지, 맞지 않는지 8체질 한의사들에게 아무렇지도 않은 듯 쉽게 물어본다. 하지만 하찮게 보이는 식품 하나라도 그것이 어느 체질에 맞으며, 어느 체질에 맞지 않는지를 확인하는 작업은 결코 녹록치가 않다. 상추처럼 전 국민이 즐기는 보편적인 식품마저도 이렇게 체질이 헷갈릴 때가 있는데, 소수 사람들만 선호하는 서양채소 비트 같은 식품은 어떻겠나? 그래도 비트 같은 식품이야 좀 틀린다 해도 섭취하는 인구가 그다지 많지 않아 큰 문제가 되지는 않지만, 상추는 그렇지 않다. 상추는 체질적합성이 명확히 가려져야 하는 것이다. 그것은 김치처럼 거의 '국민음식'이기 때문이다.

저자 생각에 상추는 비·위를 강화하는 성질이 있는 것 같다. 따라서 상추는 비·위가 강한 체질에는 해롭고, 비·위가 약한 체질에 이로울 것으로 예측할 수 있다. 8체질 중 비·위가 가장 강한 체질은 토체질(소양인), 즉 토양체질(비·위〉심·소장〉간·담〉폐·대장〉신·방광)과 토음체질(비·위〉폐·대장〉심·소장〉간·담〉신·방광)이고, 비·위가 가장 약한 체질은 수체질(소음인), 즉 수양체질(신·방광〉폐·대장〉간·담〉심·소장〉비·위)과 수음체질(신·방광〉간·담〉심·소장〉폐·대장〉비·위)이다. 따라서 상추는 전자의 그룹에 해롭고, 후자의 그룹에 이롭다고 추론할 수 있다. 임상에서 확인해보면 이 경우 대부분 추론과 일치한다.

다음으로 비·위가 두 번째로 강한 체질인 금양체질(폐·대장〉비·위〉심·소장〉신·방광〉간·담)과, 비·위가 두 번째로 약한 체질인 목양체질(간·담〉신·방광〉심·

소장〉비·위〉폐·대장)이 있다. 따라서 금양체질에 해롭고, 목양체질에 이로울 것으로 예측되는데, 앞에서 본 것처럼 일부 금양체질에게서 상추가 해롭다는 반응이 있는 것이다.

그럼 목양체질은 어떨까? 예상대로라면 이롭게 나타나야 할 것 같다. 내 한의원에 베세트 증후군(Behçet's syndrome)[7]으로 여러 해 다녔던 목양체질 환자—1년 이상 치료를 받고 지금은 처음 왔을 때보다 많이 나아졌다—에게 상추를 충분히 먹게 하고 그 반응을 물어보았다.

"삼겹살에 상추쌈을 먹었을 때는 괜찮았는데, 그 다음날 상추쌈만 먹었을 때는 안 좋았어요."

"구체적으로 어떻게 안 좋았다는 거죠?"

"일단 설사를 많이 했고요, 그리고 나아졌던 병의 증상들이 다시 나타났어요."

예상을 깨고 목양체질에게도 상추는 그다지 좋지 않은 것으로 보인다(고기를 먹으면 그 영향이 상쇄되는 것은 주목할 만하다. 피치 못하게 체질에 맞지 않은 음식을 먹을 때는 이렇게 대처하는 것도 한 요령이다).

하지만 모든 목양체질이 이렇게 상추에 해로운 반응을 나타내는 것은 또 아니다. 다른 목양체질들에게 물어본 결과 대부분은 상추 먹고 크게 문제된 건 없다고 했다. 그래도 앞의 베세트 증후군 환자의 경우를 보면 완전히 좋다고 말하기도 역시 어렵다.

---

7 "원인이 밝혀지지 않은 자가면역 질환으로, 구강 내 재발성 궤양과 다음 병변들, 즉 외생식기의 재발성 궤양, 안구질환, 피부 질환, 초과민피부반응 중 2개 이상이 동반될 때 이를 베세트 증후군이라 한다(흔히 베체트병이라고 한다)." 대한가정의학회, 『가정의학』〈임상편〉, 계축문화사, 2003, 246~247쪽.

금양체질이나 목양체질이나 두 체질 다 상추에 해로운 반응을 나타내는 사람이 있는가 하면, 그렇지 않은 반응을 나타내는 사람도 있다. 따라서 어느 쪽에 일방적으로 좋다거나 나쁘다고 단정할 수 없다. 결론으로 두 체질의 상추에 대한 체질적합성은 좋지도 나쁘지도 않은, 중간적 성격을 지니는 것으로 예측된다.

남은 금음체질(폐·대장〉신·방광〉비·위〉심·소장〉간·담)과 목음체질(간·담〉심·소장〉비·위〉신·방광〉폐·대장)에 대해서도 뭐라 예측해서 말하기가 상당히 어렵다. 이들 체질에서는 비·위가 중앙장부에 속하므로 장부구조 자체에 이미 그런 예측 불가해성을 내포하고 있다. 이런 경우에는 오로지 임상적인 경험으로밖에는 확인할 수 없다. 환자들에게 일일이 확인한 바에 따르면, 금음체질에는 상추가 맞고, 목음체질에는 상추가 맞지 않다는 것을 알 수 있었다(단, 위가 나빠진 금음체질의 경우 상추와 같은 생 채소의 소화가 잘 되지 않는 사람이 있다. 이런 경우는 날 것보다는 데치거나 익혀서 먹는 것이 좋을 것이다).

결론으로, 상추에 대한 체질적합성은 다음과 같다: 상추는 수양·수음체질(소음인)이나 금음체질에는 이롭고, 토양·토음체질(소양인)이나 목음체질에는 해로우며, 금양체질이나 목양체질에 대해서는 확실하게 단정할 수 없다.

고추와 상추

독자 중에 혹시 이런 말 들어봤는지 모르겠다.

"고추밭에 상추 심는 년!"

웬 수수께끼 같은 소린가, 할 것이다. 상추는 의외로 특이한 이력을 갖는 채소이다. 그것은 정력을 강화한다는 것이다. 지금은 지천에 깔린 게 상추지만 옛날에 상추는 귀한 채소였다. 이집트에서는 풍요와 성(性)의 신인 민(Min)에게 제사 지낼 때 귀한 제물로 바쳐졌으며, 고대 페르시아 왕의 식탁에도 왕의 정력을 위해 상추가 자주 올랐다고 한다. 그리고 중국 당나라 때의 명의 손사막(孫思邈, 581~682) 역시도 상추가 정력을 강화시켜준다고 했다.[8] 상추와 정력? 갸우뚱하는 사람이 있을 것이다.

"난 상추 먹으면 졸립기만 하던데."

상추만 먹으면 온몸이 노곤해져 계속 졸리는 사람이 있다. 이런 사람에게 상추는 오히려 정력 감퇴제일 것이다. 그런데 정력 강화제라니, 어찌된 영문일까?

영어로 상추는 레터스(lettus)라고 한다. 이것은 라틴어 락투카(lactuca)에서 유래한 말로, 어두의 락(lac)은 우유를 뜻한다고 한다. 상추 잎 가운데에 위치한 줄기부분을 꺾어보면 하얀 액이 흘러나온다. 그 우유 빛 액이 남자의 정액을 연상시킨 것이다. 거기다 고추 역시 남근, 즉 남자의 성기를 상징한다. 이쯤 되면 고추밭에 상추 심는 여인의 마음이 무엇인지 말 안 해도 알 것 같다. 옛날 여인들은 남몰래 고추밭에 상추를 심어 남편 밥상에만 살짝 올렸다고 한다.

"무는 나쁘다 했는데, 그럼 무청은 괜찮나요? 그건 뿌리가 아니고 잎이잖아요."

이런 것들이 사람들을 헷갈리게 한다. 무에는 뿌리뿐만 아니라 잎도 있는 것이다. 일반적으로 한 개체에서 난 것들은 대개 같은 체질적합성을 띠는 경우가 많다. 잎, 줄기, 뿌리, 열매 등 각 부분들이 모두들 신기하게도 동일한 체질적합성을 갖는 것이다. 그런데 무청의 경우는 좀 다른 것 같다. 임상에서 관심을 갖고 많은 사람들로부터 알아본 결과 무 뿌리는 금체질에 해롭지만 무청은 그다지 해로운 것 같지 않다(이롭지도 해롭지도 않은 중간 정도의 적합성을 갖는 것으

8　육덕노, 『음식잡학사전』, 북로드, 2009, 160~164쪽.

로 생각된다). 따라서 가끔씩은 먹어도 괜찮을 것이다.

임상 경험에 의하면 채소라는 음식은 그것이 설사 해로운 음식에 속한다 해도, 많이, 그리고 자주 먹지만 않는다면 육류나 밀가루 음식, 낙농식품들에 비해 크게 데미지를 주지는 않는다. 그래서 대부분의 영양학자나 건강 전문가, 학자들이 다른 음식들에는 자주 의견을 달리할지언정, 채식에 대해서는 이구동성으로 건강에 좋다면서 일사불란한 의견의 일치를 보이는 것이다.

하지만 모든 채소가 다 무해한 것은 결코 아니다. 체질에 맞는 것이 있는가 하면, 체질에 맞지 않는 것이 분명 있다. 그리고 특정 채소는 생각보다 인체에 큰 손상을 주기도 한다. 아무리 해가 덜하다 해도 역시 장기적으로 지속해서 섭취하게 되면 결국 누적되어 심각한 병을 일으킬 수 있다. 따라서 기본적으로 항상 체질식을 지키는 자세를 따르지 않으면 안 된다.

비트의 발견

비트는 뿌리를 주로 먹는 채소이다. 특이하게 뿌리임에도 금체질(태양인)에 이로운 것으로 예상되어 여기 비중 있게 특기한다(판단유예).

비트는 우선, 거의 구형인 뿌리의 강렬한 붉은빛이 도는 자주색(reddish purple)이 보는 사람으로 하여금 이 채소가 결코 범상한 채소가 아님을 예상케 한다. 칼로 자른 비트의 절편은 나무의 나이테처럼 흰색과 붉은색의 동심원을 드러내어 알 수 없는 신비감을 자아낸다. 샐러드뿐만 아니라, 주 요리를 살려주는 장식으로도 사용될 수 있음을 한 눈에 알 수 있다.

비트는 상당히 달다. 아마도 채소로서 가장 단맛을 지닌 것 중 하나일 것이다(비트의 일종인 사탕무는 설탕 제조에 사용된다). 그럼에도 칼로리는 낮아, 단맛을 갈구하는 다이어트 족들에게는 귀여운 복덩이라 할 수 있다.

비트의 비범한 색의 주인공은 베타시아닌(betacyanin)이라는 색소인데, 이것은 강력한 항암성분으로 알려져 있다. 대장암(colonic cancer)에 특히 주효하다. 또, 비트의 항산화작용은 총콜레스테롤과 중성지방을 낮추고, 좋은 콜레스테롤(HDL)을 높여 심장병을 예방한다.[9] 비트에 함유된 성분인 베타인(betaine)은 콜린(choline)과 함께 작용하여 만성 염증성 질환을 줄여주는 효과를 갖는다. 그리고 비트의 풍부한 엽산(folate)은 신경관결함(neural tube defect)과 같은 출생 시의 기형(birth defects)을 막아준다.

비트에 달린 녹색 잎 역시 맛이 좋으며 시금치처럼 야채요리에 사용될 수 있다. 어린잎은 샐러드로, 다 자란 잎은 조리하여 먹을 수 있다. 비타민과 미네랄, 그리고 항산화제로서 대표적인 베타카로틴, 루테인(lutein) 등이 함유돼 있다.

비트는 흠이 없고 표면에 주름이 없는 신선한 것을 사고, 사용하기 전까지는 씻지 말고 냉장고에 저장한다(대부분의 채소나 과일은 이렇게 저장하는 것이 좋다). 저장할 때는 비트의 즙을 보존하기 위해 잎은 자르되 비트 뿌리에서 5cm 정도 길이의 줄기는 남겨서 뿌리에서 붉은색소가 유실되는 것을 방지한다. 그렇지 않으면 붉은색소가 흘러나와 마치 '출혈(bleeding)'하는 것 같다.

조리는 가볍게 하는 것이 좋다. 비트의 항암성분이 열에 약하기 때문이다. 요리 전에는 껍질을 벗기지 말고 씻을 때도 흐르는 물에 조심히 다뤄 상처로 출혈하는 일이 없게 한다. 비트의 소중한 영양성분의 유실을 최소로 하기 위함이다.

---

[9] 흔히 콜레스테롤에 좋은 콜레스테롤(고밀도지단백, HDL)과 나쁜 콜레스테롤(저밀도지단백, LDL)이 있다고 한다. 과연 콜레스테롤이 나쁜 놈과 좋은 놈으로 이렇게 칼로 무 자르듯 갈리는 걸까? 그럴 수 없다고 생각한다. HDL, LDL이라는 획일적 분류보다, 이들을 함유한 그 급원식품들의 체질적합성이 더 중요하다. LDL이 함유돼 있더라도 체질에 맞는 음식은 좋으며, HDL이 함유돼 있더라도 체질에 맞지 않는 음식은 좋지 않은 것이다.

조리시 변색을 막기 위해 식초를 사용할 수 있으며, 소금은 비트의 색을 흐리게 하므로 요리의 마지막에 넣는다. 비트의 색은 염색 작용이 강하므로 쿠킹글러브를 사용해 손이나 옷에 착색이 되는 것을 막을 수 있다.

신선한 생 비트는 샐러드나 수프에 넣어 맛과 멋진 색을 동시에 즐길 수 있다. 야채 주스에 비트를 넣으면 무슨 야채든 핑크빛으로 물들여버리는 환상적인 효과를 준다. 오븐에 익히거나 증기로 쪄서 먹어도 좋다.

비트를 많이 먹으면 소변이 핑크빛으로 나올 수 있는데('beeturia'라고 함), 이는 정상적인 상태이므로 놀랄 필요는 없다.[10]

금양과 금음 사이

"금양체질과 금음체질 간 체질식의 차이는 뭣 때문에 발생하는 건가요?"
체질이란 주지하듯이 장부의 강약의 배열을 의미한다.

금양체질: 폐·대장 〉 비·위 〉 심·소장 〉 신·방광 〉 간·담
금음체질: 폐·대장 〉 신·방광 〉 비·위 〉 심·소장 〉 간·담

흔히 알려진 체질의 생리나 병리적 특징은 주로 가장 강한 장부와 가장 약한 장부에서 나타난다. 양극단의 장부에서 체질적 특성이 강하게 나타나는 것은 당연하다 할 것이다. 그런데 금양체질과 금음체질은 이 양단의 장부들의 구성이 서로 같다. 즉 가장 강한 장부인 폐·대장과 가장 약한 장부인 간·담이 같은

---

10 웹사이트 'www.whfoods.org' 자료를 번역하여 요약한 것이다.

것이다. 일반적으로 체질에 좋은 음식은 주로 가장 약한 장부를 강화하고, 해로운 음식은 주로 가장 강한 장부를 강화하는 것으로 생각된다. 따라서 두 체질에 이로운 채소, 생선, 해물은 주로 간·담을 강화하는 성질을 가지며, 두 체질에 해로운 육식, 분식, 유제품은 주로 폐·대장을 강화하는 성질을 가질 것이라 생각할 수 있다.

하지만 그럼에도 불구하고 두 체질의 체질식이 완전히 같지는 않다. 양단 장부를 제외한 다른 세 장부들의 배열이 서로 다르기 때문이다. 그래서 이 두 체질은 체질식에 있어서 서로 비슷한 면이 많지만, 일부 서로 일치하지 않는 면도 있다. 두 체질의 체질식에서 나타나는 공통점과 상이점은 이런 장부배열의 유사성과 차별성에서 나타나는 것이다. 그리고 이러한 공통과 상이의 문제는 금양·금음체질뿐만 아니라 다른 체질들, 예컨대 토양체질과 토음체질 사이, 목양체질과 목음체질 사이, 그리고 수양체질과 수음체질 사이에서도 동일하게 존재한다. 그리고 여기 채소뿐만 아니라 앞으로 소개하는 육류, 해물, 생선, 향신료, 양념, 식용기름, 기호식품 등 모든 개별 식품군에 대해서도 존재한다. 이번에는 금체질과 반대에 있는 목체질의 채소에 대해서 알아보자.

목체질(태음인)

1. 목양체질

이로운 채소 무, 감자, 고구마, 당근, 연근, 우엉, 버섯류(송이, 표고, 싸리, 팽이, 느타리, 새송이), 고추, 호박, 고춧잎, 콩나물, 고들빼기, 아욱, 아스파라거스, 피망, 파프리카, 달래, 냉이, 부추

해로운 채소 배추, 양배추, 오이, 시금치, 양상추, 깻잎, 청경채, 취나물, 고사리, 참나물, 미나리, 케일, 근대, 셀러리, 브로콜리, 세발나물, 비름나물, 포항초, 겨자채, 숙주나물, 가지, 콜리플라워

2. 목음체질

이로운 채소 무, 감자, 고구마, 당근, 연근, 우엉, 버섯류(송이, 표고, 싸리, 팽이, 느타리, 새송이), 고추, 호박, 고춧잎, 콩나물, 고들빼기, 아욱, 아스파라거스, 피망, 파프리카, 달래, 냉이, 부추

해로운 채소 배추, 상추, 양배추, 오이, 시금치, 양상추, 깻잎, 청경채, 취나물, 고사리, 참나물, 미나리, 케일, 근대, 셀러리, 브로콜리, 세발나물, 비름나물, 포항초, 겨자채, 숙주나물, 가지, 콜리플라워

해설

　예외는 좀 있지만, 목체질(태음인)에 이로운 채소는 주로 뿌리채소에 속하고, 해로운 채소는 주로 잎채소에 속한다. 정반대의 장부배열을 갖는 금체질(태양인)과는 대체로 반대의 내용을 보여준다. 체질을 의미하는 장부배열이 반대이므로 당연히 그 체질식의 구성도 완전 대칭은 아니라도 대부분 반대가 되어야 함은 말할 나위 없다.

　"서로 완전히 반대되는 체질들의 음식 구성이 완전히 정확하게 반대가 되지 않는 이유는 뭐죠?"

　그것은 확실하게 알 수 없다. 단지 내 추측으로는 체질의 장부구조에서 중앙장부에 작용하는 음식들이 있기 때문이 아닌가 하고 생각한다. 일반적으로 어떤 음식이 체질의 장부배열에서 강한 장부에 작용하면 장부균형을 해치므로 그 음식은 해롭고, 약한 장부에 작용하면 장부의 불균형을 균형으로 이끌므로 그 음식은 이롭다. 그런데 중앙장부에 작용하는 음식은 이렇게 합리적으로 예측할 수가 없다. 따라서 실제 먹어봐서 좋은지 안 좋은지를 경험적으로 알아보는 수밖에 없다. 이렇게 중앙장부에 작용하는 음식들이, 상반되는 체질들의 음식 구성에 돌출변수로 작용하는 것으로 보인다.

김치여 안녕

　목체질(태음인)에 가장 중요한 채소는 역시 무라고 할 수 있다. 우리 음식의 기본은 배추김치이지만, 목체질의 경우는 배추김치가 아닌 무김치를 택해야 한다.

　"한국 사람에게 어떻게 김치가 맞지 않을 수가 있죠?"

목체질로 진단된 환자에게 배추김치가 맞지 않는다고 얘기하자 크게 실망한 표정을 지으면서, 결코 이해할 수 없다는 듯이 내게 이렇게 반문한다. 어떤 사람은 심지어 노기까지 보인다. 그만큼 우리나라 사람들의 배추사랑은 지극한 것이다. 하지만 아무리 떼를 쓰고 으름장을 놔도, 맞지 않는 것은 맞지 않는 것이다. 임상에서 목체질인 환자들에게서 누차 확인되는 사실이기 때문이다.

나의 아내 역시 목체질에 속하는 목양체질이다. 그녀의 직업은 성악, 다시 말해 목소리가 생명인 직업이다.

"어젯밤에 자다가 갑자기 켁켁거리며 목이 조여 와서 죽는 줄 알았어요!"

저녁식사에 배추김치를 먹고 자다가 그런 현상이 난 것이다.

"내 다시는 김치 먹나 봐라!"

아내가 무대에 설 때는 성대의 컨디션에 매우 민감한데, 이런 일이 생기면 심적으로 매우 디프레스된다.

"지금 생각하니까 전에 채소나 생선을 많이 먹었을 때도 목소리가 별로 안 좋았던 것 같아요. 자다가도 목이 조여 오는 듯해서 고생했던 기억이 종종 있거든요."

목이 아주 좋다가도 갑자기 컨디션에 난조가 올 때가 있었는데, 그땐 왜 그런지 이유를 몰랐단다.

또 다른 목양체질 부인은 배추김치만 먹으면 위가 빵빵하게 팽만해져서 견딜 수가 없다고 한다.

"말씀해주신 대로 뜨거운 물 계속 먹고 배를 좀 따뜻하게 해줬더니 겨우 좀 진정이 됐어요. 하지만 아직도 속이 편치 않아요."

"제가 배추김치는 안 된다고 했잖아요."

"그건 알지만, 남편이랑 저녁 먹는데 하도 배추김치가 맛있어 보이길래, 많이

도 말고 딱 세 젓가락만 먹었는데……."

배추김치를 하도 좋아해서 먹으면 안 좋은 줄 알면서도 먹고는 고생하는 것이다. 사람이란 먹는 욕망을 자제하기가 참 쉽지 않은 모양이다. 목체질은 배추김치를 먹으면 안 된다. 김치를 먹으려면 무김치를 먹어야 한다.

감자 vs 고구마

감자, 고구마, 당근, 연근, 우엉 등 뿌리채소는 대부분 목체질(태음인)에 좋다. 그중에서도 특히 감자와 고구마는 탄수화물이 주성분인 식품으로서 많은 사람들이 식사나 간식으로 즐기는 음식이다. 특히 고구마는 두 가지 측면에서 요즘 각광을 받고 있다. 하나는 다이어트, 다른 하나는 변비. 감자는 그 자체로 맛이 있고, 많은 음식에 응용될 수 있어 요리의 측면에서는 고구마보다 훨씬 중요한 위치를 차지하지만, 이 두 가지 측면에서는 크게 미치지 못한다. 뭣 때문에 그럴까? 그것은 바로 식이섬유소라는 것 때문. 감자와 고구마를 가르는 핵심 요소는 섬유소가 풍부하냐, 그렇지 않냐이다. 고구마에는 섬유소가 풍부하여 영양소의 흡수를 저해, 지연시키고, 포만감을 주어 식사량을 줄여주며, 대장의 활동을 증가시켜 배변을 촉진하는 효능을 보인다. 그래서 살찐 사람들, 특히 여성들에게 고구마는 최고의 식품으로 찬미되고 있는 것이다. 하지만 불행히도 고구마가 모든 사람에게 맞는 식품은 아니다.

고구마는 바로 여기 목체질(태음인)에 가장 적합한 음식이다. 그리고 토체질(소양인)에도 역시 좋은 것으로 생각된다. 토체질에 고구마가 좋다는 이 견해는 나의 최근 생각이다(새로운 제안). 전에는 수체질(소음인)에 좋은 음식으로 알고 있었는데, 요즘에 유심히 검토해본 결과 오히려 수체질에는 좋지 않은 것으로 판단된다. 물론 금체질(태양인)에는 고구마가 해롭다.

고구마는 생각보다 소화가 쉬운 음식은 아니다. 특히 밤고구마 같은 품종은 맛있기는 하지만 자칫 체하기 쉽다. 심하면 물을 벌컥벌컥 마시고 가슴을 쿵쾅쿵쾅 쳐야 할 정도로 체증(滯症)이 심하다. 그럴 때는 숨이 막혀 죽을 것 같다. 실제로 고구마 먹다 급체해서 죽는 사람도 간혹 있다. 그래서 흔히들 고구마 먹을 땐 신 김칫국과 같이 먹으라고 하는 것이다. 하지만 고구마가 해로운 체질은 그렇게 억지로 먹어서는 안 된다. 때문에 밤고구마보다 수분이 많은 물고구마를 더 선호하는 사람도 있다. 요즘 각광받는 호박고구마도 밤고구마보단 무른 편이어서 소화에는 훨씬 용이한 편이다. 그래도 체질에 맞지 않는 경우라면 먹지 않는 편이 좋다.

감자는 고구마와는 달리 목체질(태음인)과 수체질(소음인)에 이롭고, 금체질(태양인)과 토체질(소양인)엔 해롭다. 비슷한 음식 같지만 체질적으로는 꽤 다른 성향을 가진 음식인 것이다. 감자는 맛도 좋고 영양도 풍부하며, 찜이나 구이, 튀김, 찌개 등에 다양하게 응용되는 팔방미인격의 식품이다.

이런 감자의 매력에 너무 푹 빠졌던지, 아니면 그것밖에 먹을 것이 없었던지 아일랜드에선 한때 감자만 주식으로 재배하다시피 하다가 그만 큰 변을 당하고 만다. 갑자기 감자마름병이라는 돌림병이 돌아 심었던 감자가 모조리 죽는 일이 발생한 것이다(1822년). 그 바람에 먹을 것이 없어 굶어죽는 사람들이 속출하는, 사상 유례가 없는 감자기근사태라는 대환난이 발생했다. 이때 기아로 사망한 사람이 전 인구(당시 250만 명 정도)의 1/5인 무려 50만이 넘었다고 하니 그

처참한 상황을 짐작케 한다.[11] 그래서 기아를 못 견디어 고국을 등지고 신 개척지 미국으로 떠나는 이민자가 속출했다고 한다. 1850년 무렵이면 벌써 미국 거주자 2,400만 명 중에 400만 명 정도가 아일랜드 후손들이 차지하게 되었다고 하고, 그 후로도 이들의 미국 이민은 끊이지 않고 계속 급증했다고 전해진다.[12] 현재 미국에 거주하는 아일랜드 사람들 중에 상당수가 당시 재난을 피해 어쩔 수없이 이주한, 파란만장했던 초기 이민자들의 후예들인 것이다.

생물 다양성 복원

이런 사례만 봐도 역시 대규모의 단일경작 농업방식은 바람직하지 않은 것이 확실하다. 단일경작은 생물 다양성을 해쳐 질병에 대한 저항력을 심히 약화시킴으로써 병충해를 크게 증가시킨다. 현재 우리가 엄청난 양의 살충제를 써야만 농작물을 재배할 수 있는 것도 같은 이유에서다. 대규모 단일작물 재배로 인한 개체 작물의 병충해 취약성으로, 농약 없이는 살 수 없는 약골 작물이 양산된 것이다.

이러한 사태는 당연히 인간에게도 좋지 않다. 우선 농약으로부터 유래한 유해한 화학물질과 중금속에 오염된 식품에 노출될 확률이 급격히 증가한다. 그로

---

11 과거 신종플루 때 국내에서 사망한 사람이 백여 명(2009년 11월 25일 현재 104명)에 불과했는데도 온 나라가 공황상태에 빠졌던 것을 기억할 것이다. WHO는 2010년 4월 24일 현재 신종플루로 인한 전 세계 누적 사망자수가 17,853명이라고 발표했다. 매년 도는 유행성독감만으로도 무려 25~30만 명이 사망한다고 한다. 신종플루 사망자 수는 이것의 1/10도 안 되는 수치. 정말 우리가 호들갑을 떨어도 너무 지나치게 떤 것이 아닌가. 이러니 '음모론' 같은 흉흉한 얘기가 떠도는 것이리라. 이에 비한다면 아일랜드의 감자기근이라는 사태는 문자 그대로 지구가 멸망하는 대재앙에 버금가는, 말로써 다 할 수 없는 비극적 참사였던 것이다.

12 하인리히 E. 야콥 저, 곽명단·임지원 공역, 『빵의 역사』, 우물이 있는 집, 2005, 357~359쪽.

인해 많은 질병에 처할 위험이 매우 높아진다. 그리고 어쨌든 갖은 부작용의 고초에도 불구하고 몸소 치열한 실험을 통해 다양한 음식을 섭취할 수 있도록 진화한 인간이, 몇 안 되는 음식에만 의존한 삶으로 퇴행한다는 것 자체가 우매하기 짝이 없는 짓이다. 타 동물에 비해 훨씬 다양한 환경에 적응하여 살 수 있도록 획득한 소중한 능력을 스스로 상실하는 어이없는 우행을 낳게 되는 것이다. 그런데 현재 우리는 그런 삶을 살고 있다.

"아니, 요즘 마트에 가면 수많은 음식들로 한가득 차 있는데, 그 무슨 말이죠?"

언뜻 보면 그렇게 보일 수 있다. 하지만 우리가 접하는 마트의 수많은 종류의 음식들은 사실은 몇 안 되는 근원식품으로부터 기원하고 있다는 사실을 잘 알지 못해서 하는 말이다. 무엇보다 대부분의 가공식품은 옥수수나 콩을 주원료로 하고 있다. 이들로부터 뽑아낸 감미료나 단백질, 아미노산, 식물성호르몬, 포도당, 지방들이 많은 가공식품들의 주성분으로 쓰이거나 첨가물로 들어가 있는 것이다. 그리고 우리가 먹는 대부분의 육류와 낙농식품도 이런 현상으로부터 자유로울 수 없다. 거의가 옥수수와 콩 사료로만 찌우다시피 한, 매우 단조로운 사육방식으로 길러진 가축들로부터 나온 것들이기 때문이다. 현재 우리는 옥수수와 콩만 먹는 거나 마찬가지의 식생활을 하고 있는 것이다.

"그래도 채소나 곡물은 옥수수나 콩으로 재배하지 않은 것이니 다행이군요!"

마트에 진열된 수많은 채소·곡물도 진정한 의미에서의 채소라고 하기 어렵다. 아주 소수의 진짜 유기농식품을 제외한 대부분의 것들은 단지 N, P, K, 즉 질소, 인산, 칼륨을 주성분으로 하는 화학비료, 아니 차라리 '화학사료'라고 부르는 것이 더 타당할 그런 것으로부터 '제조'된 것들에 불과하다. 모양만 다르지, 질소, 인산, 칼륨의 변태인 것은 동일한 것이다. 진정한 채소란 이런 몇 가지 원소로 된 가짜 사료를 먹고 자란 것이 아닐 것이다. 토양의 풍부한 미네랄이나 낙엽, 동물의 배설물 및 사체, 박테리아, 곰팡이, 효모, 지렁이, 땅강아지 등이 조화롭게 어우러져 만들어낸 땅의 기를 먹고 자란 것이 진짜 채소인 것이다.

아일랜드 사람들은 감자만 단일 재배하는 우행으로 생물 다양성을 상실하여 수많은 사람이 희생되는 엄청난 재난을 당했다. 이는 우리에게 다음과 같은 값진 교훈을 준다: 우리는 다양한 동식물을 길러야 한다; 우리는 대량생산에만 초점을 맞춘 화학비료나 단순사료의 사용을 근절해야 한다; 우리는 되도록 골고루 섭취해야 한다. (물론 체질에 맞는 음식들의 범위 내에서.)

끝으로 감자와 아일랜드 사람들과의 관계를 생각할 때 문득 이런 생각이 든다. 감자만 그렇게 먹고도 잘 살았다면, 아일랜드 사람들은 대부분 목체질(태음인)이나 수체질(소음인)이란 말인가?

당근

홍당무를 보면 웃음이 나올 때가 있다. 내 기억으로 "당근이쥐!"라는 우스갯소리는 90년대 초반에 등장한 것 같다. 물론 지금은 좀 시들하지만, 그땐 당근이라는 채소의 뜻보다 "물론이지!(Of course!)"라는 개그적으로 변형된 뜻으로 이 말을 더 자주 썼던 것 같다. TV를 보지 않던 나는 그 말이 생겨난 맥락을 잘 알지 못했으므로 내 스스로 그 표현을 쓰지는 않았다. 대학 친구들이 낄낄대면서 "당근이지"를 연발하면 괜히 짜증까지 났다. 그런데 지금 나는 뒤늦게 바람난 사람처럼 가끔 농담으로 이 말을 쓰곤 한다.

당근은 목양·목음체질(태음인)에 아주 좋은 채소이다(토양체질에도 좋다). 그런데 당근이라는 말이 나오면 약방의 감초처럼 따라나오는 말이 있다. 베타카로틴(beta-carotene)이란 것이다. 이것은 비타민A의 전구체로서 체내에 들어가면 비타민A로 전환되는 영양소이다. 노화방지, 항산화작용, 이런 말들을 대변하는 물질의 하나로서 수많은 건강식품, 화장품, 미용품 등에 끊임없이 등장하고 있다.

 카로틴이 많은 식품들엔 공통적인 특징이 있다. 그것은 색깔이 예쁜 주황색이나 빨간색이라는 것. 당근뿐만 아니라, 토마토, 감귤, 오렌지, 호박, 파프리카 등도 카로틴이 많은 식품들인데, 이들은 과연 하나같이 색깔이 화려한 붉은 색 아니면 노란색 계통이다. 그래서 이런 것들이 좋다는 말을 듣고 열심히 이런 음식들에 몰입하는 사람들이 주위에 많다. 아침에 당근주스를 꼭 마신다든지, 항상 토마토를 챙겨먹는다든지, 겨울이면 감귤을 상자 째 사다놓고 앉은자리에서 이삼십 개를 뚝딱 해치운다든지, 언제나 샐러드에 큼직한 파프리카를 푹푹 썰어 넣는다든지······. 하여튼 좋다, 체질에만 맞는다면 말이다. 하지만 체질에 맞지 않는 사람들만은 그렇게 하지 말기 바란다. 특히 이들이 죄다 해로운 금체질(태양인)은.

 당근은 또한, 눈에 좋은 채소이다. 카로틴으로부터 변환된 비타민A가 시세포에 좋은 영양을 공급하여 눈을 건강하게 하며, 야맹증 같은 질병도 치료하는 것이다. 시력이 약하거나 눈이 쉬 피로한 목체질은 평소 당근을 충분히 섭취하면 효과를 볼 수 있다.

버섯이야기

 버섯은 균류(菌類)에 속하는 생물로서 자실체(子實體)를 형성하여 성장, 번식하는, 식물도 아니고 동물도 아닌, 특이한 생태를 갖는 목체질(태음인)에 좋은 식품이다(버섯을 여기 채소편에 분류한 것은 정확한 것은 아니나 편의상 여기에 실었다). 자실체란 버섯의 갓과 몸체를 통칭하는 말이다. 갓의 아랫부분을 들쳐보면 많은 주름이 있는데, 여기에 엄청난 수의 포자를 형성하여 번식을 한다.

우리가 식용으로 하는 버섯은 바로 이 자실체를 말하는 것이다. 자실체를 형성하는 균류로 요즘 유행하는 전통술 막걸리를 빚을 때 쓰는 곰팡이류도 있는데, 버섯은 이 자실체가 아주 거대한 균류인 것이다. 그 종류도 다양하여 송이, 느타리, 팽이, 표고, 싸리, 새송이 등 헤아릴 수 없이 많으며, 건강식품의 대명사로 동서양에서 공히 사람들에게 널리 사랑받는 음식이다. 특히 우리에게 자연산 송이버섯은 고가로 팔리는 고급 식품으로 유명하다.

일전에 신라호텔 중식당 팔선의 한 유명한 요리사가 자신의 요리 경력을 소개하는 것을 본 적이 있었다. 그중 지금까지 생각나는 인상 깊은 일화가 있다. 그가 한참 요리연구에 심취했던 젊은 시절, 그는 각국의 유명한 요리사들을 찾아다니며 요리법을 배우기 위해서라면 세상 끝이라도 사양하지 않았단다. 한번은 일본의 요리 명인을 찾아갔다. 그러나 결단코 그는 요리비법을 가르쳐주려 들지 않았다.

"당신도 알지 않소, 요리비법은 마누라한테도 안 가르쳐준다는 것을."

그 요리사는 일인(日人) 앞에 무릎을 꿇었다. 그리고 가지고 간 선물을 바치며 간청했다.

"알려주신다면 평생 그 은혜 결코 잊지 않겠습니다. 제발 가르쳐주십시오."

손사래를 치며 극구 거부하던 그는 선물을 펼쳐본 순간 눈이 휘둥그레지면서 호의적으로 자세를 바꾸었다. 그리고 그의 비전의 요리법을 쾌히 전수해줬다.

"이건 지금껏 아무한테도 알려주지 않았던 것이오. 당신만 알고 계시오."

그 선물이 무엇이었길래 마누라한테도 안 가르쳐준다는 그 비장의 요리법을 가르쳐줬을까? 그것은 바로 송이버섯! 우리나라 강원도의 깊은 산골에서 채취한 그윽한 향의 자연산 송이버섯이었던 것이다. 같은 요리사로서 요리사의 마음을 사는 핵심을 바로 찌른 것이다. 몇 백 년 묵은 산삼이나 세상에 몇 안 되는 사향 같은 약재에 혼이 빠지는 한의사처럼.

버섯은 동양에서만 신비한 대상이 아니다. 프랑스나 이태리의 유명한 요리 중에 송로버섯 요리가 있다. 송로버섯은 오페라 〈세비야의 이발사〉의 작곡가로 유명한 거장 로시니(Gioacchino Antonio Rossini, 1792~1868)를 눈물짓게 한 요리로도 유명하다. 사연인즉슨, 오페라 작곡가뿐만 아니라 미식가로도 명성을 떨치던 그가 파리의 세느강에서(아마도 어여쁜 여자와) 보트놀이를 하다가 실수로 그 귀한 송로버섯을 곁들인 칠면조 요리를 그만 강에 빠뜨린 것. 평소 과도한 식도락에 탐닉한 탓에 배가 남산처럼 불룩했던 뚱보 로시니는 떨어뜨린 송로버섯 요리가 남긴 강물의 파형을 바라보며 "자신의 반쪽이 떨어져나간" 듯한 쓰라림에 보트 난간에 매달려 하염없이 눈물을 뿌리고 말았다는 슬픈 이야기.

떡갈나무 숲의 땅속에 자생하는 신비로운 향의 송로버섯. 요즘 버섯은 대규모 양식에 의해 귀하던 예전의 가치를 많이 상실했는데, 이 송로버섯은 아직도 양식이 불가능한 까닭에 자연에서 채취하지 않으면 안 되는, 귀한 진미의 필수 요건을 여전히 구비하고 있다. 그런데 이 귀한 송로버섯을 어떻게 채취할까? 땅속에 숨어 있는 이 진미를 캐기 위해선 특이하게도 돼지를 이용한다는데, 그것도 꼭 암퇘지를 써야 한단다. 왜? 그것은 땅을 뚫고 스며나오는 송로버섯의 향이 암퇘지에게만 작용하는 특이한 물질이기 때문. 암퇘지는 송로버섯에서 방출되는 생물 간 호르몬의 일종인 페로몬(pheromone)에 흥분하여 송로버섯을 찾을 수 있는 것이다. 송로버섯의 향이 암퇘지에게는 성적 흥분을 일으키는 일종의 최음제인 셈이다.

이는 또, 사람들이 그렇게 송로버섯에 혈안이 되게 하는 중요한 이유이기도 하다. 말하자면 성능 좋은 강장제로 간주되는 것이다. 그렇다면 문득 이런 의문이 든다. "암퇘지만 송로버섯에 반응한다면, 그럼 인간의 경우에는 여성만 먹어야 하는 건 아닌가?" 그러니까 사랑하는 여자를 유혹하려는 남자가 최고급 레스토랑에서 값비싼 송로버섯 요리를 대접하여 그 여자로 하여금 페로몬 향에 걷잡을 수없이 흥분케 함으로써 결국 그 여자를 손아귀에 쥐어 숙원의 목적을 달성한다, 이렇게 시나리오가 쓰여야 하는 것 아닌가 하는 생각이 드는 것이다. 하여간 동양 사람이건, 서양 사람이건 정력에 좋다면 물불 안 가리고 환장하는 건 매한가지인가 보다.

한편, 요즘에는 돼지보다는 훈련된 개를 이용해서 송로버섯을 채취한다고 한다. 그 이유는 돼지의 먹성 때문. 돼지는 송로버섯을 찾으면 이성을 상실하고 자칫 그것을 먹어치울 수 있는 것이다. 개는 그런데, 그것을 찾기만 하지 먹지는 않는다고 한다. 과연 천하에 충직한 동물이렸다!

"근데 이 송로버섯 가격은 얼마쯤 돼요?"

이런 자연산 음식은 정해진 가격이 있는 것은 아니다. 여러분들 중에도 가끔 고급 음식점 메뉴에 '싯가'라고 적힌 것을 본 적이 있을 것이다. 그럴 땐 자신도 모르게 몸이 움찔하곤 한다. 하여튼 최근 홍콩에서 1.2kg짜리 송로버섯이 1억 5천만 원에 팔렸다고 하니 가히 그 가치를 짐작할만하다. 이럴 정도니 갖은 노력 끝에 그 귀한 송로버섯을 겨우 찾았는데 기껏 돼지 녀석의 일장(一場) 간식으로 한순간에 사라져버린다면 그 얼마나 눈앞이 캄캄하고 허탈하겠는가? 그 돼지 당장 팽(烹)해서 통째로 씹어 먹어버려도 끓어오른 분이 결코 풀리지 않으리라.

송로버섯은 여러 가지 요리법이 있으나, 거위 간 요리 또는 송아지 요리에 곁들이거나, 혹은 그 자체의 향을 고스란히 만끽하기 위해 샐러드로 만들어 먹기도 한다. 우리나라에서도 이 송로버섯 요리를 맛볼 수 있다는데, 유명 호텔이나 또는 고급 레스토랑에서나 먹을 수 있다고 하니 주머니가 가벼운 보통사람들은 좀 큰맘 먹어야 할 것 같다.

　이런 스토리들을 보면 사람들에게 버섯에 대한 막연한 동경이나 환상이 있음을 알 수 있다. 그래서 대개 버섯에 대해 과대한 평가를 하는 경향도 있는 것 같다. 버섯이면 무조건 좋다는 생각이 바로 그것이다. 그 결과 버섯을 정말 좋아해서 자주 먹는 사람도 있지만, 어떤 사람은 몸에 좋으려니 해서 싫어도 의무적으로 먹는 것 같다. 하지만 역시 버섯도 이로운 체질과 해로운 체질이 있다. 버섯이 가장 좋은 체질은 바로 여기 목체질(태음인)이며, 그 외에 수체질(소음인)도 버섯이 좋은 체질이다. 반면 금체질(태양인)에는 버섯이 매우 해롭고, 토체질(소양인)에도 그다지 좋지 않다.

고추

　고추가 가장 이로운 체질은 아마 목체질(태음인), 그중에서도 목양체질일 것이다. 고추는 비·위를 강화하는 작용을 갖는데, 이것이 장부구조상 비·위가 약한 체질인 목양체질에 이롭게 작용하기 때문이다. 또, 매운 음식을 먹으면 체내 활성이 증가하여 땀이 나는데, 발한은 목양체질의 건강법 중에 가장 중요한 비결의 하나이다.

　수양체질도 비·위가 약하여 고추가 맞는 체질이지만, 이상하게 임상적으로 보면 매운 음식을 잘 먹지 못한다는 사람이 많다(수음체질은 그래도 매운맛에 잘 적응하는 편이다). 수양체질은 좀 덜 매운 고추를 사용하거나, 혹은 적은 양의 고추를 사용하는 것이 좋을 것이다.

　고추는 금체질(태양인), 토체질(소양인)에는 매우 해로우므로 이들 체질은 가능한 한 고추 사용을 금하는 것이 좋다. 김치 담글 때도 백김치나 물김치로 하는 것이 바람직하다. 그런데 임상에서 보면 이들 체질의 매운 음식에 대한 반응이 의외로 심하지 않다. 간혹 속이 매우 아프거나 심한 설사를 하는 사람도 있지만, 별 부작용을 일으키지 않고 잘 먹는 사람이 많으며, 심지어 청양고추같이 지독하게 매운 품종에도 아무런 탈 없이 잘 먹고, 또 그런 것만 찾는 골수팬도 드물지 않다. 하지만 어쨌거나 금체질이나 토체질은 매운 음식이 매우 해로운 체질이므로 반드시 자제하는 습관을 들이는 것이 좋다. 그래야 위암이나 대장암 같은 중병을 막고 건강을 잘 유지할 수 있는 것이다.

뿌리 아닌 것들

한편, 목체질(태음인)에 이로운 채소로서 뿌리가 아닌 것들도 상당수 포함되어 있는 것으로 생각된다. 부추, 고춧잎, 아욱과 같은 채소들은 일반적으로 해롭다고 알려진 푸른 잎채소지만, 나는 이 목체질에 좋을 것으로 판단한다(새 제안). 고추의 아류에 속하는 피망, 파프리카와, 최근 많이 보급된 외래식물인 아스파라거스도 역시 좋은 것으로 생각된다(역시 새 제안).

부추는 불가(佛家)에서는 오신채(五辛菜)의 하나로 금기되는 식품이다. 오신채란 맛이 맵고 향이 진하여 음욕을 일으키고 수행에 방해를 주는 마늘, 부추, 파, 달래, 흥거(서역에서 나는 식물)의 다섯 가지 자극성이 강한 채소를 말하는데, 여기에 바로 이 부추가 속해 있는 것이다. 불가에서야 금기 식이지만, 목체질(태음인)에는 이 부추가 좋을 것으로 예상된다. 특히 그 씨앗을 구채자(韭菜子) 또는 구자(韭子)라고 하는데, 이는 보양(補陽)의 기능, 즉 흔히 말하는 정력제의 효능이 있어 불가에서 이를 금하는 이유를 알 수 있을 것 같기도 하다. 그 밖에 마늘도 목체질에 좋고, 달래도 목체질에 좋을 것으로 예상되는데, 그렇다면 오신채의 반 이상인 3개가 목체질(태음인)에 좋거나 좋을 것으로 예상된다는 말이 된다. 승가에는 목체질이 많지 않을 것이라는 추측이 가능한 대목이다. 실제 임상에서 보면 승려들 중에 목체질(태음인), 수체질(소음인)은 그리 많지 않고 대체로 금체질(태양인)이나 토체질(소양인)이 많다. 금체질, 토체질은 우연인지, 필연인지 오신채의 다수가 맞지 않는 체질인 것이다.

아스파라거스는 그 특이한 모양새와 맛으로 각별한 사랑을 받는 서양 기원의 채소로서, 최근 우리나라에도 많이 보급되어 이젠 꽤 보편적인 식품이 된 것 같다. 하지만 아스파라거스는 서양에서도 과거에는 매우 귀했던 음식으로 재력이 있거나 지체가 높은 사람들이 아니면 쉽게 향유할 수 없었던 음식이라고 한다. 하여튼 요즘은 과거 왕이나 먹을 수 있던 음식을 평민도 먹을 수 있는 시대가 되었으니, 그런 면에서는 분명 민주를 만끽하고 있다고 할 수 있을 것 같다. 아스파라거스는 특이한 모양새를 가졌는데, 그것은 남근(男根), 즉 남자의 성기를 닮았다는 것이다. 생식기를 닮은 음식은 동서를 막론하고 어디서나 비상한 주목을 받는 경향이 있다. 그리고 그런 음식은 자연스럽게 정력을 증강하는 효험이 있다는 믿음을 사람들 사이에 형성한다. 그러나 항상 그렇듯이 정말 그것이 그런 효험을 주는가는 의문이 남는다. 생김새가 주는 막연한 기대에 기인한 플라시보효과가 아닐까?

토체질(소양인)

1. 토양체질

이로운 채소 배추, 오이, 당근, 호박, 참나물, 우엉, 취나물, 양배추, 시금치, 청경채, 아욱, 콩나물, 비름나물, 포항초, 치커리, 케일, 셀러리, 숙주나물, 브로콜리, 콜리플라워, 고사리, 미나리, 고구마

해로운 채소 감자, 고추, 상추, 고춧잎, 부추, 피망, 파프리카, 겨자채, 갓, 쑥

2. 토음체질

이로운 채소 배추, 오이, 호박, 참나물, 우엉, 취나물, 양배추, 시금치, 청경채, 아욱, 콩나물, 비름나물, 포항초, 케일, 셀러리, 숙주나물, 브로콜리, 콜리플라워, 고사리, 미나리, 고구마

해로운 채소 감자, 고추, 상추, 고춧잎, 부추, 피망, 파프리카, 겨자채, 갓, 쑥

해설

사실 어떤 식품이 왜 그 체질에 이롭거나 해로운지 그 원리를 알기란 쉬운 일이 아니다. 음식에 대한 이로운 반응과 해로운 반응이 생각처럼 그렇게 확연히 나타나는 것이 아니기 때문이다. 말했듯이 체질식의 분류란 기나긴 경험의 소산이다.

하지만 토체질(소양인)의 해로운 채소에 나타나는 공통점 중의 하나로부터 우리는 체질식의 원리에 대한 어떤 실마리를 잡을 수는 있다. 그것은 토체질의 해로운 음식 중에 매운 성질을 갖는 채소들이 다수 포함되어 있다는 것이다. 부추, 갓, 달래, 겨자채 등이 바로 그것들이다(또 다른 특징으로는 잎채소보다 뿌리채소들이 해로운 채소에 더 많이 포진되어 있다는 것이다). 매운맛은 주로 비·위를 강화하는 성질을 갖는 것들이 많다(예외 있다). 이는 비·위가 가장 강한 체질인 토체질의 비·위를 더욱 강화시키므로 장부들 간의 불균형을 더욱 심화시켜 토체질에 해롭게 작용한다. 이러한 사실로부터 우리는 토체질에 해로운 채소는 주로 비·위를 강화하는 성질을 갖는 것들이란 추론이 가능하다. 설사 매운맛이 없더라도 말이다.

상추이야기2

이 점에서 상추가 토체질(소양인)에 해로운 식품에 해당된다는 사실이 다시 주목된다. 나는 이러한 단서를 토음체질 환자로부터 우연히 잡게 됐다. 그는 여자 친구와 함께 공무원시험을 준비하고 있는 청년이었다. 키가 크고 매우 건장한 체격의 청년이었다. 하지만 보기완 달리 오래 전부터 비염과 다한증, 만성피로 등으로 갖가지 건강상의 문제로 안고 있었다. 그는 나를 신뢰하고 조언을 충실히 잘 따라주었다. 체질식과 제반 섭생을 잘 지키고, 내게 체질침과 체질약 치료를 받았다. 치료를 받고 얼마 되지 않아 몸이 좋아지기 시작했다. 비염도 눈에 띄게 줄고, 피로도 감소했으며, 다한증도 차도를 보이기 시작했다. 그런데 치료가 순조롭게 진행되던 그가 어느 날인가부터 하루 종일 피곤하고 졸려서 맥을 못 추겠다고 했다. 간(肝)을 치료해보기도 하고, 수면을 조절하는 치료도 해보았으나 별다른 차도가 없었다. 이상해서 무슨 특별한 음식을 먹는지 물어봤다.

"특별히 먹는 것은 없어요. 밥에다가 김치, 된장찌개, 그리고 상추쌈 정도 먹는 것밖에……."

그때 불현듯 상추가 걸렸다. 상추를 먹으면 졸린다는 말이 있지 않은가! 이는 상추의 우유빛 즙액에 들어 있는 락투신(lactucin)과 락투세린(lactucerin)이라는 성분의 최면효과 때문이다.

"상추를 자주 먹어요?"

"네, 원장님이 토음체질에 채소가 좋다고 해서 매일 먹고 있어요. 제가 상추 싸 먹는 것을 참 좋아하거든요."

그렇다면 혹시 상추가 토음체질에 맞지 않다는 건가? 권도원 박사가 제안한 기존의 체질식은 식품의 세세한 종류까지 다 망라된 것은 아니다. '바다 생선'이니 '푸른 채소'와 같이 대체로 윤곽만 제시된 것들이 많다. 그래서 환자들은 거기에 빠진 식품이나, 혹은 다른 디테일한 것들에 대해서 자주 헷갈려한다.

"한번 상추를 먹지 말아보세요. 아무래도 그게 원인인 것 같으니까."

"그래요? 토음체질에 채소는 다 좋다고 해서 먹은 건데… 그거 좀 먹었다고 그렇게 피곤할 수 있나요?"

석연찮아 하면서 그는 진료실 문을 나섰다. 나 역시도 그랬지만, 그래도 뭔가 거기에 해결책이 있을 것 같았다. 며칠 후 그가 다시 진료실에 들어섰을 때 가습을 졸이며 물었다.

"피곤한 건 좀 어때요?"

"원장님 말대로 상추를 끊었더니 많이 나아졌어요. 졸음도 줄어들고 피곤도 덜하고요."

이럴 수가! 상추가 토음체질에 맞지 않는 거구나! 나는 속으로 탄식을 했다. 하찮은 상추 하나가 저런 거한을 그렇게 무기력하게 만들다니!

상추는 날로 먹어보면 그 맛이 맵기보다는 좀 씁쓸하다. 그래서 그것이 비·위의 기능을 강화하는 것으로 생각하기는 쉽지 않다. 평소에 나는 상추가 소화에 좋은 채소라는 말을 들은 적은 있었다(일부 체질에만 해당되는 말이다). 하지만 나는 이 말이 정확하게 무엇을 의미하는지 실감하지 못하고 있었다. 그런데 문득 생각하니 이 말은 문자 그대로 비·위의 작용을 강화하는 의미로 해석할 수 있는 것이다.

토음체질(비·위〉폐·대장〉심·소장〉간·담〉신·방광)은 비·위가 가장 센 체질이므로 상추가 비·위를 강화시킬 경우 장부의 과도불균형이 더욱 심화되어 해로운 것이라고 나는 결론을 내렸다. 그리고 토음체질과 유사한 토양체질 또한 비·위가 가장 강한 체질이므로 역시 상추는 이롭지 않음을 유추할 수 있었다. 그러나 심증이 있어도 그것만으로 상추가 토양체질에 해롭다고 확정할 수는 없다. 역시 구체적으로 임상을 통해 증험해 봐야 하는 것이다.

"예전부터 상추는 일체 안 먹었어요! 먹으면 속이 되게 불편하고, 대변을 보면 먹은 게 소화되지 않고 그대로 나와요."

내 한의원에 꾸준히 다니는 토양체질 여성이 당연하다는 듯이 말했다.

"그래요?"

나는 속으로 외쳤다. "토양체질도 역시 상추가 해롭구나!" 그 후로도 나는 환자들로부터 문진(問診) 등을 통해 계속 데이터를 수집했다. 그래서 토양체질에게도 역시 상추가 해롭다는 사실을 확인할 수 있었다.

결국 상추가 토양, 토음 두 체질에 모두 해로운 작용을 일으킨다는 것은 명확해졌다. 이 사실로부터 우리는 상추가 비·위를 강화하는 작용이 있음을 이론적으로도 확인할 수 있다.

토음체질: 비·위〉폐·대장〉심·소장〉간·담〉신·방광
토양체질: 비·위〉심·소장〉간·담〉폐·대장〉신·방광

서론에서 얘기했듯이 해로운 음식은 장부배열에서 강한 장부를 더욱 강화한다. 그렇다면 상추는 토음체질의 경우 비·위 또는 폐·대장을 강화할 것이고, 토양체질의 경우는 비·위 또는 심·소장을 강화할 것이다. 따라서 토음체질과 토양체질 모두에 상추가 해로우려면 두 체질의 공통 장부인 비·위를 강화하는 수밖에 다른 방법이 없다는 결론이 나온다. 상추는 비·위를 강화하는 식품이다. 이로부터 더욱 나아가, 상추 이외의 토양체질과 토음체질에 공통적으로 해로운 다른 식품 대다수도 역시 비·위를 강화시키는 식품일 것이다.

토양·토음체질(소양인)에 이로운 채소도 같은 방식으로 추론할 수 있다. 이들 체질에 이로운 채소들은 가장 약한 장부인 신·방광을 강화하는 것들이 대다수일 것이다. 이로운 채소건, 해로운 채소건 체질의 장부배열의 관점에서 보면 이치는 다 같은 것이다. 약한 장부를 북돋아 강화시키면 이로운 채소요, 강한 장부를 더욱 강화시켜 항진상태에 이르게 하면 해로운 채소다. 그리고 이러한 관계는 채소뿐만 아니라, 육류, 해물, 과일, 건강식 등 다른 모든 식품군에도 적용될 수 있다.

고구마

고구마는 기존의 체질식 제안에 의하면 토체질(소양인)과 수체질(소음인)에 대해서는 확실하게 체질적합성이 언급되어 있지 않다. 오로지 목체질(태음인)과 금체질(태양인)에 대해서만 언급되어 있을 뿐이다. 그래서 감자에 준해서 고구마도 그와 유사한 체질적합성을 갖는 것으로 간주되었다. 즉 목체질과 수체질에는 이롭고, 금체질과 토체질에는 해로운 것으로 여겨진 것이다. 하지만 나의 임상경험으로 보면 목체질과 금체질의 경우는 맞지만, 수체질과 토체질의 경우는 그렇지 않은 것 같다. 결론으로 고구마는 목체질(태음인), 토체질(소양인)에 이롭고, 금체질(태양인), 수체질(소음인)에 해로운 것이다(새 제안).

무, 양상추, 연근

무는 기존 체질식에는 토체질(소양인)에 이로운 채소로 분류되나 여기에 대해서도 나는 다른 견해를 갖고 있다. 해로운 채소로 판단하는 것이다. 수체질(소음인)이 무 먹으면 속이 좋다는 임상적 사실로부터 역산하여 추론한 것이다(수체질은 반대로 배추를 먹으면 속이 좋지 않다고 한다). 하지만 아직 확실한 임상례가 충분히 확보되지 않아 여기서는 판단유예에 두었다.

양상추도 앞의 상추의 예로 보건대 해로운 채소로 추정된다(판단유예).

연근 역시 해로운 것으로 보인다(판단유예). 연근을 만졌다가 온몸에 두드러기가 나고 부어서 지독히 고생했다는 토양체질 환자가 있었다.

끝으로, 수체질의 채소에 대해서 알아보자. 이제는 당연히 알겠지만 수양체질과 수음체질의 채소 구성은 각각 토양체질과 토음체질의 채소 구성과 대체로 반대이다.

수체질(소음인)

1. 수양체질

이로운 채소 무, 감자, 상추, 고추, 고춧잎, 달래, 냉이, 부추, 생강, 피망, 파프리카, 잣, 겨자채, 가지, 버섯류(송이, 표고, 팽이, 느타리 등), 우엉, 도라지, 쑥

해로운 채소 오이, 배추, 콩나물, 미나리, 참나물, 고사리, 케일, 청경채, 호박, 브로콜리, 콜리플라워, 숙주나물

2. 수음체질

이로운 채소 무, 감자, 상추, 고추, 고춧잎, 달래, 냉이, 부추, 생강, 피망, 파프리카, 잣, 겨자채, 가지, 버섯류(송이, 표고, 팽이, 느타리 등), 도라지, 쑥

해로운 채소 오이, 배추, 콩나물, 미나리, 참나물, 고사리, 케일, 청경채, 호박, 브로콜리, 콜리플라워, 숙주나물

해설

수체질(소음인) 환자들에게 음식에 대해 문진을 하면 대개 이런 말은 잘 한다.

"나는 채소가 싫어요. 좋다니까 억지로 먹으려 하지만 먹으면 왠지 속이 편치 않아요."

수체질이 아니어도 채소를 싫어하는 사람은 많다. 그런 사람이라 할지라도 과일은 즐기는 경우가 많다. 하지만 수체질은 과일에도 별 호감을 갖지 않는다.

"남들은 과일도 잘 먹는다는데, 나는 과일도 좋아하는 것이 별로 없어요."

기존 체질식에 보면 이상하게 수체질의 채소에 대한 언급은 거의 찾아볼 수가 없다. (이런 단순한 사실로도 수체질은 기본적으로 채식—대개 잎채소—이 맞지 않은 체질임을 방증한다.) 그 흔한 상추도 체질식이 처음 공개된 권도원 박사의 2차 논문(1974년)에는 전혀 언급이 없다. 기껏해야 오이, 배추, 무, 당근, 감자, 시금치 정도에 그친다. 이것마저도 일부 모순이 있다. 예를 들어 무는 수양체질과 그와 반대 체질인 토양체질에 동일하게 이로운 체질로 분류되고 있는데, 한 식품이 정반대의 장부구조를 갖는 체질 모두에 이롭다는 것은 명백히 모순이다. 나의 임상경험에 의하면 무는 수체질(소음인), 목체질(태음인)에 이롭고, 토체질(소양인), 금체질(태양인)에는 해로운 것으로 판단된다.

상추와 배추 차이

김치의 주재인 배추의 경우도 나는 기존의 체질식과 달리 수체질(소음인)에 해롭다고 제안한다. 이는 임상경험에서 수체질인 환자들이 종종하는 말에서도 누차 확인된다.

"나는 김치를 먹으면 먹은 것이 그대로 똥으로 나와요."

대변이 형성되지 않고 먹은 배추의 형상이 어느 정도 보존된 채 배설된다는 것이다. 수체질에게 이런 현상은 배추뿐만 아니라 섬유소가 많은 다른 잎채소들의 경우에도 자주 발생한다. 섬유소는 사람의 소화효소로는 분해되지 않는 난소화성 성분이다. 소화 작용의 중추인 비·위가 가장 약한 장부인 수체질의 경우, 섬유소가 많은 잎채소의 소화에 더욱 취약함을 나타내는 것이다. 인체는 소화가 잘 되지 않는 음식에 대해서는 독으로 간주하고 되도록 빨리 대변으로 배설하려는 경향이 있다. 그래서 수체질의 경우 배추와 같이 섬유소가 많은 잎채소는 종종 그대로 대변으로 나오는 것이다. 내가 새로 제안한 음식들을 보면 몇 가지 예외를 제외하고는 대체로 잎채소가 수체질에 해로운 쪽에 포진되어 있음을 알 수 있다. 그런데 상추는 의외로 수체질(소음인)에 이로운 것이다.

"같은 잎채소길래 비슷한 건 줄 알았는데, 상추는 수체질에 이롭고, 배추는 수체질에 해롭다니 흥미롭군요."

아마도 상추는 같은 잎채소라도 배추에 비해 수체질에 소화가 잘되게 하는 성질이 그 자체에 구비되어 있는 모양이다.

"그렇다면 상추를 먹었을 때는 소화가 잘되는데, 다른 잎채소를 먹었을 때 소화가 잘되지 않고 그대로 나온다면 수체질로 볼 수 있겠네요."

그럴 수도 있겠지만, 소화기능에 문제가 없는 수체질의 경우에는 잎채소를 먹었다고 해서 반드시 소화되지 않은 채로 나오는 것은 아니므로 신중한 판단이 필요하다.

과유불급(過猶不及)

우리는 소화의 문제에 관해 근원적인 이해가 필요하다. 그리고 인체의 전반적 문제에 대해서도 역시 근원적인 이해가 필요하다. 바로 인체에 대한 체질적 이해다.

우리는 인체에 건강상의 문제가 생기면 항상 이렇게 생각한다. 소화가 잘 안 되면,

"나는 위가 약해!"라고 생각하고, 기침을 자주 하거나 숨이 차면,

"나는 폐가 약해!"라고 생각한다. 인체에 발생하는 모든 건강상의 문제를 '약하기' 때문으로 생각한다. 모든 원인을 약한 탓으로 돌리는 것이다. 이것은 서양의학이 깨달아야 할 가장 근원적인 인체관의 오류다.

인체는 약한 것만 문제를 일으키는 것이 아니라, 강한 것도 항상 문제를 일으킨다. 인체의 모든 생명활동은 항상성(homeostasis)을 추구한다. 항상성이란 게 무엇인가? 그것은 쉽게 말해 모자라는 것은 보태고, 넘치는 것은 더는 것을 말한다. 이렇게 넘치는 현상이 인체에서 일어난다는 것을 명백하게 인정하면서도 왜 병에 관해서는 항상 약하다고만 하는 걸까? 이는 하나만 알고 둘은 모르는 바보천치 같은 소치 아닌가? 왜 위기능저하증만 알고 위기능항진증은 생각도 못하는가? 왜 폐기능저하증만 인지하고 폐기능항진증은 상상조차 못하는가?[13] 이성적이고 합리적인 사유라는 것이 뭔가? 모든 사물을 동일한 원리의 지평에서 바라보는 것이 아닌가? 여기서는 이 말하고, 저기서는 저 말하는 것을 어찌 합리적인 사유라 할 수 있겠는가? 이런 무원칙한 적용을 일삼는 학문을 어찌 과학이라고 할 수 있겠는가?

앞에서 토양체질이 상추를 먹으면 소화가 잘되지 않는다는 것을 기억해보라.

---

13 서양의학에서 지나친 것이 병이 되는 예로는 갑상선기능항진증이나, 뇌분비계의 종양에 의한 질환, 즉 부신피질 기능항진증이나 뇌하수체 기능항진증 등 소수의 예밖에 없다.

"나는 상추를 먹으면 속이 거북해지고 먹은 게 그대로 나와요!"

토체질(소양인)은 수체질(소음인)과 반대로, 상추를 먹으면 소화되지 않은 상추의 잔해를 대변에 배출할 수 있다. 상추가 이렇게 토체질에 소화가 잘되지 않는 이유는 토체질이 체질적으로 비·위를 매우 강하게 타고났기 때문이다. 상추의 비·위 강화 효능이, 비·위가 가장 강한 체질인 토체질의 비·위를 더욱 강화시킴으로써 체질의 장부 불균형을 지나치게 심화시키는 것이다. 결국 여기서도 상추가 독으로서 작용한다. 그래서 위장관 운동을 항진시켜 상추를 소화·흡수하지 않고 그대로 빼낸 것이다. 토체질이 상추 소화를 잘 시키지 못하는 것은 위가 약해서가 아니라, 위가 너무 강해서이다. 토체질의 소화장애는 위장기능항진증인 것이다. 모든 건강상의 문제를 약한 탓으로만 돌리는 것은 인체를 몰라도 너무 모르는, 순진한 기계론적 인체관의 오류일 뿐이다.

매운 채소들

수체질(소음인)을 보면 고추나 피망, 파프리카, 가지 등 매운 성질을 가지는 가지과에 속하는 채소들이 이로운 채소에 다수 분류된 것이 우선 눈에 띈다. 돌산갓김치로 유명한 톡 쏘는 매운맛의 갓이나, 매콤한 맛을 가진 달래, 겨자채, 생강, 부추, 무 등도 수체질에 이로운 채소로 분류된다. 이렇게 매운 성질의 채소들이 수체질에 맞는데도, 수양체질 중에 의외로 매운 고추를 잘 먹지 못하고, 또 싫어하는 사람이 많다는 점이 종종 체질진단 시 느끼는 아이러니다(상대적으로 수음체질은 매운 것에 훨씬 더 잘 적응한다). 반대로, 이런 매운 고추가 해로운 토체질(소양인) 중에 오히려 매운 고추를 잘 먹고 좋아하는 사람 또한 무척 많다. 이럴 땐 인간이란 참으로 알 수 없는 동물이라는 생각을 떨칠 수가 없다. 이렇게 예상과 어긋나는 의외의 체질 반응이 체질진단을 한층 헷갈리고 어렵게 하는 것이다.

뿌리채소가 좋다

수체질(소음인)이 채소를 섭취하려면 상추를 제외하고는 잎채소보다는 차라리 뿌리채소가 더 낫다. 이 역시 임상에서 만난 한 환자 덕분에 확인한 사실이다. 그 환자는 처음에 자신을 금체질로 알고 잎채소만 계속 먹었는데 그럼에도 불구하고 몸은 계속 좋지 않았다고 한다. 체질이 틀린 것 같아 이번에는 채소 섭취를 뿌리 계열로 완전히 바꿨는데, 그때부터 몸이 드라마틱하게 좋아진 것이다. 그녀가 그때 주로 섭취했다고 말한 채소는 무, 도라지 같은 근채류(根菜類)였다. 진단을 해보니 그녀는 수양체질이었다. "아하! 수양체질은 잎보다는 뿌리 계열이 더 나은 거구나." 나는 그때 비로소 수양체질의 채소에 대한 체질적합성의 대체를 간파할 수 있었다. 그리고 이것은 확인해본 결과 수음체질에도 그대로 적용됐다.

버섯

한편, 균류에 속하는 대부분의 버섯이 수체질(소음인)에 이롭다는 점은 주목할 만하다. 수체질은 채소가 그다지 좋은 체질이 아닌데, 버섯류가 이롭다는 사실은 큰 수확이 아닐 수 없다. 따라서 수체질의 경우 채소에서 결여되기 쉬운 영양소는 이 버섯에서 보충하는 것도 좋은 방법이다(버섯에 대해서는 앞의 목체질 쪽을 참조할 것).

채소의 영양 손실을 줄이기 위한 조리법[14]

"채소에 풍부한 비타민이나 미네랄이 조리를 잘 못하면 손실되기 쉽다고 들었는데, 이를 방지할 방법은 없나요?"

다음과 같은 몇 가지 사항에 주의하면 채소의 영양 손실을 최소화할 수 있다.

① 채소는 물에 오래 담그지 않으며, 씻은 후에 자르고, 찌개나 국은 국물까지 먹는다. 이는 조리 시 사용하는 물에 의한 영양 손실을 막기 위함이다.
② 열도 채소의 영양 손실에 많은 영향을 끼친다. 따라서 되도록이면 단시간에 조리하여 즉시 섭취하도록 한다.
③ 당근, 오이, 호박 등 비타민C 산화효소가 함유된 식품과 함께 갈지 않는다. 이들 채소는 잘게 자르거나 믹서에 갈 경우 비타민C 산화효소가 활성화되기 때문이다. 따라서 이들 채소를 쓸 때는 되도록 가는 요리를 하지 말고, 만일 갈 경우에는 조리한 즉시 섭취하도록 한다. 그리고 조리 시에 식초나 소금을 사용하면 비타민C 산화효소를 억제할 수 있다.
④ 지용성비타민(비타민A·D·E·K)이 든 식품은 기름을 사용하여 조리한다.

---

14 이주희 외, 『식품과 조리원리』, 교문사, 2010, 152쪽.

8체질영양학 1

식이섬유소가 풍부한 식품

　영양학은 기본적으로 서양 과학의 한 분과인 화학, 더 자세히는 생화학의 한 분과라고 할 수 있다. 영양학은 인간이 먹는 수많은 음식에 대해 화학적 분석을 가하여 그 메커니즘을 밝힘으로써 식생활과 건강 및 보건에 큰 기여를 해온 학문이다. 하지만 그 이론에 체질이라는 개념이 결여되어 있어 동일 영양성분에 대해 일어나는 일부 모순되는 결과를 명확하게 설명하지 못하고 있다. 영양학은 체질이라는 기반 위에서 재정립되어야 한다. 영양학이 8체질의학의 날개를 단다면 그야말로 완벽의 경지로 진입할 수 있을 것이다. 체질식을 설명하는 각 편들 사이에 중요 영양소들의 기능을 간단히 소개하고 그 체질적 분류를 제시한다.

식이섬유소

　식이섬유소란 대부분 식물에 존재하는 탄수화물의 일종으로서 사람의 소화효소로는 분해되지 않는 고분자화합물을 말한다. 비만, 당뇨, 고혈압, 변비, 동맥경화, 대장암 등의 질환에 좋다. 체질별 식이섬유소가 풍부한 식품은 다음과 같다.

식이섬유소가 풍부한 식품[15]

금양체질   금양체질채소(브로콜리, 양배추, 기타 잎채소), 바나나, 딸기, 파인애플, 자두, 복숭아, 귀리, 현미, 호밀, 녹두

금음체질   금음체질채소(브로콜리, 양배추, 기타 잎채소), 딸기, 파인애플, 자두, 복숭아, 귀리, 호밀, 녹두

토양체질   토양체질채소(브로콜리, 양배추 등), 바나나, 딸기, 파인애플, 배, 밤, 호두, 머스크멜론, 보리, 귀리, 두류(대두, 강낭콩, 완두콩, 비지 등), 질경이종자, 통밀, 호밀, 팥, 녹두

토음체질   토음체질채소(브로콜리, 양배추 등), 바나나, 딸기, 파인애플, 배, 보리, 귀리, 두류(대두, 강낭콩, 완두콩, 비지 등), 질경이종자, 호밀, 팥, 녹두

목양체질   목양체질채소(주로 뿌리채소), 배, 사과, 밤, 호두, 머스크멜론, 두류(대두, 강낭콩, 완두콩, 비지 등), 통밀, 옥수수, 고구마, 토란, 마, 참깨, 버섯류(표고버섯, 송이버섯 등), 김, 미역, 다시마, 파래

목음체질   목음체질채소(주로 뿌리채소), 배, 사과, 밤, 호두, 머스크멜론, 두류(대두, 강낭콩, 완두콩, 비지 등), 현미, 통밀, 옥수수, 고구마, 토란, 마, 버섯류(표고버섯, 송이버섯 등), 김, 미역, 다시마, 파래

---

15 모수미 외, 『식사요법』, 교문사, 2002, 128쪽; 미셸 맥가이어(Michelle McGuire)·캐씨 비어맨(Kathy A. Beerman) 공저, 이상선 외 역, 『영양과학』, 지구문화사, 2008, 163쪽.

수양체질 수양체질채소(주로 뿌리채소), 감귤, 사과, 복숭아, 현미, 옥수수, 참깨, 버섯류(표고버섯, 송이버섯 등), 김, 미역, 다시마, 파래

수음체질 수음체질채소(주로 뿌리채소), 감귤, 사과, 현미, 옥수수, 참깨, 살구, 버섯류(표고버섯, 송이버섯 등), 김, 미역, 다시마, 파래

각자 체질에 맞춰 식이섬유소가 풍부한 식품을 평소 충분히 섭취하면 생활습관병 또는 성인병으로부터 훨씬 자유스러운, 깨끗하고 건강한 삶을 평생 누릴 수 있을 것이다.

체질식 설명서
곡식편

정자(精子)를 의미하는 한자인 정(精) 자에 쌀 미(米) 자가 들어 있다는 것은 의미심장하다. 쌀과 정자는 둘 다 씨앗으로서 생명을 낳는다. 쌀을 먹는 것은 벼의 정자를 먹는 것이다. 대지의 생명을 먹는 것이다.

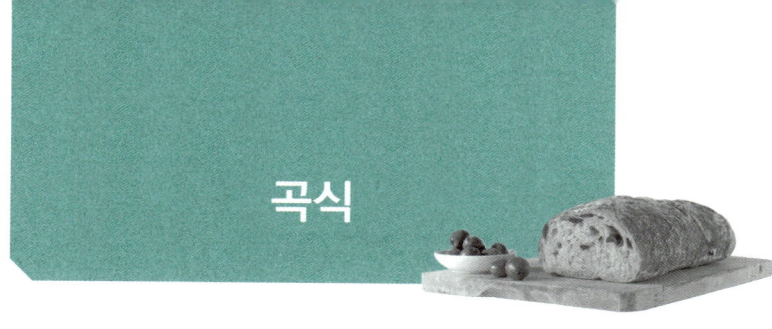

곡식

뇌는 밥을 좋아해

빵과 밥, 이는 동서 문명이 기반하고 있는 가장 핵심적 음식의 하나이다. 물론 빵은 서양음식을 대변하고, 밥은 동양음식을 대변한다. 빵은 밀로 만들고, 밥은 쌀로 만든다. 이들이 왜 중요한가? 그것은 바로 탄수화물의 보고이기 때문이다. 인간은 탄수화물 없이는 하루도 살기 어렵다. 그것은 우리가 필요로 하는 에너지의 가장 중추적 원천이기 때문이다.

점심(點心)이란 말이 있다. 순수한 우리말인 줄 알았을지 모르지만, 사실 그것은 앞에 표기했듯이 한자어에서 온 말이다. 점심은 현재 한낮에 먹는 식사(lunch)를 말하지만, 원래 중국에서는 아침이나 점심 전후에 먹는 음식, 즉 간식을 의미한다. 점심이란 직역하면 마음(心)에 점을 찍는다, 혹은 마음에 불을 붙인다(點火)는 말이다. 식사 후 시간이 흘러 혈당 부족으로 정신이 맑지 않을 때 간식거리가 공급되어 정신이 번쩍 든다는 의미이다. 우리가 무심코 쓰는 일상어 점심의 원의가 이런 것인 줄은 미처 몰랐을 것이다.[16] 그런데 이렇게 '점심'

---

[16] 김용옥, 『화두, 혜능과 셰익스피어』, 통나무, 2009, 187~188쪽.

하려면, 즉 마음을 밝히려면 대부분 고기를 먹으면 가장 좋을 것으로 예상하기 쉽다. 칼로리가 가장 높으니 그렇게 추측하는 것이 당연하겠지만, 사실은 그렇지 않다. 반드시 밥이나 빵과 같은 탄수화물이 들어가야만 점심할 수 있다.

가끔 식때를 놓쳐 굶을 때가 있다. 그러면 그냥 배만 고픈 게 아니라, 머리도 멍해지고 심지어는 두통까지 온다. 그럴 땐 왜 그런지 까닭 모를 짜증이 난다. 그러다가 밥을 먹으면 어느새 정신이 돌아오고 두통도 금방 사라지는 것을 경험한다. 짜증도 사라지고 기분 역시 상쾌해진다. 왜 그런가? 그것은 밥이 몸에서 포도당으로 분해되어 뇌에 신선한 에너지를 공급했기 때문이다. 점심! 마음에 불을 붙이니 정신이 돌아온 것이다. 영양학적으로 뇌는 에너지원으로써 포도당이 아니면 받아들이지 않는다. 고소한 육즙이 넘치는 최고급 횡성 한우도, 쫄깃쫄깃한 감칠맛이 일품인 제주도 자연산 돔도 다 소용없다. 뇌는 오로지 밥을 달라고 하는 것이다. 뇌는 지방이나 단백질이 아닌 탄수화물을 원한다.

밥이나 빵에 들어 있는 탄수화물은 대개 녹말의 형태로 저장되어 있다. 즉, 녹말이 인체에 흡수되어 포도당으로 분해된 후 뇌를 비롯한 전신에 에너지를 공급하는 것이다. 쌀과 밀뿐만 아니라, 다른 많은 곡류에도 녹말이 많이 들어 있다. 녹말을 함유한 곡류로는 여기 쌀뿐만 아니라, 밀, 보리, 호밀, 조, 수수, 옥수수, 기장 등이 있다.

밥심

우리나라의 주식은 쌀이라고 한다. 아마도 8체질 중 이 쌀의 최대 수혜자는 금체질(태양인), 그중에서도 특히 금양체질일 것이다. 금체질은 쌀밥을 먹지 않으면 힘이 나지 않는 체질이다. 이들은 "나는 밥을 먹어야 힘이 나요!"라고 말하는 경우가 많다. 또, 이렇게 말하는 금체질은 대개 건강하다. 금양체질 중에 빵이나 국수 같은 밀가루 음식을 무척 좋아하고 밥 먹기를 싫어하는 사람이 있는데, 그럴 경우 이들은 대개 건강이 그다지 좋지 못하다. "늙으면 밥심으로 산다"는 말이 있는데, 이 역시 금체질에 가장 잘 들어맞는 말이다. 나이 들어 몸보신한다고 비싼 고기 먹어봐야 속만 불편하고, 기운만 빠져 쌀밥 먹는 것만 못한 것이다. 금체질은 반드시 밥을 먹어야 힘을 얻는다.

현미란 무엇인가

"쌀은 현미가 좋다던데, 꼭 현미로 먹어야 해요? 난 맛이 없어 싫던데."

영양학적으로 볼 때 분명 현미는 백미(흰쌀)보다 영양이 풍부하다. 현미에는 비타민B1, 비타민B2, 섬유질, 칼륨, 철분 등이 백미보다 2~4배 많다. 그 밖에 다른 비타민과 단백질, 지방 등도 많이 들어 있다. 현미란 벼의 겉껍질만 벗기고 쌀겨와 씨눈은 그대로 보존한 것으로서, 쌀의 원형이 최대로 보존되어 영양소의 유실이 최소화된 것이다. 하지만 우리가 흔히 먹는 백미는 그렇지 못하다. 백미란 현미에서 쌀겨와 씨눈을 도정, 즉 깎아 내버린 것이다. 그런데 하필 그 깎여 나간 쌀의 표층에 영양소가 많이 밀집되어 있다. 백미는 쌀이 가진 영양소의 상당 부분을 그냥 갖다 버린 것이다. 왜 아까운 영양소를 내다 버리는 이상한 짓을 하는가? 그건 맛 때문이다. 백미는 부드럽고 맛이 좋은데, 현미는 거칠고 맛이 없다. 맛을 위해 영양을 희생한 것이다.

그런데 체질의학적으로 보면 백미가 무조건 나쁘다고 할 수도 없다. 영양학적으로야 현미가 우월한 것처럼 보이지만, 모든 잣대가 반드시 영양학일 수만은 없기 때문이다. 체질의 잣대로 본다면 현미는 수양·수음체질(소음인)에 가장 좋고, 그 다음으로는 금양체질에 좋다. 반면 백미는 토양·토음체질(소양인)에 가장 좋고, 그 다음으로 금음체질에 좋다. 한편 목체질(태음인), 즉 목양과 목음체질은 쌀보다는 차라리 밀이 좋다고 할 수 있지만, 굳이 쌀 중에서 고르자면 목양체질은 백미가, 그리고 목음체질은 현미가 더 좋은 편이다. 현미에 있는 씨눈과 쌀겨의 성분이 이렇게 체질 간에 미묘한 차이를 유발하는 것 같다.

그런데 현미가 수양, 수음, 금양체질에 좋다고 해도, 이들이 모두 다 현미를 잘 소화시키는 것은 아니다. 이들 중에 소화기능이 많이 떨어진 사람들은 섬유질이 많은 현미를 잘 소화시키지 못한다. 금양체질이 특히 그렇고, 수양·수음체질도 현미식이 그리 호락호락한 것은 아니다. 처음에는 현미를 소량 넣어 오래 꼭꼭 씹어 먹고, 익숙해지면 점차 그 양을 늘려 나가는 것이 좋다.

하얀 밀가루와 검은 밀가루

"밀가루도 통밀이 있고, 통밀이 아닌 것도 있던데?"

우리가 흔히 시중에서 접하는 밀가루는 거의 대부분이 정제밀가루, 즉 부드러운 질감의 맛을 내기 위해 도정을 여러 번 거친 후 미세하게 빻은 가공 밀가루다. 그 과정에서 밀의 외곽에 함유된 많은 영양소들이 유실된다. 따라서 영양학적으로 당연히 통밀이 정제밀가루보다 훨씬 윗길이다.

그런데 체질의학적인 면에서 통밀과 현미는 그 성격이 매우 다르다. 앞에서 살펴봤듯이 현미와 백미는 같은 쌀에서 나왔지만 체질적으로 말하면 매우 이질적인 음식이다. 적합한 체질이 서로 다르기 때문이다. 반면 통밀과 정제밀가루는 영양학적으로는 차이가 있지만, 체질적합성에는 아무런 변동이 없다. 통밀이나 정제밀가루나, 둘 다 적합한 체질이 동일한 것이다. 그리고 이런 특징은 수입밀이건 우리밀이건 역시 동일하다. 모든 밀은 이렇게 가공방식에 관계없이 그 적합한 체질이 같으므로 영양학적인 측면이 중요한 고려대상이 된다. 그렇다면 당연히 통밀이 더 추천될 수밖에 없다. 그런데 통밀 역시도 맛이 없어, 사람들은 일반적으로 정제밀가루를 더 선호한다.

시중에서 구할 수 있는 밀은 거의 99%가 정제밀가루로서, 그 대부분은 미국 같은 농업대국에서 수입한 것들이다. 수입밀의 가장 큰 문제는 재배과정뿐만 아니라 유통과정에서 농약이나 방부제의 사용이 매우 많다는 것이다. 그리고 설사 유기농이나 무농약 제품이라고 해도 몇 주 혹은 몇 달 이상 걸리는 기나긴 운송·통관과 같은 수입 절차를 밟아야 하므로 역시 유해 약품의 사용이 불가피하게 많다. 한의원에 있으면 환자들로부터 종종 이런 말을 듣는다.

"미국에서는 밀가루 음식을 아무리 먹어도 괜찮았는데, 이상하게 우리나라에서는 밀가루 음식을 먹기만 하면 항상 속이 거북해요."

이것은 아마도 유통과 관련된 약품 사용과 결코 무관하지 않을 것이다. 따라서 밀가루 음식은 되도록 유기농이나 무농약, 또는 저농약의 우리밀을 섭취하는 것이 좋다.

밀은 체질적으로 목양·목음체질(태음인)에 가장 좋고, 금양·금음체질(태양인)에 가장 해롭다. 그리고 토양체질도 이로운 편이나 토음체질, 수양, 수음체질은 그다지 좋지 않다. 유익한 체질에 해당되는 사람은 자주 섭취해도 좋으나, 앞에서 말한 대로 기왕이면 영양분이 풍부하고 유독물질이 최소화된 우리 통밀을 섭취하는 것이 좋을 것이다.

한편, 목체질은 밀가루 음식에 거의 소화장애를 일으키지 않으나 위장이 매우 무력해진 경우 소화장애를 일으킬 수 있다. 반면 금체질 중에도 밀가루 음식을 매우 좋아하고 전혀 소화장애를 일으키지 않는 사람도 있다. 하지만 그렇다고 마음껏 즐겨도 된다는 말은 아니다. 그런 유해한 음식이 계속 누적되면 큰 독으로 잠재하다가 결국 암과 같은 중병을 일으킬 수 있기 때문이다.

"그럼 금체질은 그 맛있는 빵을 먹을 수 없나요?"

빵의 주재료가 대부분 밀가루지만, 그렇지 않은 것도 있다. 그 하나가 바로 호밀이다. 호밀은 여기 금양·금음체질, 그리고 토음체질에 좋다. 따라서 이 체질들은 호밀빵을 먹으면 될 것이다.

한편 평소 잘 알고 지내는 토양체질 한의사는 자신의 경험에 비춰, 토양체질에게 빵은 소화에 좋지 않지만, 국수 같은 면류는 소화에 아무런 문제가 없다고 한다. 그는 말한다.

"아마도 빵에 들어 있는 효모가 문제인 것 같아요."

사람들이 간과하기 쉽지만, 빵은 사실 발효식품이다. 빵의 그 풍성하게 부푼 질감은 효모(yeast)의 발효에 의해 형성된 것이다. 발효작용을 거치면 대개 소화를 쉽게 하는데, 이것이 비·위가 강한 토양체질에는 오히려 위기능의 항진을 초래해 좋지 않은 것이다.

잡곡밥에 대하여

"잡곡밥이 몸에 좋다고 방송에서 항상 그러던데, 정말 그래요?"

건강을 챙기는 사람들 중에 잡곡밥을 먹는 사람들이 많다. 문제는 체질을 따지지 않고 잡곡이라면 무조건 건강에 좋다는 선입견으로 아무거나 밥에 섞어서 먹는다는 것이다. 시중에는 이런 사람들을 겨냥하여 오곡이니, 십이곡이니 하는 제품들이 진열대에 나와 있고, 심지어 이삼십 가지를 섞어 거의 모든 잡곡을 망라한 것까지 진열대에 올라 있다. 하여튼 인간에게 다다익선이란 무지한 관념을 제거하기란 애초부터 불가능한 것 같다. 이런 것들은 사실 잡탕밥 같은 무개념 요리와 아무 것도 다를 바가 없지만, 많을수록 좋아하는 우리네 속물근성의 인간들에게는 좋은 것이 죄다 갖춰진 그야말로 완전식품이요, 만병통치약으로 비칠 수밖에 없다. 이러니 장사꾼들이 먹고살지!

요즘 우리를 괴롭히는 질병의 대부분은 과잉, 즉 지나쳐서 생겨난 것들이다. 과거에 비해 경제적으로 풍요한 삶을 살게 됨으로써 부족 또는 결핍으로 인해 발생한 병은 눈 씻고 찾아봐야 할 정도가 된 것이다.

"고기나 기름진 음식은 절대 먹지마세요!", "단 음식을 항상 자제해야 한다는 것 아시죠?", "과식은 절대 금물이에요!"

요즘 의사들이 환자들한테 항상 하는 말이다.

"식욕 억제하는 약 없어요?", "스트레스 받으면 먹는 것으로 풀어요!", "조금 방심하면 금방 살이 쪄요!"

환자들 또한 의사들한테 이런 말로 화답한다.

고혈압, 동맥경화, 고지혈증, 지방간, 당뇨, 그리고 비만. 현대인을 괴롭히는 이러한 질병 목록은 온통 넘쳐나는 영양으로 인한 것들이다. 아직도 난치병의 최고봉의 지위를 구가하는 암 역시 지나친 것이 원인이긴 마찬가지. 오죽 넘쳐났으면 세포가 무작정 증식할까? 암세포의 조직학적 병리 소견은 게걸스럽게 처먹다 배가 터져 죽었다는 개구리 우화와 그리 다를 바 없는 얘기다.

잡곡밥에 들어가는 잡곡은 체질에 맞는 몇 가지만 넣어서 먹는 것이 좋다. 흔히 잡곡밥의 선두주자인 콩 종류는 검은콩이건, 흰콩이건, 강낭콩이건, 완두콩이건, 서리태건, 서목태건 금체질(태양인)과 수체질(소음인)에겐 대부분 좋지 않으므로 넣지 말아야 한다. 콩은 주로 목체질(태음인), 그리고 다음으로 토체질(소양인)의 것이다.

콩팥이라는 말에서 알 수 있듯이, 콩과 짝이 되는 팥은 토체질(소양인)에 좋은 곡식이다. 동지팥죽은 토양이나 토음체질인 경우에는 마음껏 먹어도 좋으나, 다른 체질은 약간만 먹는 것이 좋다. 팥은 살을 빼는 데도 상당히 좋은 음식이므로 살 잘 찌는 토체질은 애용할 가치가 있다. 밥에다 팥을 넣어서 먹어도 되고, 그냥 팥을 끓여 팥은 먹고 우린 물은 마셔도 좋다.

목체질(태음인)은 콩 하나만 잘 이용해도 크게 부족할 바가 없는 체질이다. 콩은 식물성 단백질의 대명사이므로 고기를 싫어하는 목체질은 반드시 콩을 충분히 섭취하는 것이 필요하다. 콩 자체가 싫다면, 두부를 대용으로 먹어도 좋고, 혹은 두유를 매일 마시는 것도 한 방법이다. 콩에는 항암효과가 있는데, 특히 어려서부터 꾸준히 섭취한 사람이 더욱 큰 효과를 볼 수 있다.[17] 수수나 옥수수, 기장 등도 목체질에 좋은 곡식이므로 원하는 경우 섞어 먹어도 좋다.

금체질(태양인)에 좋은 것으로 특기할 것은 메밀과 녹두다. 메밀을 밥에 넣어 먹는 사람은 체질의학을 아는 사람이 아니면 매우 드물다. 금체질에 메밀은 소화에도 좋고 건강에도 빼놓을 수 없는 곡식이므로 평소에 메밀밥을 해 먹으면 좋을 것이다. 메밀국수나 메밀냉면은 밀가루나 전분이 많이 섞여 있어서 가끔 별미로 먹는 것은 괜찮지만 강력히 추천할 수는 없다. 물론 100% 메밀묵은 많이 먹어도 문제없다.

녹두는 소화장애가 있거나 여름철 더위 먹었을 때 좋은 곡식이다. 중환으로 정상적인 식사를 하기 어려운 사람에게 녹두죽을 끓여주는 경우가 많은데, 이는 금체질(태양인)의 경우에는 좋은 효과를 볼 수 있다. 토체질(소양인)에게도 녹두는 금체질만큼은 아니라도 괜찮다.

보리는 토체질(소양인)에 가장 중요한 곡식의 하나다. 다른 체질에 비해 살이 잘 찌며, 당뇨병이 잘 생기는 토체질에 성약 같은 음식이므로 다른 것은 넣지 않

---

[17] 다비드 세르방-슈레베르 저, 권지현 역, 『항암』, 문학세계사, 2008, 175~176쪽. 여기서 저자는 어려서부터 꾸준히 콩을 섭취한 사람들이 좋은 항암효과를 볼 수 있다고 단언한다.

더라도 보리는 반드시 넣어서 먹도록 한다. "보리밥 먹는 사람 신체 건강해~"라는 노래는 토체질에 해당되는 것이다.

반면 수체질(소음인)에 보리는 매우 해로운 음식에 속한다. 따라서 보리밥은 먹지 않는 것이 상책이다. 수체질은 비·위의 기능이 매우 약한 체질이므로 될 수 있는 대로 체질에 맞는 음식을 먹어야 하며, 또, 체질에 맞는 것을 먹는다 해도 과식은 절대 금물이다. 가끔 특이하게 식욕이 찌를 듯 좋은 수체질이 있는데 이는 매우 위험한 현상이다. 자신의 한계를 넘어서면 자칫 심한 설사나 위장의 무력이 발생할 수 있고, 급기야는 위하수까지도 발생할 수 있다. 따라서 무엇을 먹을까보다, 얼마나 먹을까를 더 신경 써야 한다. 여기 잡곡밥에 있어서도 무슨 음식이 좋을까, 너무 고민할 필요가 없다. 가장 심플한 형태의 음식이 좋다. 괜한 욕심 부려 이것저것 넣다 보면 오히려 소화에 부담을 줄 수 있다.

수양·수음체질(소음인)에 제일 먼저 추천할 수 있는 곡식으로는 현미와 찹쌀이다. 수양체질에는 특히 현미가 좋고, 수음체질에는 특히 찹쌀이 좋다. 항상 현미밥 또는 찹쌀밥 먹는 것을 습관으로 하면 소화장애의 문제를 크게 줄일 수 있다. 또 다른 곡식으로서 추천할 수 있는 것은 조나 차조가 있다. 현미밥이나 찹쌀밥에 약간 넣어 먹으면 좋을 것이다.

수체질이 소화기능이 나빠지면 전반적으로 신체의 모든 기능이 저하되어 맥을 못 추는 경우가 많은데, 그럴 때는 죽을 먹는 것이 상책이다. 이때 수체질의 죽의 재료로는 깨를 쓰는 것이 안성맞춤이다. 검은깨건 참깨건 잘 갈아서 죽을 쑤어 먹으면 소화에도 좋고, 변비에도 좋고, 기력을 보강하는 데도 더 없이 좋다. 깨는 팬에 잘 볶아서 반찬에 뿌려 고소한 향미를 높이거나, 그냥 그 자체로 씹어 먹어도 좋다.

목체질(태음인)에도 깨는 좋다. 역시 죽을 쑤어 먹든가, 아니면 고소하게 볶아서 먹으면 좋을 것이다.

그럼 각 체질에 좋은 곡식과 해로운 곡식은 무엇이 있는지 구체적으로 알아보자. 먼저 금체질.

금체질(태양인)

1. 금양체질
이로운 곡식 백미, 메밀, 녹두, 현미, 조, 차조, 호밀(rye), 귀리(oat), 기장

해로운 곡식 모든 밀가루 음식(빵, 냉면, 라면, 칼국수, 수제비, 자장면, 우동, 국수, 스파게티, 피자, 비스킷 등), 메주콩, 옥수수, 수수, 두류(흑태, 강낭콩, 완두콩, 서목태, 서리태, 두부), 보리, 찰보리, 팥, 참깨, 검은깨

2. 금음체질
이로운 곡식 백미, 메밀, 녹두, 백미, 찹쌀, 호밀(rye), 귀리(oat), 기장

해로운 곡식 모든 밀가루 음식(빵, 냉면, 라면, 칼국수, 수제비, 자장면, 우동, 국수, 스파게티, 피자, 비스킷 등), 메주콩, 옥수수, 수수, 두류(흑태, 강낭콩, 완두콩, 서목태, 서리태, 두부), 보리, 찰보리, 팥, 참깨, 검은깨

해설

메밀, 녹두, 현미

메밀은 금체질(태양인)에 좋은 곡식이다. 특히 금체질이 소화에 자신이 없는 경우 메밀을 이용하면 좋다. 메밀을 물에 불린 다음, 밥에 섞어 메밀밥을 해먹으면 소화가 한결 나아짐을 느낄 수 있다. 내가 메밀차를 먹으라고 권한 한 금양체질 환자는 처음에는 메밀차를 먹으니 속이 좋지 않다고 했다. 그런데 치료를 받은 후 위장이 좋아지자 이렇게 말했다. "이젠 메밀차 마셔도 아무렇지도 않아요. 아니, 더 속이 편해지고 좋아요!" 이로운 음식이라도 소화기가 온전하지 않을 때는 소화장애를 일으킬 수 있다. 메밀뿐만 아니라 모든 음식이 그럴 수 있다.

녹두(綠豆)는 독성을 제거하는 해독(解毒)작용과, 여름철에 더위 먹었을 때 더위를 물리치고 기력을 회복케 하는 해서(解暑)작용이 좋은 음식이자 약재이다. 흔히 한약 먹을 때 녹두 먹지마란 말은 녹두의 해독작용이 한약의 약효를 없애버릴지 모른다는 생각에서 나온 말이다. 이는 예로부터 약이란 기본적으로 (치료효과를 갖는) 독의 일종이라는 인식에서 비롯된 것이다. 하지만 금체질(태양인)은 한약을 복용할 때 녹두를 같이 먹어도 아무 문제없다. 오히려 약효를 상승시킨다. 녹두죽은 중환으로 입맛을 상실하고 기력이 쇠한 환자의 회복식으로도 효과가 탁월하다.[18] 녹두는 금체질뿐만 아니라 토체질(소양인)에도 좋다.

---

[18] 한약을 복용할 때 녹두를 먹지 말아야 할 경우는 녹두가 해로운 체질인 목체질(태음인)과 수체질(소음인)이 한약을 복용할 때이다. 일부에게 적용되어야 할 금기가 모든 사람에게 잘못 부과된 경우라고 할 것이다. 한편, 한약 복용 시 같이 먹으면 머리칼이 희어진다는 믿기지 않는 전설을 보유한 채소 무도 비슷한 케이스

현미는 금체질(태양인) 환자들에게 물어본 결과, 금양체질은 대체로 좋다고 하나, 금음체질은 그다지 좋다는 느낌을 모르는 경우가 많다. 환자 데이터를 봐도 금양체질은 현미식을 하는 사람이 많은 편이다. 단, 소화기능이 약해진 금양체질의 경우는 현미를 잘 소화시키지 못한다. 그런 사람은 백미에조차도 소화장애를 보인다. 위나 장 등 소화계 전반을 치료한 연후에 현미를 먹는 것이 좋다. 현미는 금양체질뿐만 아니라, 수양·수음체질(수체질)에도 좋다.

조, 호밀, 귀리, 기장

조나 차조도 금양체질의 소화를 북돋는 좋은 곡식으로 생각된다(목음체질, 수양·수음체질에도 좋다).

"조밥을 해 먹으면 입에서 침이 잘 나오고 속이 참 편해져요."

평생 소화불량으로 시달리는 금양체질 환자가 하는 말이다. 침이 잘 나온다는 말은 녹말을 분해하는 아밀라아제 효소(amylase)의 분비가 잘 된다는 말로 해석할 수 있다. 하지만 금음체질에겐 조나 차조가 그다지 좋은 것 같지 않다(확실하지 않아 판단유예).

호밀은 빵을 좋아하는 금체질(태양인)에게 권할 수 있는 밀 대용식이다(토음체질에도 좋다). 하지만 시중 제과점에 있는 호밀빵은 밀과 섞인 것이 아닌가 하는 생각이 든다. 직접 호밀을 사서 만들어 먹든지, 아니면 함량이 100%인 호밀빵을 구해서 먹는 것이 좋을 것이다.

라고 볼 수 있다. 아마도 무가 해로운 체질인 금체질이 한약을 복용했는데, 하필 그 사람이 그 무렵부터 머리칼이 희어지기 시작한 것을 이것 때문이라고 잘못 생각한, 무고한 낭설이 아닐까. 오비이락(烏飛梨落)의 하나일 거라는 생각이 든다.

귀리는 오트밀(oatmeal)이라고 해서 아침식사 대용으로 흔히 애용된다. 이것은 증기로 가열한 후 눌러서 가공한 납작 귀리를 우유와 섞어 죽처럼 익힌 것으로, 우유가 해로운 금체질(태양인)에는 그다지 적합하지 않다(체질을 고려할 때 토양체질에 가장 맞는 음식이다). 시리얼(cereal)로 먹거나, 아니면 밥에 넣어 먹는 것이 좋다. 귀리는 금체질과 토체질(소양인)에 좋다.

기장을 밥에 넣어 먹으면 대변이 황금색으로 잘 나온다는 금양체질이 있는 것으로 봐 기장도 금체질에 좋은 것으로 생각된다.

밀가루여 안녕

밀로 만든 음식, 예컨대 빵이나 면류(국수, 라면, 자장면, 스파게티, 피자 등), 과자, 비스킷, 케이크 등은 금체질(태양인)에게 예외 없이 모두 좋지 않다. 물론 통밀도 좋지 않다. 밀은 금체질이 결코 가까이 해서는 안 될 음식이다.

옥수수 세상

옥수수와 수수는 금체질(태양인)에 좋지 않다(토체질 또는 소양인에도 좋지 않다. 좋은 체질은 목체질과 수체질, 또는 태음인과 소음인이다). 이 중 옥수수는 특히 주의해야 한다. 이 곡물은 콩과 함께 현대 '산업식품'의 핵을 이루는 곡물로서, 무지막지하게 많은 양이 생산되어 수많은 가공식품에 사용되고 있다. 옥수수로 널리 알려진 미국 아이오와주(Iowa State)는 미국 옥수수, 아니 전 세계 옥수수의 메카라 할 정도로 주 전체가 거대한 옥수수 산지를 방불케 한다. 인간의 시신경이 포착할 수 있는 한도를 완전히 넘어 사방으로 끝도 없이 펼쳐진, 대양의 파도처럼 거대하게 물결치는 광막한 옥수수밭 가운데에 서 있다면, 당신은 그 옥수수에 대한 경외감에 압도되어 온몸이 사시나무 떨 듯 전율

할 것이다.

마이클 폴란(Michael Pollan)은 그의 명저『잡식동물의 딜레마(Omnivore's Dilemma)』에서 우리가 사는 옥수수 세상을 이렇게 묘사하고 있다(간추려 우리 정서에 맞게 각색하여 인용한다).

여러분이 혹시 옥수수를 지독히도 싫어해서 옥수수는 단 한 톨도 입에 넣지 않는다고 해도, 여러분은 아마 매일 다량의 옥수수를 몸속으로 주입하고 있을 확률이 거의 100%이다. 여러분이 먹는 비프스테이크는 옥수수 사료를 먹인 소이며, 남녀노소 할 것 없이 좋아하는 삼겹살 역시 옥수수 사료를 먹인 돼지요, 허기진 그대의 후각을 여지없이 뒤흔들어 퇴근길에 사가지고 가지 않으면 견딜 수 없게 하는 후라이드치킨 1마리도 옥수수 사료를 먹인 닭고기일 확률이 거의 100%이다. 우유, 치즈, 버터, 요구르트 역시 옥수수 사료를 먹고 자란 홀스타인종의 젖소일 가능성이 무지 높으며, 심지어 수생동물인 메기나 연어까지도 옥수수 사료로 사육된 것들이 대부분이다.

옥수수를 안 먹고 자란 동물을 발견하기란 눈 씻고 찾아도 하늘에 별따기처럼 정말 여간 어려운 것이 아니다. 가공식품으로 가면 더더욱 점입가경이다. 끝도 없는 옥수수의 파노라마가 펼쳐진다. 계속해서 마이클 폴란의 말을 들어보자.

1980년대 이후 슈퍼마켓에서 파는 거의 모든 탄산음료와 과일주스는 고과당옥수수시럽(high-fructose corn syrup)으로 단맛을 내고 있다. 따라서 이런 음료의 주성분은 물을 제외하면 옥수수 감미료이다. 청량음료 대신에 맥주를 집어 든다고 해도 마찬가지로 여러분은 옥수수를 마시고 있는 것이다. 맥주 역시 옥수수에서 정제한 포도당으로 발효시킨 알코올이기 때문이다. 가공식품이라면 뭐라도 좋으니 라벨의 구성성분을 읽어보라. 만약 줄줄이 씌어 있는 화학명을 알고 있다면, 여러분이 거기서 발견하는 것은 옥수수일 것이다. 화공 전분이나 순수 전분, 포도당시럽과 말토덱스트린, 결정과당과 아스코르빈산, 레시틴과 덱스트로오스, 젖산과 리신, 엿당과 고과당옥수수시럽, L-글루타민산나트륨과 폴리올, 카라멜 색소와 산탄검에서 여러분이 보는 것은 옥수수이다. 옥수수는 커피크림과 떠먹는 치즈, 냉동요구르트와 즉석조리식품, 케첩과 사탕, 수프와 스낵과 케이크믹스, 설탕시럽을 입힌 냉동와플, 그레이비소스와 핫소스, 마요네즈와 머스터드, 핫도그와 볼로냐소시지, 마가린과 쇼트닝, 샐러드드레싱과 렐리시, 그리고 비타민에도 들어 있다. (…중략…) 여기에는 식품 외의 다른 물품들도 포함되어 있다. 치약과 화장품에서 일회용 기저귀, 쓰레기봉투, 표백제, 숯, 성냥, 배터리, 그리고 계산대에서 여러분의 눈을 사로잡는 잡지표지의 광택제까지 모든 게 옥수수다.[19]

8체질의학은 특히 화학적인 물질에 약한 금체질(태양인)에게 대부분의 가공식품을 먹지마라고 권유한다. 이젠 왜 그런지 그 까닭을 알 수 있지 않은가?
 그리고 요즘 가정에 외식(外食)문화가 트렌드처럼 발달해 있지만, 외식 역시도 금체질은 웬만하면 하지 않는 것이 좋다. 요식업계에서 제공하는 음식이나 음료 대부분이 이런 가공식품이나 화학조미료를 요리의 주원료나 양념으로 사용하고 있기 때문이다. 금체질은 특히 화학조미료에 약하다(토체질 또는 소양인도 약하다). 여러분 중에 혹시 "집에서 먹을 땐 아무렇지도 않는데, 바깥에

---

[19] 마이클 폴란 저, 조윤정 역, 『잡식동물의 딜레마』, 다른세상, 2008, 34~35쪽.

서 사먹기만 하면 항상 속이 불편해요"라고 말하는 사람이 있지 않은가? 그렇다면 당장 외식을 끊어라! 문제는 당신이 아니라, 당신 위장에 들어가는 레스토랑의 음식이니까.

콩도 멀리하라

두류는 금체질(태양인)에게 대부분 좋지 않다(목체질이나 토체질, 즉 태음인이나 소양인에게 좋다). 한의원에서 환자들에게 우유가 좋지 않다고 조언하면, 애처롭게 꼭 문의하는 것이 있다.

"그럼 두유는 괜찮아요?"

안타깝지만 괜찮지 않다. 혹은 이런 문의도 한다.

"두부는 상관없죠?"

상관있다. 금양·금음체질이라면 콩에 대한 미련은 버리는 것이 낫다. 단, 금음체질의 작두콩은 예외다.

보리와 팥도 금체질(태양인)에 좋지 않다(목체질, 즉 태음인에도 별로 이롭지 않고, 수체질, 즉 소음인에는 매우 해롭다. 보리와 팥은 토체질이나 소양인에 가장 좋다). 기존의 체질식에는 금양체질에 보리와 팥이 좋다고 되어 있으나, 임상에서 보면 보리밥이나 팥을 먹을 먹었을 때 속이 쓰리거나 불편하다고 말하는 금양체질이 상당히 많다. 따라서 나는 이들을 해로운 음식으로 제안한다(새 제안).

참깨, 검은깨도 금체질(태양인)에게 해롭다(토체질 또는 소양인에도 해롭다. 수체질이나 목체질, 즉 소음인이나 태음인에 좋다).

토체질(소양인)

1. 토양체질

　이로운 곡식　백미, 보리, 두류(흑태, 메주콩, 강낭콩, 완두콩, 서목태, 서리태, 두부), 팥, 밀가루 음식(칼국수, 수제비, 우동, 국수 등 주로 면류), 찰보리, 녹두, 귀리, 메밀

　해로운 곡식　현미, 찹쌀, 누룽지, 참깨, 옥수수, 수수, 검은깨, 일부 밀가루 음식(빵, 라면, 자장면)

2. 토음체질

　이로운 곡식　백미, 보리, 두류(흑태, 메주콩, 강낭콩, 완두콩, 서목태, 서리태, 두부), 팥, 찰보리, 녹두, 귀리, 호밀, 메밀

　해로운 곡식　현미, 찹쌀, 누룽지, 옥수수, 수수, 참깨, 검은깨, 대부분의 밀가루 음식(칼국수, 수제비, 우동, 국수, 빵, 라면, 자장면)

해설

백미, 누룽지

토양·토음체질(소양인)은 백미가 좋다. 건강을 챙기려고 현미를 먹는 사람들이 꽤 많은데, 불행히도 현미가 가장 나쁜 체질이 바로 이 두 체질들이다. 현미는 절대로 먹지 말 것.

소화기능이 약한 사람들에게 소화가 잘 되는 찹쌀을 권하는 경우도 많은데, 토체질에게는 이것도 매우 해롭다. 소화가 잘 되기는커녕 체하기까지 한다. 찹쌀떡이나 인절미 먹고 체한다는 사람들 중에 이들이 자주 포함된다(금체질이나 태양인도 찹쌀로 만든 떡을 먹고 소화장애를 일으키는 사람이 많다).

"그런데 누룽지는 왜 해롭죠? 그건 쌀 하고 똑 같은 거잖아요. 난 누룽지를 참 좋아하는데."

누룽지가 해롭다는 말에 대해 종종 이유를 묻는 사람이 있다. 누룽지는 밥을 지을 때 쌀이 약간 탈 정도로 구워진 것이다. 구운 음식은 소화가 잘 되는 효과가 있는데, 비·위가 가장 강한 체질인 토체질(소양인)에는 비·위 기능항진을 불러일으켜 오히려 해롭다. 토체질은 하여튼 소화가 잘 되게 조장한 식품은 거개가 도리어 해롭다. 누룽지는 수체질(소음인)에 가장 좋다.

금체질(태양인)에 좋은 녹두와 귀리는 토체질(소양인)에도 좋다.

호밀은 토음체질에 이로우나, 토양체질에 대해선 확실히 단정할 수 없다(판단유예).

보리

보리는 동서양을 막론하고 밀이나 쌀이 등장하기 전까지는 귀리나 호밀 등과 함께 인류의 식생활에서 주식(主食)의 위(位)를 점하고 있었다. 그만큼 중요한 음식이었고, 영양적으로도 그다지 떨어지는 식품은 아니었지만, 밀이나 쌀에 비해 맛이 떨어지고 먹기가 거칠다는 단점 때문에 결국 주식의 대열에서 밀려나고 말았다. 하지만, 그럼에도 불구하고 보리는 아직도 그 수요가 만만치 않다. 왜? 양조 분야에서는 거의 독보적인 위치를 확보하고 있기 때문이다. 맥주나 위스키의 주원료로 쓰이며, 그 밖에 옥수수나 수수, 고구마를 주원료로 하는 곡물 양조주나 위스키의 당화(糖化)를 돕는 당화제[20]로 예나 지금이나 굳건히 각광받고 있기 때문이다. 항상 알코올을 애지중지하는 주당들에게는 가장 효자 노릇하는 곡식이라고 보면 된다(다른 사람들은 몰라도 주당들께서는 이 보리를 절대 업신여겨서는 안 될 것으로 생각된다).

보리에는 그 종류가 몇 가지 있는데, 쌀보리는 밥으로 지어먹거나 국수, 빵을 만들 때 쓰고, 겉보리는 볶아서 보리차로 이용하거나, 싹을 틔워 엿기름(맥아)으로 변화시켜 엿이나 식혜, 된장, 고추장, 미숫가루 등을 제조할 때 쓰며, 두줄보리는 맥주나 위스키 등의 양조용으로 쓴다.

체질적으로 보리는 토체질(소양인)에 매우 좋은 곡식이며, 수체질(소음인)에는 독이다. 토체질에 당뇨환자가 많은데, 이들 체질의 당뇨를 예방하고 치료하는데 보리가 특히 좋다. 토체질은 보리를 보약이라고 생각하고, 평소 보리차나 보리밥을 자주 즐기기를 권한다.

---

20 곡식이나 채소에 들어 있는 녹말과 같은 고분자 탄수화물을 단순당으로 분해시켜 주는 효소. 산소가 부족한 상태에서 효모가 이 당을 먹이로 해서 알코올발효를 한 결과물이 술이다.

콩팥

콩 또한 토체질(소양인)에 좋은 식품이다. 토양체질은 토음체질에 비해 돼지나 쇠고기가 맞는 체질이나, 가끔 육식을 지극히 싫어하는 사람이 있다. 이들에게 콩은 단백질 급원식품으로 매우 중요하다. 토음체질 역시도 대체로 육류를 싫어하는 사람들이 많아 이들에게도 콩은 귀중한 단백질 급원이다. (물론 콩만이 토체질에 유일한 단백질 급원은 아니다. 생선이나 해물 등 바다의 동물성 식품도 토체질에 매우 유익한 단백질 식품이다.)

팥 역시도 토체질(소양인)에 좋은 식품이다. 팥을 먹으면 속이 쓰리다는 사람이 종종 있는데, 토체질은 팥을 많이 먹어도 그런 증세를 별로 보이지 않는다(위가 나쁜 사람은 일시적으로 그런 증세를 보일 수 있다). 이 곡물은 비뇨기에 특히 좋은 기능을 하여 열림(熱淋), 즉 소변에 열감이 있으면서 잘 나오지 않는 증세에 효험이 있다. 체중 감량의 효과도 있어, 팥물을 계속 끓여 먹고 체중을 상당히 줄였다는 말을 환자에게서 들은 적이 있다.

한편, 서로 비슷하게 생긴 이 콩과 팥이 토체질에 모두 좋다는 사실은 체질의 장부구조와 관련하여 흥미를 자아낸다. 혹시 여러분 중에 왜 신장을 콩팥이라고 하는지 아는 사람이 있는가? 신장을 콩팥이라고 하는 것은 우리 허리 높이의 좌우에 하나씩 있는 신장의 해부학적 형상이 흡사 콩 또는 팥을 닮은 데서 연유한다. 재밌는 것은 '콩콩', 또는 '팥팥' 하지 않고, 콩팥이라고 둘을 조합해서 명명한 방식이다. 이는 "좌신우명문(左腎右命門, 좌측 것은 신장이요, 우측 것은 명문이다)"이라는 좌우 두 신장에 대한 한의학의 차별적 견해와 궤를 같이 한다. 동양인들의 인체관은 좌우의 신장이 겉으로는 서로 비슷하게 보이지만, 기능적으로는 각기 다른 작용을 하는 기관으로 본 것이다.[21]

---

21 '콩콩', '팥팥'과 같은 음성학적 견해는 도올 김용옥 선생의 강의에서 얻은 것이다. '좌신우명문'은 한의학

토체질은 비·위가 가장 강하고, 신·방광이 가장 약한 체질 장부구조를 갖는다. 토체질은 신, 즉 콩팥이 약한 체질인 것이다. 이 콩팥이 약한 체질에 콩·팥이 유익한 것은 당연한 것 아니겠는가?

블랙 신드롬

깨는 토양·토음체질(소양인) 모두에게 해롭다. 깨가 토체질에 좋지 않다고 하면, 또 검은깨(시금자라고도 함)는 어떠냐고 묻는 사람이 많다. 이런 사람들은 방송이나 그 밖의 언론에서 검은깨가 참깨보다 탁월하게 좋다는 허무맹랑한 말을 듣고 마치 만병통치약이나 되는 것처럼 뇌리에 강력하게 꽂혀서 그런 것인데, 애석하게도 무슨 깨가 되었건 깨는 토체질에 좋지 않다. (금체질 즉 태양인에게도 마찬가지로 좋지 않다. 수체질이나 목체질, 즉 소음인이나 태음인에 좋다.)

검은깨가 좋다는 사람은 콩도 검은콩이 좋다고 하고, 밥에도 꼭 흑미를 넣어서 먹는 경향이 있다. 이들에게는 검은색이라면 뭐든 다 좋다는 '맹목(눈이 멀었다는 뜻)'적인 믿음이 있는데 이런 걸 보면 인간은 참 어리석은 존재가 아닌가 하는 생각이 든다. 검은콩, 검은깨를 먹으면 머리도 검어지고 회춘한다는 밑도 끝도 없는 말을 대학 나오고, 심지어 박사까지 한 사람들이 믿는 걸 보면 인간을 이성적 동물이라고 한 아리스토텔레스의 말을 심각하게 회의하지 않을 수 없다. 그럼 흰콩 먹으면 머리가 희어지고, 빨간콩 먹으면 머리가 빨개지고, 완두콩 먹으면 머리가 녹색이 되는가? 예외는 있으나, 색깔이 어쨌든 간에 콩이건 깨건 대부분은 동일한 체질적합성을 보인다. 그러니 참깨는 안 좋아도 검은깨는 다 좋

고전 『내경(內經)』의 명문(命門) 학설을 명대(明代)의 의가인 손일규(孫一奎), 조헌가(趙獻可), 장경악(張景岳) 등이 새로 해석하여 제출한 신장에 대한 한의학적 학설이다.

다거나, 흰콩은 별로지만 검은콩은 최고라는 식의 말은 거의 신빙성이 없다는 것을 분명히 알았으면 좋겠다.

    수수, 옥수수는 잡곡밥에 종종 들어가는 것들인데, 토체질(소양인)에는 썩 좋다고 할 수 없다. 토체질이 잡곡밥을 해 먹고 싶으면 보리와 콩, 귀리를 넣어 먹으면 된다. 콩은 뒤의 목체질 쪽을 참조하고, 귀리는 앞의 금체질 쪽을 참조할 것.

밀가루, 메밀

    밀가루 음식은 대체로 토양체질에는 이롭지만, 토음체질에는 해로운 것 같다. 토양체질 중에 혹시 빵을 먹으면 속이 거북해지는 사람이 있지만, 국수류, 즉 우동, 칼국수, 수제비, 소면 등은 소화에 별 문제가 없다고 한다. 하지만 라면이나 자장면, 냉면과 같은 것들은 체질에 맞지 않은 소스 때문인지 속이 편치 않다는 사람들이 많다(토음체질은 이런 경향이 더욱 심하다). 특히 라면은 면발을 튀기는데 사용한 기름이 맞지 않은 경우도 많아, 토체질뿐만 아니라 다른 체질에도 자주 부작용을 일으킨다. 라면은 결코 빼놓을 수 없는 맛있는 음식이지만, 부작용이 너무 많아 우리에게 영원한 딜레마를 안겨주는 음식이다.

    메밀은 토체질(소양인)에 나쁘지 않다. 육류나 사과 같은 것은 조금만 먹어도 아토피가 아주 심해지는 토음체질 아이가 있는데, 메밀을 넣은 밥은 자주 먹여도 아무렇지도 않았다는 아이 엄마의 말이 이를 신빙성 있게 뒷받침한다. 토양체질도 메밀에 대한 부작용은 별로 호소하지 않는다.

목체질(태음인)

1. 목양체질

이로운 곡식 밀가루 음식(빵, 칼국수, 수제비, 우동, 국수), 백미, 메주콩, 수수, 옥수수, 두류(흑태, 강낭콩, 완두콩, 서목태, 서리태, 두부), 참깨, 검은깨

해로운 곡식 메밀, 보리, 찰보리, 녹두, 팥, 귀리, 호밀, 현미

2. 목음체질

이로운 곡식 밀가루 음식(빵, 칼국수, 수제비, 우동, 국수), 두류(메주콩, 흑태, 강낭콩, 완두콩, 서목태, 서리태, 두부), 수수, 옥수수, 참깨, 검은깨, 보리, 찰보리

해로운 곡식 메밀, 녹두, 귀리, 호밀

해설

우리민족의 인적 구성을 크게 북방의 유목민 계열과 남방의 농경민족 계열로 나누는 경우가 있는데, 이런 설을 따른다면 목체질(태음인)은 북방계열에 속한다고 할 수 있다. 목축업을 기반으로 하는 육식, 우유, 치즈 등의 유목민 식생활 문화가 목체질에 아주 잘 맞기 때문이다. 우리나라의 목체질은 몽고족이나 여진족 등과 혈통적 관련이 있을지도 모르겠다. 우리 주식은 쌀이지만, 사실 목체질은 쌀보다는 밀이 더 맞는 체질이라 할 수 있다.

밀, 호밀, 쌀, 옥수수

목체질(태음인)은 밀가루 음식이 대부분 이롭다. 빵, 칼국수, 자장면, 우동, 스파게티, 피자 등. 하지만 건강을 위해선 정제밀가루로 만든 것보다 통밀로 만든 것을 먹는 것이 바람직하다. 제과점에서는 통밀로 만든 빵을 잘 팔지 않으므로 유기농 식품점에서 구하던지, 또는 통밀가루를 사서 집에서 직접 만들어 먹는 것도 생각해볼 수 있는 대안이다. 환자 중에는 우리 통밀을 구해서 밥에다 넣어 먹는다는 목체질도 있었다. 그렇게 먹는 게 어떠냐고 물었더니 서슴없이 "맛있다"고 답했다. 목체질이라면 우리 통밀밥을 시도해봄이 어떤가. 목체질은 밀가루 음식이 홍수를 이루는 요즘과 같은 식생활에서 가장 유리한 체질이라고 할 수 있다.

밀의 대용으로 자주 쓰이는 호밀은 목체질에 좋지 않다.

쌀은 목양체질의 경우는 백미가 더 좋고, 목음체질의 경우는 현미가 더 좋은 것 같다. 내 한의원에 종종 들르는 목양체질 당뇨 환자가 있는데, 근자(2010년

5월)에 한의원에 와서는, "갑자기 기력이 너무 빠지고 하루에 소변을 무려 20회까지 본다"고 했다. 물어보니 당뇨에 현미가 좋다고 해서 두 달 가량을 계속 현미밥을 먹어왔다는 것이다.

"현미는 목양체질에 좋지 않아요. 당장 끊지 않으면 당뇨가 더욱 심해져서 큰일이 날 수 있어요!" 내가 강도 있게 주의를 줬다.

"현미가 쌀하고 같은 게 아니에요? 그게 왜 나쁘다는 거죠?"

"현미는 껍질과 배아에 든 영양소 때문에 사실 백미하고는 매우 달라요. 그것이 체질적합성을 다르게 하는 중요한 요인이 됩니다."

"그래요? 에이~! 당뇨에 좋다고 해서 20kg짜리를 새로 또 사놨는데, 누구 줘야겠네."

"현미는 말고 우리 통밀을 밥에 넣어 드셔보세요."

통밀에 풍부한 식이섬유소가 혈당의 급격한 상승을 막아 주기 때문에 이렇게 권했다.

반면, 목음체질은 현미가 좋은 것으로 예상된다(판단유예). 고혈압이 있던 목음체질 환자가 한의원에 왔는데, 검은콩, 완두콩을 넣은 100% 현미밥을 먹고 완전히 정상 혈압을 찾았다고 했다. 그러면서 이렇게 말한다.

"이렇게 식이요법으로도 혈압을 조절할 수가 있는데, 왜 의사들은 그런 것을 안 가르쳐주고 약만 먹으라고 하는 거죠? 혈압약 먹은 지 10년이 더 됐는데 도대체 언제까지 혈압약을 먹어야 되냐구요!"

이 사람은 '우연히' 자신의 체질에 맞는 음식으로 식이요법을 해서 혈압이 좋아진 것이다. 그래서 철거머리처럼 그의 인생을 따라다니던 혈압약을 끊었다! (의사들은 이렇게 식이요법으로 혈압을 정상화시킨 사람들에게 혈압약을 계속 먹지 않으면 심장병이나 중풍 걸릴 수 있다고 겁을 잔뜩 준다. 어떻게 그럴 수가 있을까?) 그는 이에 고무되어 내 한의원에 체질을 진단받으러 온 것이다. 음식으로 질병을 치료하고 예방하기 위한 야심찬 건강프로젝트를 가동하기 위해서.

옥수수와 콩은 목체질(태음인)에 매우 좋은 음식이다. 전에 말했지만 우리가 먹는 식품 중 엄청나게 많은 수가 옥수수나 콩 사료로 사육되거나, 옥수수나 콩으로부터 정제한 물질을 원료로 해서 만들어진 것인데 이는 다행히 목체질에는 크게 해롭지 않다. 그러니 목체질은 심지어 가공식품을 먹는다 해도 다른 체질보단 위험에 덜 노출된다고 할 수 있다. 음식환경으로 보면, 지금은 완전히 목체질 세상이다. 브라보, 목체질!

헷갈리는 콩들

두류는 목체질(태음인)에 가장 좋은 식품의 하나인데, 그 종류가 매우 많아 사람들이 좀 헷갈린다. 우선 메주콩은 대두(大豆)라고도 하며, 색깔이 밝으므로 백태(白太)라고도 하고, 연한 노란색이므로 노란콩이라고도 한다. 이 메주콩은 발효식품인 된장과 장을 만드는 원료로서 우리 민족에게 가장 중요한 식품의 하나이다.

검은콩에는 크게 세 가지가 있는데, 흑태, 서리태, 서목태가 그것이다. 흑태는 보통의 검은콩으로서 크기가 크고 겉이 검지만 속은 노란색을 띤다. 서리태는 첫서리 내릴 때 딴다 하여 붙여진 이름으로서 겉은 까맣지만 속은 푸른색을 띤다. 서목태(鼠目太)는 검은콩 중에 가장 작은 콩으로서 크기가 쥐 눈(鼠目)처럼 작다 하여 '쥐눈이콩'으로도 불린다. 해독작용이 있어 대표적인 한방 해독제인 감두탕(甘豆湯)[22]에 사용되거나, 혈액순환을 도와 질병을 치료하는 효과를 가지

---

[22] 감초와 서목태를 합하여 달인 약으로서, 주로 부자나 초오 같은 독성 약재에 중독된 경우에 쓴다.

므로 '약콩'이라고도 한다. 콩자반으로 먹거나 그냥 구워서 간식으로도 먹는다.

    강낭콩은 대개 붉은색을 띤 커다란 콩으로서 주로 밥에 넣어 삶으면 밤과 같이 고소하고 질감이 풍부한 맛을 낸다. 흰색에 피 같은 가는 무늬가 있는 피강낭콩 등 다양한 색깔의 변종이 있다.

    완두콩은 강낭콩처럼 밥에 넣어 먹는 비교적 작은 콩으로서, 연두색이 주로 많고 노란색도 종종 있다. 멘델의 유전법칙에 사용된 콩으로서 생물학사적으로도 유명하다.

    우리나라 사람들이 특히 좋아하는 두부는 다음과 같이 만든다. 콩을 물에 불린 후 갈아 비지로 만들어 솥에 넣고 가열한다. 콩 단백질이 비지 속에 용해되면, 이를 베주머니에 넣고 짜서 콩물(두유)과 비지로 나눈다. 콩물 속에는 콩에서 녹아 나온 단백질이 다량 들어 있는데, 여기에 응고제인 황산칼슘(과거에는 간수를 썼다)을 넣어 단백질을 고형으로 만들면 두부가 된다. 응고를 시키고 난 후 물기를 완전히 빼면 보통의 두부가 되며, 물기를 어느 정도 남겨두면 연두부, 그리고 응고가 되기 전 물컹물컹한 상태의 덩어리를 그대로 윗물과 함께 떠서 먹는 것을 순두부라고 한다. 두부는 콩보다 단백질 함량이 훨씬 높아 육식을 싫어하는 사람들에게는 귀중한 단백질 급원식품이다.

메밀 알레르기

    메밀은 목체질(태음인)에 좋지 않다. 한 목양체질은 냉면 한 입만 입에 넣어도 바로 가슴에 턱 걸린다고 했다(알다시피 냉면에는 메밀이 들어간다). 하지만 대개는 별 문제를 일으키지 않는다(그렇다고 괜찮다는 생각은 금물). 어떤 사람은 메밀에 심한 과민반응을 일으키기도 한다. 한 블로그에 올라 있는 사례를 보자.

난 메밀 알러지. 어렸을 적 메밀부침개 먹고 온몸에 두드러기가 나고, 오바이트로 다 걸러내지 않으면 계속 고통스러워한 기억 때문에 중학교 때까지 부침개 종류는 먹지 않았고, 메밀묵 때문에 지금도 묵 종류는 전혀 먹지 않는다.

고3때 친구가 자기 생식 맛이 어떤지 살짝 보라고 해서, 혀끝에만 살짝 적셨는데 목에 바로 가려움증. 혹시나 해서 성분을 살펴보니 성분 중에 메밀이 있었다. 그때 나의 메밀 포착능력을 느낌.

전지현 언니가 선전하던 17차(茶). 지현 언니가 선전하는 거니 한번 먹어봐야지 하며 먹었는데, 분명 가려움은 없었는데 저녁에 손목에 아주 작은 붉은 점들이 올라왔다. 혹시나 해서 성분 살펴보니 17차 안에 메밀 성분 포함.

오늘 던킨 12곡물 주문. 배가 불러서 살짝 맛만 봤는데, 혀와 목에 폭풍처럼 밀려오는 가려움의 기운. 바로 하나도 안 먹고 버렸다.

메밀의 알레르기 반응이 매우 강력함을 알 수 있다. 하지만 어느 체질이 이런 과민반응을 일으키는지는 아직 확실하지 않다. 나의 임상 경험으로는 토양체질과 금양체질에서 메밀에 대한 과민반응을 일으킨 사람이 몇 있었다. 금양체질은 메밀이 이로운 체질이므로 의외라고 할 수도 있지만, 이 체질에 좋은 조개나 굴 등에도 과민반응을 보이는 금양체질이 있으므로 반드시 드문 경우만은 아니다. 그럼 금양체질과 목양·목음체질의 메밀에 대한 해로운 반응의 차이는 무엇인가? 금양체질은 메밀에 대해 과민반응은 보일지언정 소화장애는 거의 일으키지 않는 반면, 목체질은 과민반응보다는 소화장애를 잘 일으킨다.

보리, 찰보리는 목양체질엔 해롭고, 목음체질엔 이로운 음식으로 생각된다.

수체질(소음인)

1. 수양체질
　이로운 곡식　백미, 현미, 찹쌀, 참깨, 검은깨, 옥수수
　해로운 곡식　보리, 팥, 찰보리, 녹두, 밀가루 음식(빵, 칼국수, 수제비, 우동, 국수, 라면, 자장면)

2. 수음체질
　이로운 곡식　백미, 현미, 찹쌀, 참깨, 검은깨, 옥수수
　해로운 곡식　보리, 팥, 찰보리, 녹두, 밀가루 음식(빵, 칼국수, 수제비, 우동, 국수, 라면, 자장면)

해설

찹쌀과 현미

수체질(소음인)에 가장 좋은 곡식을 꼽으라면 단연 찹쌀과 현미를 꼽겠다. 그 중에서도 특히 수양체질에는 현미를, 그리고 수음체질에는 찹쌀을 추천한다. 한동안 현미 열풍이 있었는데, 그 현미가 가장 좋은 체질이 바로 여기 수체질이다. 현미는 쌀겨와 배아가 보존된 살아 있는 좋은 식품이지만 먹기가 거칠어서 식감이 백미보단 좋지 않다. 밥을 해도 백미는 기름기가 자르르 흘러 고급스런 분위기를 연출하는데, 현미는 누르스름해서 영 때깔이 나지 않는다. 하지만 분명 영양의 측면에서는 이런 약점을 상쇄하고도 남음이 있다. 특히 위장 기능이 약한 수체질에게는.

현미는 꼭꼭 씹어 먹는 것이 중요하다. 한 번에 20~30번은 씹는 것이 좋다. 그렇게 하면 입안에 침이 많이 생성되어 소화를 돕는다. 더 오래 씹어도 좋으나 그렇게 하는 것이 생각처럼 쉽지는 않다. 몇 번만 씹어도 음식이 저절로 목구멍을 타고 넘어가고 만다. 그것을 참고 너무 오래 씹다보면 문제는 음식 먹는 재미가 상실된다는 것. 식사가 즐거운 것이 아니라 억지로 행하는 고행처럼 되어버린다. 따라서 이삼십 번을 초과하지 않는 것이 좋다. 단, 위장이 너무 나빠서 치료를 위해서라면 잠정적으로 오래 씹는 것은 나쁘지 않을 것이다. 현미는 금양, 목음체질에도 좋다.

찹쌀도 수체질(소음인)에는 참 좋은 곡식이다. 특히 위장기능이 아주 약한 수음체질에게는 찹쌀이 성약이다. 위장이 너무 나빴는데, 찹쌀로 밥을 해먹고부터 위장병이 완전히 나았다는 수음체질 얘기는 아직도 선명하게 나의 뇌리에 남아 있다. 수음체질이라면 찹쌀밥을 먹어라.

산업식품의 상징 옥수수가 목체질(태음인)에 이어 수체질(소음인)에도 이롭다. 조, 차조도 역시 수체질(소음인)에 이로운 것으로 예상된다(판단유예).

밀가루

수체질(소음인)에 밀가루 음식은 그다지 좋지 않다. 하지만 이들도 위장이 튼튼해지면 밀가루 음식이라도 소화를 잘 시키는 편이다.

"밀가루 음식 먹어도 괜찮아요?" 한의원에 오는 30대의 젊은 수양체질 청년에게 내가 물었다.

"네! 요즘엔 피자 먹어도 안 체해요. 원장님한테 치료받고 위가 많이 좋아진 것 같아요. 전에는 그런 것 먹으면 바로 체해서 설사하곤 했거든요."

하지만 밀가루 음식이 소화가 잘 되는 것 같아도 그것은 일시적인 현상에 불과한 경우가 많다. 결국 얼마 가지 않아 다시 체하거나 설사하는 등, 소화장애를 일으킬 것이 뻔하다. 자나 깨나 비·위를 보위하는 것을 최우선에 두는 것이 수체질에게는 가장 중요한 일이다.

일부 음식에 대한 반응을 메일에 보내온 수음체질 환자에 의하면, 빵이나 피자는 소화가 잘 안 되는데 반해, 면으로 먹을 때는 소화가 좀 된다고 한다. 그렇지만 이렇게 소화가 좀 되는 경우에도 변이 물러진다고 하므로 결국 수음체질에도 밀가루 음식이 잘 맞지 않음을 알 수 있다. 결국 수체질은 분식이 좋지 않다.

다른 해로운 것들

보리는 수체질(소음인)이 매우 주의해야 할 곡식이다. 수체질에 '독'이다.

팥, 녹두도 수체질(소음인)에는 맞지 않다. 일반적인 두류도 역시 맞지 않는 것으로 예상된다.

　귀리, 호밀 등 금체질(태양인)에 좋은 곡식들의 다수가 수체질(소음인)에는 대개 좋지 않다.

　이런 것만 봐도 전체적으로 수체질(소음인)은 금체질(태양인) 못지않게 식생활에 제한이 매우 많은 체질임을 알 수 있다. 식도락가이니 미식가니 이런 타이틀에 미련을 가지면 절대 안 된다. 항상 절제하고 소식하는 미덕을 발휘해야만 수무강할 수 있다.

8체질영양학 2
혈당지수가 낮은 식품

혈당지수

혈당지수(glycemic index)란 식품을 섭취했을 때 혈액 속에 포도당이 상승하는 속도를 나타내는 지표로서 당뇨병에 대한 식이요법의 기준으로 쓰인다. 이것은 포도당의 형태로 섭취했을 때의 지수를 100으로 해서, 특정 식품을 섭취했을 때 혈액에 나오는 포도당의 양을 말한다. 따라서 소화흡수가 빨리 진행되는 식품일수록 혈당지수가 높다. 당뇨병이 있는 사람은 혈당지수가 낮은 식품을 섭취하는 것이 필요하다. 혈당지수가 낮은 식품은 다음과 같다.

혈당지수가 낮은 식품[23]

금양체질	호밀빵, 현미, 귀리빵, 바나나, 파인애플
금음체질	호밀빵, 귀리빵, 파인애플
토양체질	콩, 우유, 배, 보리빵, 귀리빵, 바나나, 파인애플
토음체질	콩, 호밀빵, 보리빵, 귀리빵, 배, 바나나, 파인애플
목양체질	콩, 통밀빵, 밀기울플레이크, 우유, 저지방요구르트, 사과, 오렌지, 배
목음체질	콩, 통밀빵, 밀기울플레이크, 우유, 저지방요구르트, 사과, 오렌지, 배
수양체질	사과, 오렌지, 현미
수음체질	우유, 저지방요구르트, 사과, 오렌지, 현미

---

[23] 최미혜 외, 『21세기 영양학원리』, 교문사, 2006, 56쪽.

체질식 설명서
육류편

헬렌 니어링(Helen Nearing)은 이렇게 말했다: 육식은 불필요하고, 비합리적이며, 해부학적으로 불건전하고, 건강하지 못하며, 비위생적이고, 비경제적이며, 미학적이지 않고, 무자비하며, 비윤리적이다(『소박한 밥상』). 이것은 채식주의자인 그녀의 편견이다. 그녀는 아마도 금양체질 아니면 금음체질이었을 것이다. 그녀가 목양이나 목음체질이었다면 채식만 해서는 그렇게 건강하지 못했을 것이며, 이런 말 또한 결코 하지 않았을 것이다. 체질의학은 인간을 편견에서 벗어나 온전한 앎에 이르게 한다.

육류

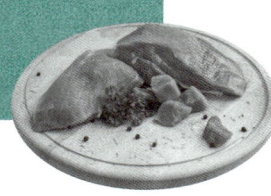

누구나 좋아한다

사람들은 담백한 채식보다 기름진 육식을 좋아한다. 물론, 채식을 더 좋아하고 육식은 전혀 입에 대지 않는 사람, 심지어 냄새도 못 맡는 사람도 있다. 하지만 평균적으로 보면 채식보다는 육식을 좋아하는 사람이 월등히 많다. 특히 나이든 사람보다 젊은 사람이, 그리고 누구보다도 우리 어린 아이들이 더욱 그렇다. 그런데 음식에 의해 유발되는 질병, 즉 소화장애나 순환계 질환, 대사성 질환, 종양 등 인간을 괴롭히는 수많은 질병의 관점에서 보면 육식은 전혀 좋아할 만한 음식이 아니다. 이 끔찍한 질병들의 원인으로 약방의 감초처럼, 기름진 음식의 대표, 육식이 거론되기 때문이다.

내 경험에, 채소를 많이 먹어서 병이 된다는 이론은 거의 본 적이 없는 것 같다. 물론 체질의학적으로 보면 채식도 체질에 맞지 않으면 종종 병을 유발하지만, 그럼에도 불구하고 요즘 사람들에게 채소는 환대받았으면 받았지 결코 배척되지는 않는다. 영양학의 대가건, 명의로 이름을 떨치는 의사건, 불치병에서 기적적으로 생환한 환자건, 모두들 이구동성으로 채식을 건강 섭생법의 최상위권에 놓는다. 그럼에도 불구하고 이상하게도 채소를 좋아하는 사람은 상대적으로 적다. 대체로 채소는 건강을 위해서 의무적으로, 노력해서 억지로 섭취하는 느낌이 강하다. 자발적으로 자기가 좋아서 찾아먹는 경우는 그리 많지 않은 것이다. 말하자면 먹기는 싫지만, 육식이 해롭고 채식이 좋다고 하니까 울며 겨자 먹기로 먹는 것이다. 그래서 주부는 야채 먹지 않는 아이와 매일 매일이 전쟁이고 또, 고기만 밝히는 남편과 끊임없이 투쟁의 연속이다.

주부만 그런 것이 아니다. 나도 매일 한의원에서 환자들과 육식 문제로 실랑이다. 육식이 해로운 금체질(태양인)이 한의원에 오면 당연히 육식을 하지마라고 조언하는데, 그때 환자들로부터 이런 거부반응을 받는 것이다.

"고기 아무리 많이 먹어도 아무렇지도 않는데 육식이 해롭다구요? 그럴 수도 있나요?"

또는

"큰일 났네! 난 고기 없으면 하루도 못 사는데."

참 이상하다. 왜 인간은 자기에게 해로운 음식을 이토록 좋아하는 걸까? 맹목적 생의 의지(blind will to life)를 갖는다는 생명체가 자신을 죽이는 음식을 그렇게도 좋아하다니. 이것은 정말 수수께끼 같은 패러독스가 아닐 수 없다.

요즘 사람들은 정말 육식을 많이 하면서 산다. 체질적으로 보면 육식이 반드시 필요한 체질은 손꼽아 목체질(태음인)밖에 없다. 다른 체질은 육식이 필수가 아니며, 가끔 먹을 수는 있으나 그것 없이도 충분히 다른 음식으로 대체가 가능하다. 심지어 목체질도 그렇게 자주 먹을 필요는 없다. 일주일에 2~3회 정도만 적당량 섭취하면 된다.

"육식이 맞는 체질이라면서 그렇게 육식을 적게 해도 되나요?"

육식을 하는 이유는 주로 단백질과 지방을 섭취하기 위함이다. 이 단백질과 지방은 꼭 육류가 아니라도 얼마든지 그 급원식품을 찾을 수 있다. 목체질의 경우 예를 들어 단백질은 식물성 단백질의 보고인 두류를 통해 섭취하면 되고, 지방은 식물성 지방인 대두유나 옥수수유, 올리브유 등을 통해 섭취하면 된다. 그리고 지방은, 필수지방산(리놀레산, 아라키돈산, 리놀렌산)을 제외하고는 인체 스스로가 직접 합성해낼 수 있으므로 굳이 많은 양을 섭취하지 않아도 된다. 그러므로 생각보다 육식을 자주 할 필요는 없는 것이다.

"그럼 식물성 식품 위주로 식사하는 것이 좋단 말인가요?"

대체로 그렇다. 하지만 이것이 꼭 엄격한 채식주의를 의미하지는 않는다. 극단적인 채식주의, 즉 일체의 동물성 식품을 먹지 않는 식생활은 금체질(태양인)에게만 가능하다. 하지만 금체질도 바다에서 나는 생선이나 해물 같은 동물성 식품 중에 체질에 맞는 것들이 많으므로 굳이 채식주의를 고집할 필요는 없다. 어느 체질이나 그에 맞는 동물성 급원식품이 적절하게 있으므로 그것들을 잘 이용하면 되는 것이다.

다만, 그렇다 하더라도 동물성 식품이 생각처럼 그렇게 과하게 필요하지는 않다는 말을 하고 싶다. 그리고 동물성 식품으로서 바다에서 나는 것도 매우 많은데(식육으로 쓰는 육상동물보다 그 종류가 훨씬 많다), 굳이 체질에도 맞지 않는 편향된 식생활을 고집할 필요가 없다는 것을 지적하는 것이다. 나의 임상 경험에 의하면 식물성 급원식품과 동물성 급원식품의 비율이 대략 7:3 정도면 적합하지 않나 생각한다. (단, 목체질이나 혹은 태음인의 경우 체력이 저하되었거나 아플 때는 육식의 비율을 이보다 더 높여야 한다.)

단백질 오해

20세기에 생물학뿐만 아니라 여타 과학까지 통틀어서도 최대의 발견 중의 하나가 바로 유전물질인 DNA 구조의 발견이라 할 수 있다. DNA가 스스로 복제를 통해 유전물질을 후세에 전달하는 이 메커니즘이 왓슨(James D. Watson, 1928~)과 크리크(Francis Crick, 1916~2004)에 의해 규명됨으로써 오랫동안 베일에 싸여 있던 생명의 유전법칙이 지극히 정교한 분자레벨에서 낱낱이 파헤쳐진 것이다. 이와 연관된 또 다른 획기적인 발견은, 인체의 정교하고 복잡한 수많은 생리적 기능에 거의 빠짐없이 관여하는, 화학적 촉매제(chemical catalysts)이자 운반자, 조절자, 면역체, 영양원, 그리고 인체구성물인 각양각색의 수많은 단백질들의 합성 메커니즘 또한 완벽하게 해명됐다는 것이다. DNA의 염기서열이 RNA로 전사되고, 그 지시에 따라 아미노산이 조달되어 결국 단백질이 합성되는 그 유명한 과정 말이다.

영양학자들은 인체에 가장 중요한 영양소로서 흔히 3대 영양소를 꼽는다. 탄수화물, 지방, 그리고 여기 단백질이 그것이다. 단백질이 탄수화물, 지방과 구별되는 가장 중요한 점은 탄수화물, 지방이 주로 인체에 소요되는 에너지원이나 구조물로 이용되는 것에 한정됨에 반해, 단백질은 그것은 물론, 그 밖에 수없이 다양한 인체의 거의 모든 생화학적 반응에 참여하여, 생명현상을 일으키는 데 결코 빠져서는 안 되는 실로 중대한 역할을 수행한다는 것이다. 단백질의 이러한 기능은 효소단백질, 운반단백질, 영양단백질, 운동단백질, 구조단백질, 방어단백질, 조절단백질 등 천의얼굴로 모습을 바꿔가며 신출귀몰한 형태로 수행된다. 이렇다 보니 양질의 단백질 섭취에 대한 일반인의 관심은 다른 어떤 영양소보다 더 강렬한 것 같다.

"육식을 하시면 안 됩니다."

금체질(태양인)에 해당되는 환자에게 이렇게 식이지도를 하면 대뜸 사람들은 이렇게 반응한다.

"그럼 단백질은 뭘로 보충해요?"

단백질이 꼭 육식에서만 유래되는 것이 아닌데도 사람들은 단백질, 하면 맨 먼저 고기를 떠올린다. (금체질에 가장 좋은 단백질 급원은 생선이나 조개류, 갑각류를 들 수 있다.) 그래서 고기를 먹지마라고 하면 이렇게 묻는 금체질도 있다.

"그럼 콩은 괜찮아요?"

식물성 단백질은 괜찮을 거란 희망을 안고 묻는 것이다. 하지만 아쉽게 콩마저도 금체질에는 좋지 않다. 앞서 말한 대로 금체질의 단백질 섭취는 바다에서 나는 생선이나 해물, 그리고 일부 곡물에 의존하는 수밖에 없다. 채소에도 미량이지만 단백질이 함유된 것들이 있다.

"구체적으로 단백질이 많은 식품은 뭐가 있나요?"

단백질이 많이 함유된 식품은 다음과 같다: 다랑어(참치), 가다랑어, 오징어, 가자미, 새우, 고등어, 연어, 정어리, 꽁치, 장어, 청어, 갈치, 조기, 문어, 바다가재, 대구, 명태, 닭살코기, 전복, 소갈비, 돼지갈비, 게, 대합, 굴, 계란, 모시조개, 두류, 된장, 우유, 요구르트, 치즈 등.

대개 단백질의 대명사로 육류가 떠오르지만 사실은 두류나 생선류가 그람 당 단백질 함량을 비교했을 때 훨씬 높다. 예를 들어 말린 노란콩은 그람 당 단백질 함량이 대략 0.36g이고, 말린 검은 콩은 0.35g, 그리고 다랑어는 0.27g, 가다랑어는 0.26g, 가자미는 0.22g, 고등어, 연어, 정어리, 꽁치, 장어 등은 공히 0.20g인데 반해, 흔히 단백질 함량이 매우 높을 거라고 인식되는 소갈비나 돼지갈비는 0.19g, 그리고 닭살코기는 그보다 약간 높은 0.20g에 불과하다. 완전식품이라고 떠받드는 우유는 겨우 0.03g, 액상요구르트는 그보다도 더 미량인 0.01g일 뿐이며, 그나마 치즈가 0.19g으로 체면을 살리고 있을 뿐이다.[24] 우

---

[24] 최미혜 외, 『21세기 영양학원리』, 교문사, 2006, 133~134쪽. 저자가 위에 제시한 수치는 이 책에 소개된

리가 알고 있는 영양상식이 얼마나 잘못돼있는가를 보여주는 단적인 예인 것이다. 단백질에 대한 편견은 불식되어야 마땅하다. 금체질(태양인)의 육식콤플렉스 역시 타파되어야 마땅하다. 금체질은 단백질이 풍부한 생선을 많이 먹으면 전혀 육식을 하지 않아도 충분한 것이다.

금체질이 흔히 하는 또 다른 푸념은 먹을 게 너무 없다는 것이다. 이것도 좀 잘못된 바가 있다. 이들의 불만의 상당수가 육식을 제한당하는 것인데, 육식이라 해봐야 소, 돼지, 닭, 이런 것들밖에 더 있는가? 중동사람들처럼 양고기를 자주 먹는 것도 아니고, 미국사람들처럼 추수감사절에 칠면조를 먹는 것도 아닌 이상, 상식하는 육류는 이 세 가지 범주를 거의 벗어나지 않는다. 육식은 사실 너무 단조로운 것이다.

반면에 생선은 어떠한가? 위에 열거된 것만 해도 무려 12가지나 된다. 게다가 조개류, 갑각류, 연체동물류까지 합하면 금체질에 유익한 동물성 단백질 급원은 족히 몇 십 가지가 될 것이다. 훨씬 종류가 다양하지 않은가? 육식보다 몇 곱절 많은 종류가 즐비해 있는 것이다. 분명 육식에 대한 통념을 바꿀 필요가 있다.

그럼, 각 체질별 이로운 육류와 해로운 육류를 통해 보다 구체적으로 알아보자.

단백질 함량을 그램 당 용량으로 환산한 것이다.

금체질(태양인)

1. 금양체질

이로운 육식 거의 없다.

해로운 육식 돼지고기, 쇠고기, 닭고기, 양고기, 모든 유제품(우유, 치즈, 버터, 요구르트, 저지방우유, 무지방우유, 아이스크림, 케이크), 가공육(햄, 소시지, 핫도그, 햄버거 등)

2. 금음체질

금양체질과 거의 동일하다.

해설

 금체질(태양인)에게 육식으로서 이로운 것은 거의 없다. 가공육은 더더욱 해롭다. 여기서 '거의'라고 한 것은 혹 있을지도 모르나 현재로선 확실한 게 없다는 것이다. 나의 임상 경험으로 보면 닭고기나 오리고기, 계란 같은 것이 그래도 다른 육식보다는 좀 덜 해로운 것 같지만, 이것도 소량으로, 그것도 (닭의 경우 가슴살과 같이) 지방이 없는 살코기부분을 먹을 때에 한하는 얘기다. 허나 아토피나 알레르기가 심한 사람, 또는 평소 소화장애가 많은 사람들의 경우에는 종종 이마저도 질환을 심화시키는 것을 보면 역시 육식은 안 하는 것이 상책이다.

우유 먹으면 큰일 나요

 그리고 유제품, 즉 우유, 치즈, 버터, 요구르트 등 우유로부터 만든 모든 식품도 금체질(태양인)에 예외 없이 해롭다. 유제품을 좋아하는 금체질 환자들에게 유제품이 좋지 않다고 하면 "요구르트는 괜찮나요?" 하고 물어본다. 유제품이 완전식품이라는 말도 안 되는 엉터리 레토릭 때문에, 소화장애를 일으키는 사람이 그토록 많은데도 없으면 절대로 안 될 필수 음식인 것처럼 생각하는 사람들이 너무나 많은 것이다. 게다가 요구르트 같은 발효식품은 무조건 좋다는 인식도 여기 한몫한다. 음식에 관한 잘못된 상식이 우리에겐 너무도 많다. 그 잘못된 상식의 최고봉이 바로 여기 우유다.
 "우유 먹지 마세요! 골다공증 걸릴 수 있으니까요."
 내가 우유가 해로운 금체질에 이렇게 이야기하자 환자가 어리둥절하면서 반론을 펼친다.

"네? 우유 먹으면 골다공증이 예방되지 어떻게 골다공증이 걸려요!"

아니다. 우유 먹으면 골다공증이 더 많이 걸린다. 때문에 자칫 골절이 일어날 수 있다. 그중 대퇴골 경부 골절은 골다공증의 가장 비극적 결과의 하나이다. 대퇴골은 넓적다리를 말하는데, 이것은 인체에 존재하는 뼈 중에 가장 큰 뼈이다. 골반에 연결되는 그 큰 뼈의 윗부분 모가지(경부)가 부서지는 것이다. 이런 일이 발생하면 평생 휠체어 신세가 될 수도 있다. 여기서 잠깐 퀴즈 하나 내겠다.

"대퇴골 경부 골절이 가장 많은 나라는 어디일까?"

"방글라데시!"

"천만에!"

"그럼 이디오피아?"

"노우!"

"그럼… 상투메프린시페(Sao Tome and Principe)!"[25]

"네버!"

"대체 어디지? 하여튼 못 사는 나라겠지."

뼈가 저절로 부러질 정도라면 기아로 허덕이는 이런 빈국들이 해당될 것 같지만, 정답은 의외로 스웨덴이다.

"스웨덴? 무슨 농담의 말씀! 세계에서 가장 국민소득이 높은 나라의 하나이며, 무려 3억 7천만 장 가량의 음반을 팔아치운 세계적인 팝그룹 아바(ABBA)의 모국이며, 태어나기만 하면 요람에서 무덤까지 모든 것이 완벽하게 보장된다는 지상낙원 스웨덴이 넓적다리뼈가 가장 잘 부러지는 나라라고? 도대체 이 무

---

[25] 아프리카 중서부에 있는, 최빈개발도상국 중의 하나.

슨 허무맹랑한 말씀인가? 유언비어 살포 죄로 고발해야겠네!"

스웨덴은 세계 최고 유제품 소비기록을 보유한 나라이다. 그럼 칼슘 섭취량이 매우 높을 것이 자명한데, 아이러니하게도 골다공증이 가장 심한 나라이다. 스웨덴만이 아니다. 노르웨이나 미국, 독일, 아일랜드, 영국, 핀란드, 오스트레일리아, 뉴질랜드 등 내로라하는 선진국들도 대퇴골 골절이 세계 최고 수준의 빈도를 보인다. 이들 나라 역시 유제품 소비가 세계 최고의 반열에 서 있다. 이럴 수가! 유제품을 많이 먹을수록 뼈가 잘 부러진다는 말이 정말인가 보네!

그렇다면 토고나 캄보디아, 라오스, 라이베리아, 콩고민주공화국, 뉴기니 등의 나라는 어떨까? 생각과는 달리 이들 나라는 골다공증의 발생률이 극히 낮다고 한다. 그럼 이들의 일인당 우유 소비량은? 연간 5~10kg 정도이다. 미국 사람들의 일인당 우유 소비량은? 250kg 이상이다. 무려 25~50배의 우유를 미국인들이 마시는 것이다. 넓적다리뼈가 훨씬 더 잘 부러질 수 있다는 사실은 꿈에도 모르면서. 우유! 도대체 왜 마셔야 하는가?

유제품 업계나 이들과 관련 있는 영양학자들은 이러한 국가 간 단순 비교는 각 나라의 인종적, 문화적 특성을 고려하지 않은 것이므로 일반화될 수 없다고 주장한다. 그런데 이런 반론도 역시 설득력이 별로 없다. 역학조사에 따르면, 같은 중국인이라도 중국 본토에 사는 경우는 골다공증 유병률(有病率)이 매우 낮은데, 식생활이 서구화되어 유제품 소비가 많은 홍콩 사람들은 골다공증 유병률이 매우 높다고 한다. 뿐만 아니다. 일본 본토의 일본인보다 미국에 이민 간 일본인의 골다공증 유병률이 훨씬 높고, 미국에 이주한 멕시칸이 멕시코 본토의 멕시칸보다 골다공증 유병률이 크게 높으며, 프랑스에 이주한 아프리칸이 본토에 사는 아프리칸보다, 그리고 미국에 이민 간 아시아인이 본토의 아시아인보다 예외 없이 골다공증 유병률이 높다고 한다. 이를 뭘로 설명해야 할까? 이들

이주민들에게 발생한 식생활의 가장 근본적인 변화는 바로 채소나 해물 위주의 식단에서 육식과 유제품들로 가득 찬 식단으로 바뀌었다는 것, 그중에서도 특히 유제품의 소비가 극적으로 증가했다는 것이다.[26]

"도대체 이해가 안 되네요. 뼈의 가장 중요한 구성 성분이 칼슘인데, 칼슘 함유량이 높은 우유를 많이 섭취하는 것이 왜 골다공증을 유발하며, 왜 뼈를 약하게 하느냐 말이에요?"

이렇게 반문하기 쉽지만 사실 뼈의 강도에 관여하는 것들은 단지 칼슘만이 아니다. 뼈에는 구성 성분으로서 다량의 인(phosphorus)이 존재하며, 이 역시 매우 중요한 원소이다. 체내 존재하는 인 중 85%는 칼슘과 결합하여 골격과 치아를 구성하는 것이다. 그리고 칼슘 생성에 관여하는 비타민D의 결핍 또한 칼슘 생성을 저하시켜 골다공증을 일으킬 수 있으며, 비타민A 과잉에 의한 중독증상 역시 골다공증을 유발할 수 있다. 이 외에 구리 결핍도 뼈의 손실을 일으킬 수 있으며, 불소, 망간의 결핍 또한 골다공증을 일으킬 수 있다.[27]

그리고 칼륨 또한 뼈의 건강을 이루는 데 상당한 공헌을 한다. 칼륨은 산염기평형에 관여하여, 만성적인 산 중독증을 중화시키고 골밀도를 유지시키는 작용을 한다. 중탄산칼륨 보충제는 산염기평형을 회복시키고 칼슘이 뼈에 저장되게 도와줌으로써 소변을 통한 칼슘 배출을 막아 주고 폐경 여성과 골다공증 환자의 골질을 개선시켜준다. 그러니까 아무리 칼슘을 많이 섭취해도 칼륨이 부족

---

26 티에리 수카르 저, 김성희 역, 『우유의 역습』, 알마, 2009, 99~101·156~166·177~192쪽.
27 최혜미 외, 『21세기 영양학 원리』, 교문사, 2006, 284·285·333·338·345쪽.

하면 죄다 오줌으로 빠져나갈 수 있다는 것이다.[28]

무기질들은 이와 같이 뼈를 구성하는 성분의 체내 흡수 및 배설에 상당한 영향을 상호 끼치므로 단지 칼슘의 섭취만으로 뼈의 건강이 결정되는 것은 결코 아니다. 뼈는 칼슘을 포함한 여러 무기질 성분들과 비타민들, 그리고 뼈의 형성에 관련된 호르몬들의 협동 작업으로 적정한 강도를 유지하는 매우 복합적인 기관인 것이다.

게다가 우유의 폐해는 뼈에만 나타나는 것이 아닌 것으로 밝혀지고 있다. 우유의 주요 단백질인 카제인(casein)과, 우유에 다량 함유된 인슐린 유사 성장인자(insulin-like growth factor, IGF)와 같은 물질들이 암이나 대사성 질환의 유력한 유발인자로 드러나고 있는 것이다. 중년 남성에게 심대한 좌절감을 안겨주는 전립선암과, 어린이 또는 청소년기에 발병하는 소아 당뇨병인 I형 당뇨병이 바로 그런 병들이다.

"우유가 무서움을 넘어 공포스럽기까지 하네요. 우유의 유해성을 밝힌 역학 연구들과 체질과의 관계는 어느 정도지요?"

점점 백일하에 드러나고 있는 우유의 유해성은 체질을 전혀 고려하지 않은 연구에 근거한 것이므로, 체질과 어떤 연관성이 있는지는 섣불리 말하기가 어렵다. 하지만 우유가 맞지 않은 체질에서 이런 부작용이 많이 발생할 것이라는 추측은 얼마든지 가능하다. 금양·금음체질이나 토음체질, 수양체질이 우유가 해

---

[28] 티에리 수카르 저, 김성희 역, 앞의 책, 262쪽.

로운 체질에 속하므로, 아마도 이런 체질들에서 골다공증이나 골절이 잘 나타날 것이라고 예상한다.

그런데 이상한 것은 우유가 이롭다는 체질에서도 종종 우유의 부작용이 발견된다는 것이다. 우유가 가장 이롭다는 목양체질에서도 우유 먹으면 설사하거나 소화가 잘 되지 않는다는 사람이 가끔 있고, 그 밖에 목음체질, 토양체질, 수음체질에서도 소화장애 사례가 수시로 발견된다. 통계에 의하면 전 세계인의 무려 75%가 우유에 대한 소화에 장애가 있다고 한다. 이렇게도 '불완전한 음식'을 완전식품이라고 떠받드는 사람들은 정말 온전한 정신을 가진 사람들인가?

우유 섭취에 관한 체질의학적 결론은 이렇다. 우유가 체질에 맞지 않는 금양, 금음, 토음, 수양체질은 절대 우유를 먹지 말 것이다. 그리고 우유가 체질에 맞는 목양, 목음, 토양, 수음체질이라도 우유에 부작용이 있다면 역시 마실 필요가 없다. 결국 우유가 체질에 맞고, 그리고 그에 대한 소화에 장애가 없는 사람들에 한해서 원한다면 하루 1~2개의 유제품을 섭취하면 될 것이다.

계란에 대해서는 논란이 많다. 일반적으로 금체질(태양인)에는 계란흰자가 좋고, 계란노른자는 해롭다고 알려져 있다(판단유예). 자세한 것은 수체질 쪽을 참조하라.

토체질(소양인)

1. 토양체질
　이로운 육식　돼지고기, 쇠고기, 우유, 치즈, 요구르트
　해로운 육식　닭고기, 염소고기, 계란노른자, 양고기, 오리고기, 개고기

2. 토음체질
　이로운 육식　돼지고기
　해로운 육식　닭고기, 염소고기, 계란노른자, 양고기, 오리고기, 쇠고기, 가공육(햄, 소시지, 핫도그, 햄버거 등), 대부분의 유제품(우유, 치즈, 버터, 요구르트, 아이스크림, 저지방우유, 무지방우유, 케이크), 개고기

해설

토체질(소양인)은 대개 돼지고기가 맞는 체질이고, 그중 토양체질은 쇠고기나 우유도 맞다. 하지만 닭고기나 오리고기, 양고기, 개고기는 두 체질에 모두 해롭다. 토양체질은 토음체질보다 육류 선택의 폭이 넓은 편이지만, 경우에 따라서는 돼지고기마저도 설사를 일으키는 사람이 있다.[29] 그래서 토양체질 중에도 금체질처럼 육식을 멀리하고 주로 채식만을 하는 사람들이 가끔 있다.

일부 토양체질 중에 육식을 때에 맞춰 하지 않으면 체력이 저하되어 피로가 심해지는 사람이 있다. 이런 사람은 역시 적당한 간격으로 육식을 해주는 것이 좋다. 물론 돼지고기나 쇠고기로.

토음체질 역시 육류를 좋아하는 사람이 있지만 대개는 싫어하며, 육류를 섭취하면 소화장애나 아토피, 알레르기 등을 일으키는 사람들이 적지 않다. 돼지고기가 맞는 체질이지만, 역시 이것에도 소화장애를 보이는 사람이 있다. 이러한 토음체질의 성향은 종종 금체질(태양인), 그중에서도 특히 금양체질과 혼동된다.

우유

토양체질에 우유는 이로운 식품에 속한다. 하지만 우유의 유당을 소화시키는

---

[29] 돼지고기 먹고 설사한다는 토양체질이 가끔 있어 당혹스러울 때가 있다. 가장 유익한 육식으로 꼽히는 식품이 설사를 일으키니 말이다. 용의자로 가장 가능성 높게 집히는 것은 양돈가에서 사용하는 항생제 또는 사료다. 토양체질에 해로운 항생제나 사료에 든 첨가물이 돼지고기에 많이 잔류하여 소화장애를 일으킬 수 있는 것이다. 하여튼 요즘 식품들이란 뭐 하나도 제대로 된 '진짜'가 없는 것 같다.

효소가 없는 사람(유당불내증이 있는 사람)은 우유에 속이 불편하거나 설사한다는 사람이 적지 않다.

"나는 우유만 마시면 속이 부글부글 끓고 뱃속이 난리가 나요! 화장실에 가 설사를 그냥 좍~ 하죠."

내 한의원에 종종 들르는 토양체질 환자가 하는 말이다. 반면, 치즈나 요구르트는 속이 편하다고 한다.

토음체질은 우유를 포함한 유제품 전체가 다 맞지 않는다. 하여튼 우유가 좋은 체질이건 나쁜 체질이건, 먹고 부작용이 난다면 미련 없이 먹지마라.

계란

일반적으로 계란이 토체질(소양인)에 좋은 것으로 알려져 있으나, 나의 임상 경험에 비춰보면 그다지 좋지 않은 것으로 여겨진다. 계란이 바로 닭이기 때문이다. 생각해보면 이건 상식이다. 나는 계란(더 정확히는 계란노른자)을 닭과 동일하게 간주하여 체질식에 배치하였다. 계란(노른자)은 수체질(소음인)에 좋고, 토체질(소양인)에는 좋지 않다(단, 계란흰자는 토체질에 좋은 것 같다. 자세한 것은 뒤의 수체질 쪽 참조).

닭과 오리

"몸에 열이 많은 사람들에게는 닭보다 오리가 좋다던데, 그렇다면 토체질에 오리가 좋은 게 아닌가요?"

닭과 오리에 대해 그런 말이 있지만, 체질의학적으로 볼 때 닭과 오리는 거의 같은 성질을 갖는다. 이들의 공통점은 가금류, 즉 날짐승이라는 것인데, 닭과 오리뿐만 아니라, 꿩, 칠면조, 타조 같은 다른 가금류들 역시도 동일한 체질적합성을 가질 것으로 추정된다. 닭과 오리 둘 다 토체질(소양인)에 좋지 않다. 이들은 수체질(소음인)에 좋다.

개의 체질

"아유~ 전에 집에서 닭고기 먹는데, 발라 놓은 닭 뼈를 옆에 있던 곰돌이(개)가 냉큼 집어먹었지 뭐예요. 근데 갑자기 얘가 켁켁거리면서 숨이 깔딱 넘어가는 거예요. 병원에 정신없이 달려가서 개복하고 닭 뼈를 꺼내서 겨우 살아났다니까요! 수술비가 60만 원이나 들었어요, 글쎄~! 개 값보다 수술비가 더 나왔다니까요!"

내 한의원에 근무하는 직원이 집에서 기르는 애완견에 대해 하는 얘기다. 이것은 단순히 닭 뼈다귀가 너무 강해서 목에 걸린 사건이 아니다. 그보다도 훨씬 강한 소뼈나 돼지뼈도 어렵지 않게 부셔 먹는 동물이 개다. 곰돌이에게 발생한 사건은 호흡기도의 강력한 수축을 동반한 소화관의 급성 과민반응, 즉 알레르기 반응인 것이다. 죽음으로까지 몰고 갈 수 있는 급체는 거의 다 알레르기 반응이다. 그 체질에 극단적으로 유해한 물질이 들어가 극심한 발작을 일으킨 결과다. 닭고기는 개에게 가장 해로운 음식 중의 하나인 것이다.

체질적으로 닭은 토체질(소양인)에 가장 해롭다. 그렇다면 개의 체질은 무엇일까? 닭 뼈에 극심한 과민반응이 나는 것으로 봐서 개는 토양 아니면 토음, 즉 토체질(소양인)일 것이다.

이런 일화는 닭이나 개, 둘 다 동일한 기미(氣味)[30]를 갖는다는 사실을 극적으

---

30 기미(氣味)란 약물의 기능을 설명하는 전통한의학의 음양론적 약리이론이다. 기는 양에 속하는 무형의 에너지 같은 것을 말하고, 미는 음에 속하는 유형의 질료 같은 것을 말한다. 구체적으로 기는 한·열(寒熱), 즉

로 말해준다. 극성이 같아 서로를 밀치는, 그런 이치인 것이다. 곰돌이는 닭과 극성이 완전히 동일하여 닭 뼈에 그렇게 치명상을 입은 것이다. 그렇다면 역으로, 닭도 개고기를 쪼아 먹을 경우 그런 내상을 입을 것이란 추론이 가능하다. 따라서 같은 논리로 닭의 체질도 토체질일 것이다. 결국 극단적으로 서로 해로운 개체들은 구조적으로 같은 체질이라는 말이다.

이런 사실로부터 우리는 체질식의 원리에 대한 중요한 가설을 이끌어낼 수 있다. 즉, 어떤 체질에 '극히' 해로운 음식은 그 체질과 동일한 체질에 속한다.

이런 원리를 적용하면 개고기가 어느 체질에 적합한지도 역시 추론해낼 수 있다. 익히 알고 있듯이 닭은 수체질(소음인)에 가장 잘 맞는 음식이다. 그런데 닭의 체질은 방금 전에 보았듯이 토체질이다. 그렇다면 토체질인 개고기도 당연히 수체질에 가장 잘 맞을 것이다(실제로 개고기는 수체질에 좋다). 이로부터 체질식에 대한 또 다른 원리를 이끌 수 있다. 즉, 어떤 체질에 '매우' 이로운 음식은 그 체질과 정반대의 체질에 속한다.

이런 관계를 더욱 확충하면 그 밖의 다른 많은 동물들의 체질도 추리해낼 수 있다. 예를 들어 지네는 수체질(소음인)일 확률이 높다. 닭이 그처럼 지네를 좋아한다면 이 둘은 서로 정반대의 체질일 확률이 높기 때문이다(적어도 같은 체질은 아니라는 사실을 알 수 있다). 닭은 토체질이므로 지네는 그 반대인 수체질이 될 확률이 높다(이들은 실제 천적 관계에 있다. 이런 생물학적 관계도 이들이 서로 반대 체질에 있음을 강력히 시사한다).

차거나 더운 성질로 표현되며, 미는 오미(五味), 즉 산·고·감·신·함(酸苦甘辛鹹)의 맛으로 표현된다. 예를 들어 인삼의 기미는 일반적으로 감미고·온(甘微苦溫)으로 알려져 있다, 즉 인삼의 미(味)는 달고(甘) 약간 쓰며(微苦), 기(氣)는 따뜻하다(溫)고 간주되는 것이다. 이 기미론은 한약에 대한 구조적 이해의 전형이다.

이를 더욱 일반화하면 심지어 식물의 체질 또한 추론이 가능하다. 예를 들어 현미는 수체질(소음인)에 가장 좋으므로, 현미 그 자체는 토체질(소양인)일 확률이 높다. 또, 메밀은 금체질(태양인)에 가장 좋으므로, 메밀 그 자체는 목체질(태음인)일 공산이 크다. 이상은 나의 생각으로 아직은 가설이다.

이런 방식으로 체질을 추측하는 것의 문제점은 4체질체계, 즉 사상체질까지만 추론이 가능하고, 8체질까지 완벽하게 판별하기는 곤란하다는 것이다. 또 하나 문제는 서로 정반대이거나 완전히 동일한 체질이 아닌 체질들 사이에서는 그 체질적합성을 정확하게 예측하기가 어렵다는 것이다.

그럼에도 불구하고 실용적인 측면에서는 이와 같이 4체질 수준으로만 판별해도 동식물의 사육이나 재배에 큰 도움이 되지 않을까 생각한다. "소한테 당귀를 먹이는 게 해가 될까, 안 될까?", "인삼즙을 딸기에 뿌리는 것이 병충해 저항성을 높이는 데 도움이 될까, 그렇지 않을까?" 이런 종류의 실용적 물음에는 시행착오를 줄여주는 해답을 그리 어렵지 않게 얻어낼 수 있지 않을까 생각하는 것이다.

목체질(태음인)

1. 목양체질
이로운 육식 돼지고기, 쇠고기, 양고기, 우유, 치즈, 버터, 요구르트
해로운 육식 *개고기*

2. 목음체질
이로운 육식 돼지고기, 쇠고기, 양고기, 우유, 치즈, 버터, 요구르트
해로운 육식 *개고기*

해설

　목체질(태음인)은 동물로 말하면 육식동물이라고 할 수 있다. 그만큼 육식이 잘 맞는 체질이다. 특히 목양체질은 가장 육식이 좋은 체질로 손꼽힌다. 그런 명성에 걸맞게 육식도 매우 잘하는 편이다. 예를 들면 불고기 몇 인분 정도는 거뜬히 소화시키는 사람이 많다. 그러면서도 체질에 해로운 채소나 생선, 해물을 좋아하는 사람도 적지 않다.

　목음체질 역시 육식이 잘 맞는 체질이지만, 의외로 육식보다 채식이나 생선, 해물을 좋아하는 사람들이 많이 눈에 띈다. 사실 목체질은 육식뿐만 아니라, 채소나 생선, 해물 등 다양한 종류의 음식을 좋아하는 편이다. 물론 그중에서도 일반적으로 육식을 가장 좋아하고 잘 먹는다. 그렇지만 육식을 싫어하고 소화도 잘 못 시키는 사람도 간간이 눈에 띈다.

　목체질(태음인)은 모든 육식이 다 좋다고 알려져 있으나 개고기는 해롭다. 그리고 임상에서 환자들을 통해본 결과 닭고기나 오리고기 같은 날짐승은 생각보다 그렇게 좋은 것 같지 않다(판단유예). 목체질은 이런 말을 종종 한다.

　"닭고기야 맛은 참 좋죠. 프라이드치킨 냄새 죽이잖아요! 근데 닭고기 먹고 몸이 좋다는 느낌은 별로 없었어요. 크게 나쁘다는 느낌도 없지만, 돼지고기나 쇠고기를 먹었을 때처럼 기운이 솟거나 컨디션이 좋아지는 그런 느낌도 별로 못 받아요."

　나는 닭고기나 오리고기는 이롭지도 해롭지도 않다는 의미에서 우선 중립적인 입장을 제안한다(계란도 마찬가지. 계란에 대해서는 수체질 쪽을 참조하라).

우유

목양체질은 유제품이 가장 잘 받는 체질이고, 목음체질도 유제품이 유익한 체질이다. 특히 목양체질은 속이 좋지 않을 때 우유를 마시면 속이 편해질 정도다. 목양체질에게 우유는 소화제 같은 작용까지 하는 것이다. 그렇다 해도 너무 지나친 섭취는 그리 바람직한 것으로 생각되지 않는다. 원하는 경우 하루 1~2개 정도의 유제품만 먹도록 한다.

전에 술집에서 양주를 먹을 때 보면 종종 우유가 술과 함께 나란히 탁자에 놓여 있던 기억이 있다. 우유를 마시면 위벽이 우유로 코팅이 되어 부담이 적다는 속설 때문이다. 그래서 술 먹기 전에 먼저 우유를 마시던 친구들도 생각나는데, 이는 목체질이나 또는 우유가 맞는 다른 체질 중에 부작용이 없는 일부 사람들에게는 좋을지 모르나, 그 밖의 경우에는 그다지 좋은 방법이 아닐 듯싶다.

목체질(태음인)에도 가끔 우유가 잘 맞지 않는 사람이 있는데, 특히 목음체질은 우유 먹고 설사한다는 사람이 의외로 많다. 찬 우유를 먹고 그런 경우가 많은데, 목음체질은 대장이 냉하여 찬 것을 잘 견디지 못하기 때문이다. 목양체질도 빈도는 덜하지만 역시 찬 우유 먹고 설사한다는 사람이 드물지는 않다. 이런 경우는 물론 우유를 따뜻하게 데워먹으면 될 것이다. 하지만 따뜻하게 먹어도 소화장애가 발생한다면 해결책은 의외로 간단하다.

먹지마라!

목체질이라도 우유 소화가 여의치 않을 때는 안 마시는 것이 상책이다. 대안으로 치즈나 요구르트를 먹는 것이 좋다.

수체질(소음인)

1. 수양체질

이로운 육식 닭고기, 염소고기, 양고기, 오리고기, 계란노른자, 개고기

해로운 육식 돼지고기, 돼지가공육(햄, 소시지, 핫도그), 소고기, 우유, 계란흰자

2. 수음체질

이로운 육식 닭고기, 염소고기, 쇠고기, 양고기, 오리고기, 계란노른자, 우유, 치즈, 버터, 요구르트, 개고기

해로운 육식 돼지고기, 돼지가공육(햄, 소시지, 핫도그), 계란흰자

해설

수양체질은 닭고기나 오리고기, 양고기, 염소고기가 맞고, 돼지고기, 쇠고기는 맞지 않다. 수양체질 중에 냄새에 민감하여 체질에 이로운 고기조차도 잘 먹지 못하는 사람이 종종 있다. 그래서 모든 고기를 다 싫어하는데, 딱 오리고기 하나만은 먹는다는 사람도 있다.

수양체질과 달리 수음체질은 일반적으로 고기를 매우 좋아한다(소화력이 아주 떨어진 수음체질의 경우는 싫어한다). 목체질(태음인)보다 더 고기를 밝히는 듯하여 살 찐 수음체질은 혹 목체질이 아닌가 하는 생각이 들 정도다.

강원도에 사는 수음체질 환자로서 극심한 소화불량과, 팔, 어깨, 겨드랑이 등의 부위가 당기고 저리는 등의 증상으로 근 10여년을 고생하던 사람이 있었다. 내가 근년에 냈던 책(『8체질의학의 원리』, 『8체질이야기』 등)을 통해 인연이 닿은 사람이었는데, 그는 내 한의원에서 약을 몇 제 지어먹고 그 고질적이던 병이 거의 완치됐다. 한번은 그가 전화를 걸어와서, 그에게 요즘 식생활은 어떻게 하느냐고 물었다.

"삼시 세끼 고기만 먹어요. 아침엔 쇠고기 넣은 미역국, 점심은 닭죽, 저녁은 불고기, 이런 식이죠. 소화 아무 문제없고 몸도 정말 좋아요!"

하지만 돼지고기는 절대 안 먹는단다. 수양·수음체질(소음인)은 반드시 돼지고기를 피해야 건강이 보장된다. 돼지고기를 제외한 쇠고기, 닭고기, 오리고기, 양고기 등 대부분의 육류가 수음체질에 좋다. 단, 위가 매우 나빠진 수음체질의 경우는 닭고기 외에는 거의 다 체하거나 토하거나 설사하는 경향이 있으므로 먼저 위장의 완벽한 치료를 요한다. 이 사람도 내게 치료받기 전에는 이로운 육식도 잘 소화해내지 못했었다. 치료를 통해 위 기능이 제자리를 잡게 된 이후로 이렇게 고기를 잘 먹게 된 것이다. 치료가 되면 돼지고기를 제외한 모든 고기는 정량이라면 아무리 먹어도 탈이 없다.

닭고기는 수체질(소음인)에 가장 좋은 육식이다. 하지만 어떻게 조리하느냐가 체질적합성에 상당한 영향을 준다. 예를 들어 닭고기를 조리할 때 흔히 하는 프라이드치킨, 즉 닭튀김은 수체질에 특히 좋지 않다. 튀김 기름이 종종 소화장애를 일으킬 수 있기 때문이다(일반적으로 식용기름은 고열로 가열하면 질이 낮은 트랜스지방을 생성하는 경우가 많다). 아니면 튀길 때 입히는 튀김옷이 맞지 않는 것인지도 모른다. 닭은 백숙처럼 삶아먹거나 아니면 구워먹는 것이 좋다.

유제품

수양체질은 우유에 설사 같은 소화장애를 일으키는 경우가 많다. 반면 수음체질은 대부분의 유제품이 이롭다. 당연하지만, 차가운 우유나 차가운 요구르트는 체질에 맞는다 할지라도 배탈을 일으키는 경우가 많으므로 항상 따뜻하게 먹는 것이 상책이다.

계란

"계란이 제 체질에 괜찮아요? 듣기에 수체질은 닭이 이롭고, 계란은 해롭다고 한 것 같은데."

수체질(소음인) 환자가 내게 하는 질문이다. 기존 체질식에는 이렇게 수체질에 계란이 해롭다고 되어 있다. 그리고 반대체질인 토체질(소양인)에는 계란이 이롭다고 되어 있다. 이 때문에 닭과 계란 사이에서 헷갈려 하는 환자들이 이 문제에 대해 자주 문의한다. 나도 뾰족한 설명은 하지 못하고 기존 체질식에 그렇게 나와 있다고 말하곤 했다. 그런데 이번에 체질식에 대해 면밀히 검토해보면서 계란에 대한 사항이 수정돼야 한다고 생각했다. 계란은 닭의 전신(前身)으로서 시간의 선후만 다를 뿐 궁극적으로 닭과 같은 것이라는 결론을 얻었다. 닭의 체질적합성과 계란의 체질적합성은 동일해야 하는 것이다.

한 번 생각해보자. 무는 목체질(태음인)에 좋은 채소다. 무에서 난 잎인 무청 역시 목체질에 좋다. 그리고 무에서 생성된 무의 씨(蘿葍子, 나복자)[31] 역시 목체질에 좋다. 무의 뿌리부터 잎, 씨앗까지 무와 관련된 모든 것들이 동일한 체질적합성을 갖고 있는 것이다. 이러한 관계는 내가 아는 한 거의 모든 식품에서 다 성립했다. 뿌리와 몸통, 가지, 잎, 씨 등 한 생명체에서 난 모든 것들은 대개 같은 체질적합성을 가지는 것이다.

같은 원리가 여기 닭과 계란에도 적용되어야 한다고 생각한다. 닭이 수체질(소음인)에 좋다면, 당연히 닭의 알인 계란도 수체질에 좋아야 한다. 무와 무의 씨(나복자)의 관계란, 말하자면 닭과 닭의 씨(계란)의 관계와 동일한 것이다. 닭과 계란의 체질적합성은 같아야 하는 것이다. 나는 이를 확인하기 위해 수체질 환자들에게 물어봤다.

"계란 먹으면 속이 불편해요?"

"아니요! 괜찮아요."

"체하거나 그러지 않아요?"

"글쎄요, 먹어도 아무렇지도 않던데."

---

[31] 이제마는 『동의수세보원』에서 이 무 씨(나복자)를 태음인, 즉 목체질의 소화장애 등을 치료하는 데 썼다.

이들은 대개 계란에 대해 크게 불편함을 토로하지 않았다. 하지만 문제가 그리 단순하지는 않다. 사실은 계란의 노른자와 흰자의 성질이 다르기 때문이다. 일반적으로야 그 차이를 잘 느끼지 못하지만, 사람에 따라서는 이 둘에 대한 반응이 확연히 차이가 나기도 한다. 우리가 계란의 노른자와 흰자를 분리해서 생각한다면, 당연히 닭의 본체로서 노른자를 닭의 체질적합성과 같은 것으로서 간주할 수밖에 없다. 아까 그 강원도 사는 수음체질 환자가 내 한의원 홈페이지에 올린 다음 글은 계란의 체질적합성을 간파하는 데 큰 도움이 된다.

"(계란을) 적게 먹을 경우는 이상을 느끼지 못합니다. (그런데) 공복에 먹을 경우나 자주 먹을 경우에는 반드시 탈이 납니다. 식당에서 육개장이나 라면을 먹을 때에는 반드시 계란 흰자를 걷어내고 먹습니다."

계란흰자가 맞지 않음을 간접적으로 표현하고 있다.

나는 수체질(소음인)에는 계란노른자가 맞고, 흰자는 맞지 않다고 본다. 물론 토체질(소양인)에는 반대로 흰자가 맞고 노른자는 맞지 않다. 따라서 나는 수체질에 대하여 계란노른자를 이로운 육식으로, 그리고 계란흰자를 해로운 육식으로 제안한다.

독자 여러분들은 잘 느끼지 못하겠지만, 아무 것도 아닌 듯한 이런 제안 하나가 사실은 매우 힘든 것이다. 왜냐하면 아무도 이런 생각을 잘 하지 않기 때문이다. 어떤 분야건 사계에서 권위자가 어떤 사실을 한 번 말하면 그것은 곧바로 엄청난 파워를 갖는다. 권위에 눌린 사람들은 거의 반성하지 않고 맹목적으로 그 말을 믿어버린다. 그리고 그 관성이 워낙 강하여 아무도 멈출 수가 없다. 그러다 보면 그렇게 누천년(累千年)이 흐를 수도 있다.

아무리 자명한 듯이 보이는 것이라 할지라도 때에 따라서는 본질적으로 회의

(懷疑)해봐야 한다. 그리고 의심스러운 것에 대해선 세밀하게 증명을 구해 의혹을 없애고 참된 이치를 밝혀야 한다. 데카르트가 진리에 도달하기 위해 생각할 수 있는 모든 것들을 회의했다는 사실은 철학사에서 유명한 일화다. 독일 관념론의 대성자 칸트의 철학을 비판철학이라고 하는 것도 상기하라. 진리란 비판의 칼날 위에 서 있다. 이렇게 엄밀한 자세를 견지하지 않는다면 우리는 무지몽매한 상태에서 결코 벗어날 수가 없다. 과감하게 회의하고 치밀하게 증명을 구해 나간다면 난공불락처럼 어렵게만 보이던 문제도 콜럼버스 달걀처럼 쉽게 풀릴 수 있다. 비록 그것이 처음에는 계란으로 바위 깨기처럼 무모하게 보인다 할지라도. 계란(노른자)은 수체질에 좋다. 나의 이 주장이 계란으로 바위치기일까?

흑염소

염소(goat)는 양(sheep)과 종은 다르지만, 체질적합성은 거의 같다. 노린내가 매우 역하여 요리를 잘못 하면 비위가 약한 사람은 도저히 먹을 수 없을 정도다. 어렸을 때 아는 사람이 염소고기를 우리 집에 갖다 준 적이 있었는데 지금 기억에도 그 냄새 때문에 정말 먹기 괴로웠다(속이 울렁거리고 구역질이 나며 머리가 지끈지끈 아프기까지 했다). 일상 음식으로는 잘 먹지 않고 털이 새까만 염소, 즉 흑염소를 몇 가지 한약재와 함께 고를 내서 약으로 복용하는 경우가 많다.

흑염소고는 대개 소화기능이 약하고 추위를 많이 타거나, 산후조리가 잘 되지 않아 산후풍에 고생하는 수체질(소음인)에 잘 맞는 민간처방이다. 특히 손발이 매우 차고 추위를 잘 타는 증상에 흑염소를 먹고 좋아졌다는 수체질 환자의 증언이 다수 있는 것으로 보아, 수체질에 몸을 따뜻하게 하는 효험은 분명한 것 같다. (단, 같이 첨가되는 한약재는 당귀, 천궁, 감초 등과 같이 수체질에 맞는 것으로 써야 원하는 효과를 얻을 수 있다.)

　임상을 하다보면 손발이 차거나 추위를 많이 타는 사람 중에 생각보다 이 흑염소를 복용해본 사람이 많다는 사실을 발견한다. 이런 사람들은 대개 자신을 소음인(수체질)으로 생각하는 경향이 있다. 체질 불문으로 이런 증후에 흑염소가 영험하다고 대중들에게 널리 알려져 있기 때문이다. 하지만 진단을 해보면 거개가 수체질이 아닌 다른 체질들이 이 흑염소를 복용한 경우가 많다.

　"흑염소 먹고 많이 좋아졌어요?"

　"아뇨? 엄마가 추위 타는 데 좋다 해서 먹었는데 전혀 좋아진 게 없어요."

　일반적으로 산후에, 혹은 평소 추위 많이 타는 여성들이 흑염소를 많이 먹는데 결과는 대개 이런 식이다. 체질에 맞지 않으면 아무리 배트 휘둘러도 맞지 않는 공처럼 이렇게 헛방인 결과를 초래한다. 산삼, 녹용 아니라 천하의 진시황의 불로초라도 소용이 없다.

8체질영양학 3
살찌는 식품

살찌우기

요즘 대세가 너나 나나 할 것 없이 모두 살 빼는 데에 혈안이 되어 있어 살빼기가 무척 어려운 것처럼 인식되고 있지만, 사실은 살빼기보다 살찌기가 더 어려운 점이 있다. 살은 안 먹으면 빠지고, 먹으면 찐다. 이것은 부정할 수 없는 사실이다. 그래서 대개 살 빼는 약을 보면 식욕억제제가 주류이다. 그리고 일시적이긴 하지만 대개 그런 약을 먹으면 살이 분명 빠지는 경우가 많다.

살 빼는 요령이 이와 같다면, 반대로 살찌는 요령은 논리적으로 당연히 잘 먹어야 한다는 결론이 나온다. 헌데 문제는 그리 단순하지 않다. 살찌기 어려운 사람들 중에 상당수는 적잖이 먹는데도 좀체 살이 잘 찌지 않는 것이다. 이런 경우 정말 난감하지 않을 수 없다. 아마도 이런 사람들은 인체의 대사율이 다른 사람들보다 훨씬 왕성한 사람들일 것이다. 이들은 흔히 스스로를 '살이 안 찌는 체질'이라고 지칭한다. 실제 그런 체질이 있는 것은 아니지만, 상대적으로 살이 잘 안 찌는 사람들이 많은 체질은 있다. 금체질(태양인), 수체질(소음인)이 바로 그런 체질들이다. 하지만 이들 중에도 살이 잘 찐다고 호소하는 사람이 적지 않으므로 이들이 살이 안 찌는 체질이라고 단정할 수는 없다.

살이 찌려면 어쨌든 음식을 통해서 하는 수밖에 없다. 살이 잘 안 찌는 사람들을 위해 여기 살이 잘 찌는 음식들을 소개한다.

살찌는 식품

금양체질 생선 또는 새우튀김, 흰쌀밥, 잎채소튀김(깻잎 등), 파인애플, 딸기, 바나나, 생선구이 또는 생선회, 초콜릿, 코코아, 아가베시럽, 포도당분말, 현미유, 카놀라유

금음체질 생선튀김, 흰쌀밥, 잎채소튀김(깻잎 등), 파인애플, 딸기, 생선구이 또는 생선회, 초콜릿, 코코아, 아가베시럽, 포도당분말, 포도씨유, 카놀라유

토양체질 삼겹살, 베이컨, 돈가스, 갈비, 등심, 차돌박이, 소내장, 돼지내장, 새우튀김, 지방이 풍부한 우유·치즈, 아이스크림, 도너츠, 크림빵, 크림과자, 크림케이크, 과자, 스낵, 파이, 분식, 흰쌀밥, 딸기, 바나나, 파인애플, 견과류, 채소튀김(당근, 깻잎 등), 메이플시럽, 초콜릿, 코코아, 대두유, 올리브유

토음체질 삼겹살, 베이컨, 돈가스, 돼지내장, 새우튀김, 과자, 스낵, 파이, 흰쌀밥, 딸기, 바나나, 파인애플, 채소튀김(당근, 깻잎 등), 초콜릿, 코코아, 포도씨유, 올리브유, 포도당분말

목양체질 삼겹살, 베이컨, 돈가스, 갈비, 등심, 차돌박이, 소내장, 돼지내장, 지방이 풍부한 우유·치즈, 도너츠, 크림빵, 크림과자, 크림케이크, 단맛이 나는 과자·스낵·파이·시리얼, 분식, 흰쌀밥, 망고, 아보카도, 코코넛, 견과류, 채소튀김(감자, 당근 등), 옥수

수(찜, 버터구이), 마가린, 대두유, 옥수수기름, 아보카도유, 메이플시럽, 물엿, 꿀

목음체질 삼겹살, 베이컨, 돈가스, 갈비, 등심, 차돌박이, 소내장, 돼지내장, 지방이 풍부한 우유·치즈, 도너츠, 크림빵, 크림과자, 크림케이크, 단맛이 나는 과자·스낵·파이·시리얼, 분식, 아보카도, 코코넛, 견과류, 채소튀김(감자, 당근 등), 옥수수(찜, 버터구이), 마가린, 대두유, 옥수수기름, 아보카도유, 메이플시럽, 물엿

수양체질 닭튀김, 닭내장, 단맛이 나는 과자·스낵·파이·시리얼, 망고, 마요네즈, 채소튀김(감자 등), 옥수수(찜, 버터구이), 옥수수기름, 참기름, 물엿, 꿀, 흰쌀밥

수음체질 닭튀김, 닭내장, 지방이 풍부한 우유·치즈·요구르트, 단맛이 나는 과자·스낵·파이·시리얼, 망고, 아보카도, 마요네즈, 마가린, 채소튀김(감자 등), 옥수수(찜, 버터구이), 옥수수기름, 참기름, 아보카도유, 물엿, 꿀, 흰쌀밥

체질식 설명서

생선과 해물편

최근 연구에 의하면 단지 심해저(abyss)에 사는 생물종의 수만 해도 1천만에서 1억에 달할 것이라고 한다. 여태껏 지구상에 존재할 것이라고 예측한 모든 동식물들의 수와 맞먹는 숫자다. 바다는 모든 생명의 근원이다. 생선과 해물은 아직도 그 생명의 근원에서 노니는 것들이다. 우리는 이들을 결코 도외시할 수 없다.

생선과 해물

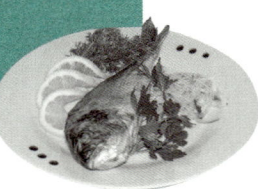

오메가-3 열풍

매실, 홍화씨, 알로에, 인진쑥, 녹즙, 석류, 누에가루, 청국장, 아사이베리, 개똥쑥… 이런 것들은 최근 유행했던 건강식품들의 목록이다. 지금은 다들 좀 시들해졌지만, 한때 이들의 기세는 하늘을 찌를 듯 등등했다. 사람들이 먹는 건강식품에 부는 바람을 보면 이렇게 완벽하게 패션을 닮아 있다. 그럼 요즘 가장 패션의 첨단을 리드하는 건강식품은 무엇일까? 내가 보기에 그것은 오메가-3다. 아마도 내 한의원에 오는 환자 두 사람 중 한 사람은 이 오메가-3를 챙겨먹고 있는 듯하다.

"정말 엄청 팔아치웠구나!"

이런 풍속도를 보면서 나는 속으로 이렇게 되뇌었다. 대한민국에서 대박 터트리기는 정말 누워 떡먹기 같다는 생각이 든다. 이렇게 한 흐름에 광적으로 쏠리는 국민은 별로 없을 테니까 말이다. 무슨 아이템이건 TV 아침 주부 프로그램 같은 데 가지고 나가 한 번 떠들어 주기만 하면 그날로 마트에서 동이 나고 만다. 오메가-3도 그런 물결에 합류했다.

오메가-3는 정확히 말하면 오메가-3지방산의 약칭으로서 이중결합이 지방산 사슬의 말단(메틸기)에서 3번째에 존재하는 화학구조를 가진 불포화지방산을 지칭한다. 알래스카 지방에 사는 사람들이 미 본토 사람들에 비해 심혈관질환 발생률이 현저히 낮은 이유가 그들이 주로 섭취하는 바다생선, 바다표범, 물개 등에 많이 함유된 이 지방산 때문이라는 사실이 알려져, 미국, 캐나다 등 서방세계에서 근년에 개발된 최고 히트상품 중의 하나인 것이다. 그런데 이 오메가-3가 또다시 우리나라에서 마치 심혈관질환의 수호천사처럼 인식되어 저렇게 날개 돋친 듯 팔리고 있는 것을 보면 한편의 잘 만들어진 코미디 같다는 생각을 지울 길이 없다.

오메가-3는 쉽게 말하면 생선기름이다. 그러니까 고등어나 참치 등의 생선을 먹으면 자연스럽게 섭취되는 영양소인 것이다. 그런데 서양인들, 그 중에 특히 우리의 영원한 우방이라는 미국 사람들은 생선을 거의 먹지 않는다. 소나 돼지 같이 육즙이 뚝뚝 흐르는 붉은 살의 고기만 좋아하지 생선에는 통 눈길을 주지 않는다. 생선 특유의 비린내를 지독히도 역겨워하기 때문이다. 그나마 먹는 것이 냄새가 거의 없는 참치나 연어 정도에 그치고, 그것도 머리, 내장, 비늘, 뼈 등 대부분은 발라버리고 오로지 가운데 토막인 살코기 부분만 조금 도려내어, 아직 남아 있을 미심쩍은 냄새 말살하기 위해 펄펄 끓는 기름에 튀겨 먹거나, 고소한 버터에 발라 스테이크처럼 구워먹는 정도의 수준에 머물 뿐이다. 우리처럼 대가리부터 꼬리까지 통째 구워먹거나, 양념으로 조려먹거나, 끓는 물에 삶아서 탕으로 먹는다는 것은 애초에 상상조차 하지 않는다.

이런 그들에게 비린내의 원천인 생선기름을 먹으라는 것은, 아무리 심장병 아니라 그 할애비 같은 중병에 걸린다 해도 원천적으로 불가능한 일. 임신한 여자처럼 속이 메슥거려 당장 화장실로 달려가 우웩! 하고 오바이트할 판인데 그 '구역질' 나는 생선기름을 어떻게 먹는단 말이다. 그래서 고육지책으로 탄생한 게 바로 이 오메가-3. 즉 생선에서 순수하게 그 지방만 추출해 말랑말랑한 젤라틴 캡슐 속에 꼭꼭 눌러 담은 다이제스트 영양제의 결정판이 바로 오메가-3인 것이다. 따라서 미국인들에게 오메가-3란 결국 식탁에서 한없이 투정부리는 아이에게 이런 저런 술수로 얼러 먹이듯이, 죽어도 먹기 싫은 생선먹이기 전 국민 초간편 프로젝트의 일환인 것이다(국가 주도 행사는 물론 아니다).

이러한 음식문화는 우리 대한민국의 그것과는 사뭇 다른 풍경이 아닐 수 없다. 도대체 못 먹는 생선이 하나도 없다시피 바다와 강에서 나는 거의 모든 생선을 먹어치우는 우리 배달민족이 아닌가. 생선뿐이랴! 조개면 조개, 갑각류면 갑각류, 그리고 서구인들이 괴물처럼 생각하는 음식인 문어, 오징어, 낙지 등 연체류마저도 가볍게 먹어치우는 우리다. 그런 우리 국민들이 하나같이 오메가-3를 섭취하고 있는 이 진풍경은 정말 우스꽝스런 일이 아닐 수 없다. 좋아하는 생선 그대로 맛있게 먹으면 저절로 섭취될 것을, 저렇게 비싼 돈 주고 맛없는 캡슐을 하루 3번 꼭꼭 챙겨먹는 불편을 감수하다니. 도대체 이 무슨 꼴인가? 이렇게 '주체사상'이 없어서야! 하여튼 세상은 요지경 코미디의 연속이다.

물론 우리 국민들 중에도 생선 비린내를 못 견뎌하는 사람이 있다. 그런 사람들은 당연히 오메가-3를 복용하는 것을 나는 만류하지 않는다. 단, 조건이 있다. 체질에 맞아야 한다는 것. 오메가-3는 금체질(태양인), 토체질(소양인)에 맞고, 목체질(태음인), 수체질(소음인)에는 맞지 않다.

그런데 가끔 이상한 것은 오메가-3가 맞을 것 같은데도 먹으면 속이 좋지 않다는 사람들이 있다. 원인으로 생각할 수 있는 것은 먼저 오메가-3를 추출한 급원식품이 뭔가 하는 것이다. 오메가-3의 급원식품은 크게 연어와 같은 생선이나 바다표범(harp seal)과 같은 해양 포유류가 있다. 생선에서 추출한 어유는 일반적으로 금체질과 토체질에 맞는데, 바다표범은 확실히 알 수 없는 것이다. 그리고 생선 중에도 고등어나 꽁치 같은 등 푸른 생선에서 추출한 어유는 금음체질이나 토음체질에 문제를 일으킬 수 있다. 이 두 체질은 특히 고등어에 곧잘 소화장애를 일으키기 때문이다.

이를 제외하고 또 생각할 수 있는 원인으로는 오메가-3를 담는 재료인 젤라틴 캡슐을 들 수 있다. 젤라틴은 주로 소가죽이나 돼지가죽을 원료로 만드는데, 이것이 육식이 잘 맞지 않는 금체질과 일부 토체질에 부작용을 일으키는 것이 아닌가 하는 생각이 드는 것이다. 도대체 육식의 부작용을 해소하기 위해 개발한 그 알뜰한 영양제에 다시 육식 재료를 갖다가 쓰는 것은 또 무슨 경우인가? 앞뒤가 맞지 않는 것 아닌가! 하여튼 이런 게 다 코미디인 것이다.

"그럼 젤라틴 캡슐을 터뜨려서 안에 있는 생선지방만 먹으면 안 되나요?"

그래도 간절히 이 오메가-3를 복용하기 원하는 한 금양체질 환자가 이렇게 애처롭게 묻는다. 나는 웃으면서 답했다.

"그렇게라도 한번 복용해보세요."

다음에 그 환자가 왔을 때 물어보았다.

"오메가-3, 그 안에 것만 먹어봤어요?"

"네!"

"어땠어요?"

"그냥 먹을 만하던데요."

그 환자가 가고, 나도 샘플로 가지고 있던 오메가-3 캡슐을 조심히 터뜨려 수저에 담아 그 하얀 액체를 먹어보았다.

"으악!"

나는 비명을 질렀다. 역한 비린내가 입안에 화! 하고 퍼졌다. 위장의 뒤틀림을 움켜쥐고 화장실로 직행해서 뱉어냈다. 그리고 주방에서 물로 수십 번 입을 헹궜다. 하지만 그 비릿한 향은 '그 후로도 오랫동안' 나의 구강 안을 맴돌았다.

"그분 참 대~단하군!"

나는 내 책상 옆에 놓아 둔 오메가-3를 응시하며 이렇게 중얼거렸다.

"나처럼 생선 좋아하는 사람도 그건 도저히 못 먹겠던데."

오메가-3지방산을 섭취하고 싶은 분은 좋아하는 생선 중에 오메가-3지방산이 풍부한 생선을 사서 드시라! 고등어, 꽁치, 정어리, 청어, 삼치, 가다랑어, 참치, 연어, 방어, 멸치, 뱅어 등 어시장에서 흔히 살 수 있는 대부분의 생선들에 많이 함유돼 있다. 정 생선을 싫어하는 분들은 이렇게 대안으로 오메가-3 제품을 사서 드셔도 좋다. 캡슐째 먹을 거냐, 캡슐을 제거하고 안에 들어 있는 오메가-3의 정수만 먹을 거냐는 소비자 여러분의 선택!

생선이 이렇게 좋다지만, 생선이 모든 체질에 다 좋은 것은 아니다. 체질마다 적합한 생선들이 따로 있다.

생선이 좋은 체질은 대략 금체질(태양인), 토체질(소양인)이고, 목체질(태음인), 수체질(소음인)은 일부 생선을 제외하고는 대부분 좋지 않다. 각 체질별 이로운 생선(해물 포함)과 해로운 생선은 다음과 같다.

금체질(태양인)

1. 금양체질

이로운 생선과 해물 고등어, 꽁치, 청어, 전어, 돔(참돔, 돌돔, 옥돔, 줄돔 등), 연어, 복어, 우럭, 병어, 방어, 참치, 도다리, 삼치, 광어, 숭어, 쥐포, 양미리, 열빙어, 멸치, 뱅어포, 문어, 조개류(바지락, 홍합, 고막, 키조개, 맛조개, 대합, 가리비, 피조개), 전복, 굴, 해파리, 게(꽃게, 대게, 킹크랩), 새우, 바다가재, 해삼, 멍게, 붕어

해로운 생선과 해물 미꾸라지, 장어, 메기, 가물치, 잉어, 민물새우, 재첩, 해조류(김, 미역, 다시마, 파래), 오징어, 낙지, 명태류(명태, 동태, 코다리, 황태, 북어, 노가리)

2. 금음체질

이로운 생선과 해물 돔(참돔, 돌돔, 옥돔, 줄돔 등), 복어, 우럭, 방어, 참치, 도다리, 삼치, 광어, 쥐포, 멸치, 뱅어포, 고등어, 꽁치, 청어, 전어, 명태류(명태, 동태, 코다리, 황태, 북어, 노가리), 조개류(바지락, 홍합, 고막, 키조개, 맛조개, 대합, 가리비, 피조개), 전복, 해파리, 게(꽃게, 대게, 킹

크랩), 바다가재, 소라, 붕어

해로운 생선과 해물 미꾸라지, 장어, 메기, 가물치, 잉어, 재첩, 민물새우, 새우, 굴, 해조류(김, 미역, 다시마, 파래), 오징어, 낙지

해설

금체질(태양인)인 환자에게 육식을 금하라고 충고하면 당장 하는 말이 있다.
"그럼 단백질은 뭘로 보충해요?"

생선! 금체질에 가장 중요한 단백질과 지방의 공급원은 바로 이 생선이다. 단백질도 풍부하고 요즘 각광받는 오메가-3지방산도 다량 들어 있어 육류에 전혀 손색없는 영양을 자랑한다. 생선은 주로 조림이나 구이 등으로 해서 먹지만, 싱싱한 것이면 회가 더욱 좋다(회에 배탈이 나는 금체질의 경우는 조리해서 먹는 것이 낫다).

사실상 거의 모든 싱싱한 생선들이 다 회로 즐길 수 있지만, 특히 사람들이 즐기는 것들은 연어, 참치, 광어, 돔, 복어, 전어, 숭어, 방어, 병어, 우럭, 도다리 등이다. 생선마다 독특한 질감과 향미가 있으므로 자신의 취향에 따라 즐기면 되는데, 개인적으로 나는 복어회를 무척 좋아한다. 얇게 저민 투명한 빛의 참복의 쫄깃하고 담백한 맛은 형언할 수 없는 진미다. 단, 복어는 극히 소량에도 치사에 이를 수 있는 맹독을 함유하고 있으므로 반드시 소정의 취급 자격을 가진 전문

요리사가 뜬 회를 먹어야 한다.[32]

고등어

금체질(태양인)에 유익한 생선이나 해물은 대개 바다에서 나는 것들이고, 해로운 생선이나 해물은 대개 민물에서 나는 것들이다. 특히 금양체질의 유익한 생선·해물 중에 고등어를 선두에 둔 것은 그만큼 고등어가 이 체질에 좋다는 것을 의미한다. 아마도 금양체질에 가장 좋은 단백질 급원식품을 들라면 고등어를 들 수 있을 것이다. 헌데 금음체질의 경우는 고등어 먹기가 생각보다 그리 쉽지 않다. 금음체질에도 고등어가 맞는 것으로 되어 있지만 의외로 먹으면 속이 자주 거북하다는 금음체질이 상당히 많기 때문이다. 속이 답답해지고 생목이 계속 오르고 소화가 잘 되지 않는 것이다(금양체질도 빈도는 덜하지만 이런 사람들이 가끔 있다). 근무력증이 있는 한 금음체질 환자는 "고등어를 먹기만 하면 대번에 가슴이 답답해지고, 다리에 힘이 빠져 고등어는 절대 먹지 않는다"고 했다. 이런 금음체질에게는 같은 등 푸른 생선 계열인 꽁치도 그와 비슷한 증상을 일으킨다.

전에 어떤 환자는 노르웨이산 수입 고등어는 아무렇지도 않은데, 우리나라 고등어만 먹으면 속이 좋지 않았다고 말한다. 또 다른 금음체질 환자는 제주도에서 먹은 고등어는 괜찮은 것 같았는데, 서울 백화점에서 산 고등어는 불쾌한 냄새가 계속 올라와서 참 힘들었다고 한다. 이런 사실로 미루어보건대 혹시 우리 연근해의 중금속 오염 때문이 아닌가, 하는 생각도 해본다. 두 사람 다 상대적

---

[32] 2010. 4. 20. 탤런트 현석 씨가 복어회를 먹고 의식불명에 빠졌다가 3일 만에 의식을 회복한 일이 있었다. 무자격자가 회를 뜬 것이다. 복어 취급 전문자격증을 가진 사람이 한 것이 아니면 절대 먹지 말 것.

으로 오염이 심한 근해에서 잡은 것에 문제를 더 일으키는 것처럼 보이기 때문이다(음식에는 이렇게 변수가 너무 많아 정확한 체질적합성을 밝혀내기엔 애로사항이 참 많다).

전 지구적인 산업화의 격랑 속에 있는 현세에 살면서 오염은 이제 불가피한 삶의 일부분으로 받아들여야 하지 않나 하는 생각이 든다. 어느 정도 오염된 식품은 이제 그 식품의 당연한 속성으로 인정해야 하지 않을까. 따라서 고등어나 꽁치 등 등 푸른 생선이 소화장애를 자주 일으키는 사람은 그것이 설사 이롭다고 해도 삼가야 할 것이다. 하지만 아직까지는 대체적으로 금양·금음체질(태양인)에 고등어는 잘 맞는 편이다. 따라서 부작용이 없는 금체질은 고등어를 자주 섭취해도 좋을 것이다.

조개 주의

일반적으로 바지락이나 모시조개, 대합 등의 대부분의 조개류는 금체질(태양인)에 매우 좋은 음식이다(토체질, 즉 소양인에도 좋다). 특히 간을 강화하는 효능이 강해서 지방간이나 간염, 간경화, 그리고 간암의 예방 및 치료에 특효이다. 금양체질은 금음체질과 더불어 장부구조상 간이 가장 약한 체질이니 조개류는 금체질에 첫째가는 성약(聖藥)이라 할 수 있는 것이다. 하지만 조개 알레르기가 있는 사람은 주의를 요한다. 금양체질 중에 소화기가 남달리 예민하고 음식에 대한 알레르기가 심한 사람은 조금만 독성이 감지돼도 체질에 맞건 맞지 않건 화들짝 과민반응을 일으키는 것이다.

일전에 음식에 매우 민감한, 평소 우리 한의원에 단골인 금양체질 환자가 제주도에서 불원천리 올라왔다. 나는 그녀에게 생선과 해물에 대해 몇 가지 물어봤다. 그녀는 (금양체질인데도) 고등어나 조개류는 그다지 좋지 않다고 했다. 두통이 있거나 속이 거북하다는 것이다. 그러면서 덧붙이길 킹크랩(king crab)은 너무 좋다고 했다. 아무리 많이 먹어도 두통이나 소화장애가 없다는 것이다.

이 여성은 전에는 굴에도 종종 심한 과민반응을 일으켜 응급실에 실려 간 적이 있다고 했다. 전복과 유사한 제주도 특유의 해산물인 오분자기에도 역시 과민반응으로 응급실행을 해야 했다. 굴, 조개 먹고 응급실을 간다고? 독자 여러분들은 그녀가 처했던 상황들이 어떤 건지 실감이 잘 가지 않을 것이다. 말 그대로 '죽느냐? 사느냐?'였다고 보면 된다. 패류에 과민반응을 일으키면 기도의 점막이 붓고, 따라서 목구멍이 막혀 호흡곤란을 일으킨다. 생명을 다투는 절체절명의 위급상황인 것이다. 어패류가 유익한 금양체질이라도 예민한 사람은 이렇게 원인 모를 과민반응으로 큰 변을 당하는 수가 있다.

바다의 삼

해삼(海蔘)은 그 외모가 좀 흉측하다. 커다란 벌레같이 생기고, 표면은 가시처럼 울퉁불퉁 튀어나와 있다. 피부에 가시가 있는 동물이라는 뜻으로 동물분류상 극피동물(棘皮動物)에 속한다. 대개 바다의 유기물을 먹고 사는데, 동물의 사체에 들러붙어 그를 분해하여 양분을 취한다고 한다. 대학 때 스킨 스쿠버를 하는 친구가 용돈을 벌기 위해 가끔 아르바이트로 익사자를 찾는 일을 했다는데, 인양된 시체에 가끔 해삼들이 잔뜩 달라붙어 있었다는 끔찍한 말을 들은 적이 있다.

해삼은 특이하게도 몸이 절단돼도 죽지 않고 그 부위를 재생하여 아무 탈 없이 살아가는 놀라운 생존능력을 갖고 있다. 자신을 집어삼키려는 포식자를 피하기 위해 뱃속의 내장을 빼내 주는 기이한 생태까지 가지고 있다. 사람 같으면 오장육부를 다 빼준다는 얘긴데, 그래도 생명에 지장이 없다는 얘기니 정말 희한한 호신술이 아닐 수 없다. 간을 빼내 따로 보관하고 다녔다는 별주부전의 토끼는 해삼에 비하면 어린아이에 불과하다.

　이렇게 특이한 외모와 기행을 보이는 해삼은 음식으로나 약재로 아주 긴요하게 쓰이는 식품이다. 해삼은 명칭에서 알 수 있듯이 바다의 삼이라는, 보양의 효(效)가 있는 음식이다. 특히 중국음식점에 가면 이것이 엄청나게 빈번이 쓰이는 것을 알 수 있다. 해삼내장탕, 불도장, 전가복, 양장피, 짬뽕, 팔보채, 유산슬, 해물누룽지탕 등 갖가지 다양한 요리에 등장하여 우리의 미각을 한껏 돋운다.

　일본 요리에도 미식가들을 자극하는 해삼요리가 몇 있는데, 그중 '고노코(このこ)'란 요리는 해삼의 난소를 말려 살짝 구운 것이고, '고노와타(このわた)'라는 요리는 해삼 창자로 만든 젓갈의 일종이다. 특히 고노와타는 좋아하는 사람의 표현을 그대로 빌리면, 혀에 닿자마자 입안에서 살살 녹는데, 그 향이 참으로 '죽인다'고까지 한다. 특이한 것은 이렇게 고가의 해삼요리에 해삼 몸체보다 내장이 더 자주 쓰인다는 것이다.

　우리는 해삼을 주로 회로 먹는데, 이때 해삼 배를 세로로 갈라 내장은 긁어내 버린다(횟집 주인이 따로 모아서 일식집에 공급하는지는 모르겠다). 그리고 회 먹을 때 내장이 조금이라도 붙어 있으면 결코 먹어서는 안 되는 것처럼 극구 떼내려고 한다. 해삼에 대한 자세가 좀 더 전향적으로 바뀌어야 하지 않을까. 남들은 그걸 이용해서 최고급 요리를 창조하는데, 우리는 그걸 그냥 갖다버리다니.

　내가 태어난 곳은 한려수도 여수인데, 젊었을 적에 오동도에 가면 해녀(기대와는 달리 대개 아줌마 또는 할머니다)가 직접 물질을 하여 잡은 싱싱한 해삼이며, 멍게, 낙지 등을 해변 바위 위에서 푸른 바다를 바라보며 회로 먹곤 했다. 한번은 해녀 아줌마가, 내 기억에 두께가 거의 어른 팔뚝만하고, 길이는 30cm가 훨씬 더 될 것 같은 거대한 해삼을 잡아 흥정하던 일이 기억난다. 관광 온 누군가가 큰돈을 주고 사서 주위에 있던 사람들에게 해삼회를 대접했는데(요즘 말로

'쐈다'), 그때 아줌마가 해삼내장을 따로 긁어내어 "정말 좋은 거"라며 연신 의미심장하게 강조하며 사람들에게 돌리던 기억이 난다. 나도 옆에 서 있다가 그저 몸에 좋다니까 날름 받아먹었던 기억이 그 시원한 바닷바람과 더불어 아직도 선명하게 내 뇌세포에 각인돼있다. 그 아줌마는 역시 전문가답게 해삼내장의 진가를 알고 있었던 것이다.

해삼은 한의서에 다음과 같은 효능으로 실려 있다. 먼저 장양도(壯陽道), 보신익정(補腎益精), 즉 양기의 길을 왕성하게 해주고, 신장을 보하여 정기를 더해준다. 한의학에서 신장은 생식기능의 중추로 간주되므로 이는 결국 양기를 강화시켜준다는 말이 된다. 다음으로 양혈윤조(養血潤燥), 즉 혈을 길러주어 피가 부족하거나 근골이 마르고 여위는 것을 윤택하게 한다. 이러한 효능은 남자보다, 월경이나 출산 등으로 인한 실혈(失血)이 많은 여성들에게 더 좋은데, 특히 아이를 가진 임신부를 보하는 으뜸의 약(胎中補益君藥)으로 꼽힌다.[33]

앞에서 소개한 중국요리 중에 불도장(佛跳墻)이나 전가복(全家福)과 같은 요리가 바로 이 보양기능을 염두에 두고 만든 유명한 요리로서, 여기에 해삼이 들어간 연유도 그러한 목적에 부응하기 위한 것이다. 참고로 불도장은 그 냄새를 맡으면 용맹정진 하는 승려도 참지 못해 담을 뛰어넘는다는 재미있는 뜻을 가진 요리이고, 전가복은 먹으면 전 가족이 복락을 누리게 된다는 뜻을 가진 요리이다. 이 해삼은 금양체질에 좋다. 금음체질은 그 체질적합성이 확실치 않아 판단유예에 두었다.

---

[33] 신민교 편저, 『임상본초학』, 도서출판 영림사, 1994, 187쪽.

멍게

해삼과 쌍벽을 이루는 것으로서 멍게를 들지 않을 수 없다. 내가 좋아하는 국보투수 선동열의 별명이 한때 멍게였다는데, 이는 그가 젊었을 적에 여드름이 너무 심해 얼굴이 마치 멍게처럼 울퉁불퉁하다 해서 붙여진 것이다.[34] 우렁쉥이라는 특이한 이름으로도 불리는데, 개인적으로 나는 해삼보다 이 멍게를 참 좋아한다. 그 상큼하고 쫄깃하고 씁쓰름하면서도 뒤끝에 남는 달콤한 향미는 형언하기 어려운 별미이다. 붉은색을 띤 돌기가 여기저기 곰보처럼 난, 주먹 크기의 타원 또는 구형의 이 못생긴 무척추동물이 한때는 씨가 말라 멸종 위기에까지 처해져서 내심 상당히 애석해했었는데, 양식을 통해 번식에 성공했는지 요즘엔 다시 예전처럼 식탁 위에서 쉽게 만날 수 있게 됐다. 익혀 먹기도 하나 역시 회로 먹는 것이 단연 맛있다. 자연산이면 더욱 좋겠지만, 요즘 같은 환경에서 자연산 구하기란 하늘의 별따기이다. 대부분의 진짜 자연산은 돈이 있어도 못 먹는 시절이 된 것이다. 희(噫)!

2009년 여름휴가 때 거제도에 갔었는데, 가는 곳마다 멍게 비빔밥집이 있어

---

[34] 일설에 의하면 선동열 감독이 몸담은 구단에서 멍게라는 말은 최상급 금기어 중 하나였다고 한다(믿거나 말거나). 1999년 그는 화려했던 현역 선수생활에서 은퇴 후 2004년 김응용 감독의 삼성구단에서 코치로서 지도자생활을 시작했다. 2004년 시즌 종료 후 드디어 삼성 라이온스의 감독에 취임해, 한국시리즈 2005, 2006년 2회 연속 우승, 2010년 준우승 등 감독 6년 동안 전체적으로 그리 나쁘지 않은 성적을 올렸다. 2011년 10월에는 선수로서 최고의 전성기를 구가했던 친정 구단인 기아 타이거즈-한국 최고의 명문 구단이던 해태타이거즈의 전신-로 옮겨 감독에 취임했다. 그러나 기대와는 달리 성적은 최악. 우승은커녕 2012년 시즌 5위, 2013, 2014년에는 시즌 8위로 너무나 초라한 실적을 거뒀다. 결국 2014년 시즌 후 자진사퇴라는 수모를 당해 2015년 현재 야인으로 돌아간 상태. 최고 선수가 꼭 최고 지도자가 되는 것은 아니라는 또 하나의 선례를 남기고 말았다. 참고로 선동열의 체질은 무엇일까? 185센티미터의 키에 90킬로그램 가량의 몸무게를 가진 근육질 체형과 평소 육식과 분식을 즐기는 그의 식습관을 보건대 목체질일 공산이 매우 크다. 그중에서도 특히 투수에게 필수적인 손의 기량이 가장 좋다고 알려진 체질인 바로 목음체질이 아닐까?

들러 먹어보지 않을 수 없었다. 이것은 멍게로 만든 젓갈에 김 가루, 깨소금, 참기름 등을 함께 넣어 밥에 비벼 먹는 음식으로, 나름대로 맛은 있었으나 역시 회로 먹는 것만 못하다는 느낌을 받았다.

이 멍게도 금양체질에는 좋으나, 금음체질에는 확실치 않다(판단유예).

멸치와 뱅어포는 칼슘의 주요 공급원으로서 대표적인 생선이다. 금체질(태양인)은 우유 마실 생각일랑 접어두고 자나 깨나 이 뼈째 먹는 생선들을 애용하라.

민물고기는 해로워

미꾸라지, 장어, 메기, 가물치, 잉어, 민물새우, 재첩 등 민물에서 나는 것들은 금체질에 좋지 않다.

섬진강의 명물로서 숙취해소에 좋다는 시원한 재첩국(재치국)을 즐기는 사람이 많은 것 같다. 나도 전에 회사 다닐 적에 근처 직장에 있던 친구와 가끔 들르던 삼겹살집에서 소줏잔을 기울이며 삼겹살 안주에 재첩국을 즐겨 먹던 적이 있었다. 스스로 술에 절어 살았던지 항상 벌건 얼굴을 하고 있던 주인아저씨는 내 그릇에 담겨 있던 재첩국이 비기가 무섭게 무한으로 리필을 해주셨다. 이 재첩국의 주재인 재첩은 조개에 속하지만 금양체질에 좋지 않다. 조개라면 종류를 불문하고 다 좋은데, 유독 이 재첩만은 해로운 것이다. 왤까? 이유는 잘 모른다. 단지 그것이 민물조개라는 태생적 이유밖에는. 새우도 마찬가지다. 바다 것은 좋지만, 이상하게 민물 것은 좋지 않다. 이런 것을 보면 참 자연의 이치도 오묘하다는 생각이 든다.

붕어

민물고기는 대부분 금체질에 해롭지만 붕어는 금체질(태양인)에 이로운 것으로 생각된다. 이제마의 『동의수세보원』에 보면 태양인에 좋은 음식으로 '즉어(鯽魚)'가 소개되어 있다. 즉어란 요즘 말로 붕어를 의미한다. 임상에서 붕어 먹고 기력을 회복한 적이 있다는 금체질 환자가 이따금 있는 것을 보면 확실히 효험이 있는 것 같다. 금체질은 보양제로 붕어를 시도해볼 만하다. 헌데 붕어의 사촌격으로 여겨지는 잉어는 의외로 금체질(태양인)에 좋지 않다(목체질 또는 태음인에 좋다). 붕어보다 귀하고 비싸니 더 좋을 것 같지만 그렇지 않은 것이다. 모양이 비슷하여 유사한 효능을 가질 것으로 지레 짐작한 것이 보기 좋게 빗나간 사례이다.

의외의 생선과 해물들

기존 체질식에는 금체질(태양인)에 모든 바다생선과 해물이 좋다고 되어 있지만, 나의 임상경험으로 보면 몇 가지 생선과 해물은 그다지 좋지 않은 것으로 생각된다. 김이나 미역, 다시마, 파래와 같은 해조류, 오징어, 낙지, 조기, 명태, 대구 등이 그들이다.[35] 나는 이들이 그다지 이롭지 않은 것으로 판단한다. 몇 안 되지만, 우리나라 사람들이 상당히 좋아하는 것들이어서 일부 금체질의 경우 상당히 낙망하지 않을까 걱정스럽다. 아래 소개한 사례처럼 특별한 부작용이 없다면 간간히 즐겨도 크게 해 될 것은 없을 것이다.

금양체질 환자 중에 다른 생선은 괜찮은데 대구탕만 먹으면(매운탕이 아닌 지

---

[35] CM한의원 연구그룹이 펴낸 『하늘건강법』(코리아메디칼, 2005)에도 조기와 명태는 금체질(태양인)에 좋지 않다고 되어 있다.

리로 먹어도) 꼭 체한다는 사람이 있었다. 나도 의외여서 거듭 물었는데 매번 그렇다는 것이다. 금음체질도 대구에 부작용을 호소하는 사람이 간혹 있는 걸로 봐 대구는 금체질(태양인)에 맞지 않는 것으로 보인다(판단유예). 특히 오징어에 꼭 체한다는 사람은 꽤 많아 오징어가 금체질(태양인)에 맞지 않음은 거의 의심의 여지가 없는 것 같다. 물론 오징어를 많이 먹어도 아무 이상이 없다는 금체질도 많은데, 이는 개인적인 특성으로 볼 수밖에 없다. 어느 체질에나 체질에 해로운 음식을 먹고도 아무렇지 않은 사람은 많다. 하지만 아무리 소화에 이상이 없어도 체질에 맞지 않는 음식은 자주 섭취하지 않는 것이 체질식의 기본이다.

낙지도 역시 대부분의 경우 금체질(태양인)이 먹고 탈나는 경우는 별로 없지만, 다음 같은 사례를 보건대 금체질에 잘 맞지 않는 음식이라고 생각된다. "낙지를 먹기만 하면 항상 위경련이 발생하여 지독히 고생한다"는 금양체질이 있는 것이다. "다른 생선이나 해물은 아무리 자주 먹어도 탈이 없다"는데 말이다. 그래서 그는 "낙지만은 절대 먹지 않는다"고 한다. 금음체질도 낙지는 이롭지 않은 것으로 생각된다.

금양체질에 좋은 연체동물은 문어인 것 같다. 문어를 푹 삶아 먹고 그 국물도 같이 마시면 기운이 부쩍 난다는 금양체질 환자가 있었다(금음체질에는 확실치 않다).

영광굴비로 유명한 조기 역시도 금체질(태양인)에는 썩 좋은 것 같지 않다. 하지만 이 역시 좀 더 임상적인 데이터를 확보해야 할 것으로 생각되어 판단유예에 두었다.

해조류도 금체질(태양인)에 썩 좋지 않다. 금양·금음체질이 바다에서 나는 것은 다 좋다고 쉽게 생각했다가 이 말을 들으면 적잖이 실망한다. 가끔 먹는 것은 괜찮지만 지속적으로 먹는다면 큰 해를 입을 수 있다(해조류에 대해서는 토체질 쪽을 참조할 것).

명태(明太)는 금양체질에 맞지 않은 것으로 생각된다. 명태 먹고 체했다는 금양체질이 종종 있기 때문이다. 반면, 금음체질에는 해롭지 않다.

쥐포는 금체질(태양인)에 이로우나 가공과정에서 화학조미료를 많이 가미하기 때문에 적극 추천하기 어렵다.

금양과 금음 차이

금양체질에 이로운 것에 속하는 새우와 굴이 금음체질에는 해롭다는 것과, 금양체질에 해로운 명태류가 금음체질에 이롭다는 것이 눈에 띈다. 임상에서 보면 금음체질 중에 새우 먹으면 알레르기나 소화장애를 일으키는 사람이 종종 있고, 굴 먹으면 설사한다는 사람도 드물지 않게 나타난다. 하지만 이렇게 예민한 금음체질도 "생태(명태)는 아무렇지도 않다"는 사람이 있다. 금음체질임에도 불구하고 거의 모든 생선에 부작용을 일으키는데, 생태만큼은 "채소를 먹는 거와 마찬가지로 속이 아주 편안하다"는 것이다. 그러면서도 "제일 좋은 것은 배추나 나물 같은 잎채소"라고 한다. 문제는 이런 것만 먹으면 영양이 부족하다는 것.

"채소가 소화에는 참 좋은데, 채소만 먹으면 낮에 다니다가 어지러워 쓰러질 것 같아요."

"생선들이 그렇게 다들 좋지 않다면 조개를 먹어보는 게 어때요?" 내가 추천했다.

"맞아요. 홍합은 저한테 정말 좋아요. 아무리 먹어도 문제가 없어요!"

"그럼 단백질은 그런 조개로 섭취해보세요. 맛조개 같은 것은 철분도 아주 풍부하거든요."

생선에 소화장애가 많은 금음체질은 이 사람처럼 홍합이나 그 밖의 조개를 이용해보라.

예민한 금음체질

환자 중에 특히 잘 때 손이 저리고 마비감이 오는 60대 금음체질 환자가 있었다. 한번은 그녀가 친구들과 대구탕을 먹는데 곧바로 손등이 굳어지면서 마비감이 왔다고 했다.

"어쩜 세상에, 많이도 아니고 요만큼만 떼서 먹었는데 글쎄, 좀 있다 바로 손등이 뻣뻣해지는 거 있죠. 그 즉시 먹는 것을 중지했어요."

이 분은 낙지 먹고도 비슷한 경험을 한 적이 있다고 했다.

"친구들이 나보고 참 유별나대요. 하지만 어쩌겠어요, 그렇게 타고난 걸."

이 환자의 사례를 보면 대구와 낙지가 금음체질에 그다지 맞지 않은 것들임을 확인할 수 있다.

젓갈이 좋아

"금체질에 젓갈이 좋다고 하던데 어떤 것들이 좋나요?"

젓갈은 몇 가지를 제외하고는 금체질(태양인)에 대부분 좋다. 대개 젓갈의 대상이 되는 재료가 생선이나 조개류, 갑각류 등 해산물이 주된 것들이기 때문이다. 젓갈은 된장처럼 소금을 이용하여 부패균의 번식을 막으면서 생선이나 해물을 일정 기간 숙성, 발효시킨 음식을 말한다. 크게, 식염만을 첨가하여 발효시킨 것(새우젓, 조개젓, 갈치속젓, 멸치젓 등)과, 식염에 맛을 내는 몇 가지 양념을 첨가하여 발효시킨 것이 있다.

금체질(태양인)에 좋은 젓갈들은 다음과 같다(단, 새우와 굴은 금음체질에는 좋지 않다). 갑각류에 새우젓, 토하젓, 방게젓, 게장이 있고, 패류로는 조개젓, 어리굴젓, 전복젓, 소라젓, 대합젓, 어류로는 멸치젓, 전어젓, 꽁치젓, 밴댕이젓 등이 있다. 여기 예를 들지 않은 다른 생선이나 해산물도 금체질에 유익한 것이면 역시 다 젓갈로 담글 수 있다(다른 체질도 마찬가지). 단, 게장은 먹으면 꼭 입이 간지럽고 부르트는 알레르기 증상을 일으킨다는 금체질이 가끔 있다(토체질—소양인—에도 있다). 특히 꽃게가 그런 경우가 많다(킹크랩이나 대게는 괜찮다고 한다). 이런 사람은 역시 게장보단 익혀 먹는 것이 좋을 것이다.

"젓갈은 어떻게 담가요?"

젓갈을 담그는 방법은 의외로 간단하다. 재료를 깨끗이 씻어 적당한 크기로 자른 다음, 소금에 버무려 항아리 등의 용기에 넣고 숙성시키는 것이다. 소금의 양을 많이 넣으면 발효가 늦게 진행되어 숙성기간이 많이 필요하고, 적게 넣으면 숙성기간이 짧아지는 대신에 자칫 부패되기 쉽다. 대개 젓갈재료 전체 중량의 20~30%의 소금을 사용하여 젓갈을 만드는 것이 보통인데, 건강에 관심이 높아지면서 염분이 높은 음식을 꺼리는 추세에 따라 요즘에는 8% 미만의 소금만 사용하는 저염식 젓갈 제조법이 개발되고 있다.

액젓

"액젓이란 것도 있던데 이것은 젓갈과 어떤 차이가 있나요?"

액젓은 식염만을 첨가하여 발효시키는 젓갈과 그 제조방법이 거의 비슷하지만, 숙성기간이 훨씬 긴 차이가 있다. 대개 젓갈이 두세 달 정도 숙성하여 부분적으로 발효된 생선 또는 해물을 주로 취하는 것에 반해, 액젓은 6개월에서

2년까지 훨씬 긴 기간 동안 숙성한 다음 체에 여과시켜 액상의 발효액을 취하는 것이다. 흔히 말하는 어장액이 그것으로서 김치 담글 때나 반찬에 보다 깊은 맛을 내기 위해 사용된다. 금체질(태양인)에 좋은 대표적 액젓으로 까나리액젓, 멸치액젓이 있다.

식해

식해는 소금을 사용하지 않고 대신 곡물을 혼합하여 생선이나 해물과 함께 발효시킨 음식을 말한다. (흔히 밥을 엿기름에 삭혀 만든 한국의 전통음료 '식혜'와는 비슷하면서 좀 다르다.) 숙성원료로는 쌀, 엿기름, 조가 있다. 여기 금체질(태양인)에 좋은 식해로는 가자미식해가 특히 유명하다. 북에서 월남한 실향민들이 주로 즐기는 이북지방의 향토음식이라 그 존재를 모르는 일반인들이 많은데, 최근 미국에 여행했던 사람이 LA에도 가자미식해 전문점이 있어 놀랐다고 한다. 자기도 몰랐던 우리 토속음식을 이역만리 미국 땅에서 처음 맛보게 되었으니.

젓갈과 액젓, 식해는 여기 금체질뿐만 아니라 다른 체질도 (체질에 맞는 재료를 쓴다면) 얼마든지 좋은 발효식품으로서 즐길 수 있다. 자기 체질에 유익한 생선이나 해물을 이용하여 각자 만들어보라. 그것이 여의치 않다면 차선으로, 위생적으로 잘 만들어진 제품을 구입해서 먹으면 될 것이다. 이번엔 금체질과 반대인 목체질의 생선과 해물에 대해 알아보자.

목체질(태음인)

1. 목양체질

이로운 생선과 해물 민물장어, 미꾸라지, 메기, 해조류(김, 미역, 다시마, 파래), 조기, 굴비, 명태류(명태, 동태, 코다리, 황태, 북어, 노가리), 낙지

해로운 생선과 해물 고등어, 꽁치, 삼치, 참치, 방어, 병어, 숭어, 연어, 광어, 도다리, 쥐포, 뱅어포, 양미리, 돔(참돔, 돌돔, 옥돔, 줄돔 등), 복어, 우럭, 문어, 성게알젓, 해파리, 게(꽃게, 대게, 킹크랩), 새우, 바다가재, 조개류(바지락, 홍합, 고막, 키조개, 대합, 맛조개, 가리비, 피조개 등), 굴, 전복, 소라, 멍게, 해삼, 붕어

2. 목음체질

이로운 생선과 해물 민물장어, 미꾸라지, 메기, 해조류(김, 미역, 다시마, 파래), 조기, 굴비

해로운 생선과 해물 고등어, 꽁치, 삼치, 참치, 방어, 병어, 숭어, 연어, 광어, 도다리, 쥐포, 뱅어포, 양미리, 돔(참돔, 돌돔, 옥돔, 줄돔 등), 복어, 우럭, 명태류(명태, 동태, 코다리, 황태, 북어, 노가리), 문어, 성게알젓, 해파

리, 게(꽃게, 대게, 킹크랩), 바다가재, 조개류(바지락, 홍합, 고막, 키조개, 대합, 맛조개, 가리비, 피조개 등), 전복, 소라, 붕어

해설

  당연히 앞의 금체질(태양인)과 거의 반대의 구성을 갖고 있다. 기존의 체질식은 목체질(태음인)에 이로운 생선으로 오로지 장어나 미꾸라지, 메기 같은 민물고기(붕어는 제외)만을 말하지만, 나의 임상경험으로 미루어 보면 바다 생선들 중에도 비록 몇 종류에 국한되기는 하나 목체질에 이로운 것들로 예상되는 것들이 있다. 예를 들면 조기, 굴비, 명태 등이 바로 그들이다. 그 밖에 김, 미역, 다시마, 파래 같은 해조류도 목체질(태음인)에 좋으며, 낙지도 이로운 것으로 예상된다. 전체적으로는 얼마 되지 않지만 이 정도라도 먹을 수 있다면 목체질로서는 정말 감지덕지 할 일이다(기존 체질식에서는 생선과 해물이 목체질에 거의 전멸이다).

  목음체질은 굴과 새우도 좋은 것으로 예상되는데(판단유예), 목양체질은 이런 것들이 해로워 이 점에서 특히 구별된다고 할 수 있다. 하지만 그 밖의 대부분의 바다생선과 해물들은 이 체질에 역시 맞지 않다. 그 중에 등 푸른 생선이나 조개류, 그리고 갑각류는 매우 해롭다.

미꾸라지

미꾸라지는 어렸을 적에 시냇물 바닥의 진흙 속이나 논바닥 속에서 자주 잡았던 물고기의 하나다. 잡으면 미끄러지고, 잡으면 미끄러지는 녀석과 실랑이도 참 많이 했었다. 요즘 아이들은 뽀로로니 토마스니 하는, 온갖 기성의 공산품 장난감들을 갖고 놀지만, 우리 때는 이렇게 자연의 동물이며 식물을 직접 또는 가공해서 '수제품'으로 갖고 놀았었다.

이 미꾸라지를 갖고 놀 때마다 놀라는 것은 그 조그만 녀석들이 진짜 힘이 좋다는 것이다. 잠깐 방심하면 어느새 용을 쓰고 내 손가락들의 촘촘한 틈을 빠져나가 순식간에 논바닥의 진흙 속으로 숨어버린다. 방금 들어간 곳을 파헤쳐도 어디로 갔는지 온데간데없다!

이 강하고 날쌘 녀석들을 사람들이 그냥 허술하게 지나칠 수 없었던 것은 당연한 것 같다. '저 기운'을 내게 가져와야겠다, 사람들은 이렇게 생각했을 것이다. 모양이 또, 남근(男根)을 닮은 것이 당연히 정력제를 연상케 해 대량학살의 빌미를 주고 말았다. 미꾸라지로서는 돌이킬 수 없는 천추의 한이 된 것이다(비슷한 모양새를 가진 장어나 뱀도 같은 운명). 그래서 탄생한 게 바로 추어탕(鰍魚湯)! 고기 어(魚) 자에 가을 추(秋) 자가 합해진 형성자(形聲字)를 이룬 것으로 봐 찬바람이 솔솔 부는 가을에 진가를 발휘하는 것임을 단박에 알 수 있다.

미꾸라지는 본격 요리에 들어가기 전에 소금을 뿌려 두는 과정이 필요하다. 그동안 해감(진흙 같은 불순물)을 잔뜩 토해내는데 이를 잘 씻어 쓴다. 이 미꾸라지를 뜨거운 물에 확 과서 삶아 으깬 다음, 뼈를 제거한다. 거기다 고추장, 된장, 생강, 후추, 들깨, 파 등의 향신료와, 무청시래기, 얼갈이배추, 고비, 숙주나물, 토란, 부추, 버섯 등의 갖가지 야채를 취향에 따라 선별해 넣어 고기국물에 끓인 것이 일반적이다. 독특한 향의 방앗잎이나 산초가루를 넣어 먹으면 비린내

없는 맛을 한껏 즐길 수 있다.

남원 광한루에 가면 거의 1km 정도 되는 거리가 온통 추어탕집으로 즐비한데, 한마디로 장관이다. 욕 잘하는 어느 불친절한 집이 잘한다 해서 들러 먹은 적이 있다. 모욕적인 푸대접을 받으면서도 줄을 서 먹는데, 음식이 맛있으니 뭐라 불평도 못하고 좁아터진 식탁에 쭈그려 앉아 먹는 양이 참 가관이었다. 반찬 좀 더 달래도 잘 안 갖다 주고, 갖다 줘도 식탁에 거의 던지다시피 한다. 우릴 데려간 지인한테 불만을 토로하자 참고 먹으라고 한다. 그래봐야 소용없다고. "싫으면 나가!" 이런 철학을 가진 음식점이니 어쩌랴. 나도 혹 나가랄까봐 입 뻥긋 않고 쭈그려 앉아, 맛있게 먹었다.

추어탕을 끓이는 다른 독특한 방법도 있다. 고추장과 된장을 풀어 장국을 끓이다가 살아 있는 미꾸라지와 자르지 않은 통 두부를 동시에 넣는다. 뜨거운 물에 화들짝 놀란 미꾸라지가 숨을 곳을 찾다가 아직 찬 기운이 남아 있는 두부 속으로 필사적으로 파고든다. 그래봐야 몇 초 더 생명이 연장되는 것에 불과하지만. 여기에 생강, 풋고추 등 향신료를 넣고 밀가루를 약간 풀어 끓이면 완성! 두부를 꺼내 적당한 두께로 잘라 국물과 함께 먹으면 된다. 음식 먹을 때 이런 생각하면 안 되지만, 이런 조리방법을 생각하면 인간이란 참 잔인한 동물이라는 생각을 떨칠 길이 없다. 역지사지라던데, "내가 이 미꾸라지 입장이 되면 기분이 어떨까?" 이런 생각이 드는 것이다.

미꾸라지 숙회(熟膾)도 있다. 해감을 제거한 미꾸라지를 잘 씻어 손질한 후, 뜨거운 찜통에 넣고 찐다. 이렇게 쪄낸 미꾸라지를 부추, 팽이버섯, 풋고추, 당근, 파 등과 함께 불판에 함께 올려 살짝 익히면 완성. 미꾸라지 숙회는 익힌 야채들과 함께 상추나 쑥갓, 취나물 등에 싸서 먹거나, 쌈장·초고추장에 찍어 먹는다.

미꾸라지는 금양·금음체질(태양인), 토음체질, 수양체질에 해롭고, 목양·목음체질(태음인), 토양체질, 수음체질에 이롭다. 이를 보면 미꾸라지는 폐를 북돋는 음식임에 틀림이 없다. 이로운 체질들이 모두 폐가 가장 약하거나 두 번째로 약한 체질들이기 때문이다.

매운탕으로 즐겨먹는 메기 역시 목체질(태음인)에 좋고, 탕이나 구이가 일품인 장어도 목체질에 좋다(장어는 다음에 소개하는 토체질 쪽을 참조하라). 미꾸라지부터 보면 다들 모양새가 비슷하다. 길쭉한 양이 징그러운 뱀을 닮았다.

팔색조 명태

명태는 목양체질에 이로운 생선으로 판단된다. 특히 무나 콩나물 등을 넣고 푹 삶은 북어국이 좋다. 과음하고 숙취가 심할 때 이 북어국은 술독을 시원하게 풀어주는 명약이라 하지 않을 수 없다. 이는 명태가 간을 해독하는 기능이 있기 때문이다. 따라서 명태는 술독뿐만 아니라 다른 독성물질에 중독됐을 때 해독제로서도 효과를 발휘한다. 예를 들어 독사에 물려 위독할 때나, 요즘에는 거의 찾아볼 수 없지만 연탄가스에 중독됐을 때 명태국을 끓여 먹게 하면 운 좋게 소생할 수 있다(하지만 응급상황에서는 반드시 병원응급실로 가서 해독치료를 받아야 한다. 다른 수단이 없을 때 대안으로 명태 같은 민간처방을 쓸 수 있다).

명태는 또한 감기에도 좋다. 감기 걸렸을 때 명태국을 끓여 뜨끈하게 먹고 땀을 쭉 빼면 감기가 혼비백산 달아난다.

명태는 이밖에도 소변이 잘 나오게 하는 이뇨작용이 있고, 눈을 맑게 하는 명목작용도 있다. 대변에 피가 묻어나는 혈변에도 명태를 꾸준히 섭취하면 좋은 효험을 볼 수 있다.

앞에서 북어라고 했듯이 명태는 여러 가지 다양한 이름으로 불려 우리를 종종 헷갈리게 하기도 한다. 먼저, 생태(生太)는 바다에서 잡아 가공을 거치지 않는 생물 상태의 명태를 말한다. 명태의 가장 기본 형태라 할 수 있다. 다음으로, 동태(凍太)는 말 그대로 명태를 얼린 것으로 유통이나 보관에 있어 저장성이 좋게 한 것이다. 건조시켜서도 많이 즐기는데, 코다리(네 마리씩 코에 꿰어 판다고 해서 붙여진 이름)는 명태를 보름 정도 꾸들꾸들하게 반 건조 상태로 말린 것을 말하며, 황태(黃太)는 명태를 대관령과 같은 고랭지에서 얼렸다, 녹였다를 반복하여 건조한 것을 이르고, 북어(北魚)는 명태를 그냥 말린 것, 그리고 노가리는 작은 명태새끼를 말린 것을 말한다(노가리는 특히 노태우 대통령 시절에 술안주로 많이 씹어 먹었던 기억이 있다).

명태는 식용뿐만 아니라 다른 용도로도 또한 쓰임이 많다. 지금은 많이 사라졌지만, 아직도 들보에 신랑 발을 매달고 발바닥을 사정없이 후려 패는 우리식 전통 배첼러파티(bachelor party, 총각파티)가 있는데, 이때 발을 내려치는 연장으로 많이 쓰이는 것이 바로 여기 말린 명태, 북어라는 것이다. 심지어 북어를 휴대용 베개로 쓴다는 말도 들은 적이 있다. 그러니까 명태는 식용으로나 약용, 그리고 생활도구로 정말 용도가 다양한 생선인 것이다.

토체질(소양인)

1. 토양체질

이로운 생선과 해물 복어, 장어, 삼치, 대구, 광어, 도다리, 병어, 방어, 숭어, 양미리, 쥐포, 돔(참돔, 돌돔, 옥돔, 줄돔 등), 아귀, 우럭, 미꾸라지, 뱅어포, 새우, 게(꽃게, 대게, 킹크랩), 바다가재, 조개류(바지락, 홍합, 고막, 키조개, 대합, 가리비 등), 소라, 해파리

해로운 생선과 해물 해조류(김, 미역, 다시마, 파래), 고등어, 홍어, 낙지

2. 토음체질

이로운 생선과 해물 복어, 장어, 참치, 방어, 연어, 숭어, 삼치, 병어, 도다리, 대구, 광어, 열빙어, 양미리, 뱅어포, 돔(참돔, 돌돔, 옥돔, 줄돔 등), 아귀, 우럭, 조개류(바지락, 홍합, 고막, 키조개, 대합, 맛조개, 가리비 등), 게(꽃게, 대게, 킹크랩), 새우, 오징어, 문어, 굴, 전복, 바다가재

해로운 생선과 해물 해조류(김, 미역, 다시마, 파래), 고등어, 꽁치, 홍어, 낙지, 멸치, 미꾸라지

해설

기존의 체질식은 토체질(소양인)에 대부분의 생선과 해물이 좋다고 되어 있다. 위의 리스트를 보면 대체로 그 말이 맞음을 알 수 있다. 하지만 몇 가지 생선과 해물은 토체질에 이롭지 않은 것으로 보인다. 생선 중에 등 푸른 생선의 대표인 고등어와 꽁치, 그리고 명물 음식인 홍어가 해로운 것으로 생각되며, 해물 중에는 낙지가 역시 해로운 것으로 생각된다. 환자들에게 물어보면 토체질(소양인) 중 상당수가 고등어를 먹으면 생목이 오른다고 하는데, 그런 경향은 토음체질이 더 심하다. 어떤 토음체질 환자는 고등어를 먹으면 하루 종일 생목이 올라 고등어는 결코 안 먹는다고 했다.

칼슘의 주요 급원식품인 멸치도 토체질에 해로운 것으로 예상된다. 토음체질 환자 중에 아토피가 심한 아이가 있는데, 엄마 말이, 멸치볶음이나 멸치 다신 국을 먹이면 금방 아토피가 올라온다고 했다(토양체질은 아직 확정할 수 없어 판단유예에 뒀다).

조기, 굴비, 명태류도 토체질에 썩 좋은 것 같지 않다(판단유예). 수음체질 환자 중에 생선이란 생선은 거의 다 안 좋은데, 예외적으로 조기, 명태만은 전혀 소화장애 없이 먹을 수 있다는 사람이 있기 때문이다. 그렇다면 역으로 토음체질에는 조기, 굴비, 명태가 좋지 않을 것임을 유추할 수 있다(토양체질도 그럴 것이다).

금체질과 유사해

한편, 토음체질의 전체 체질식의 구성을 보면 금체질과 매우 흡사하다는 것을 알 수 있다. 대부분의 육류, 유제품, 밀가루 음식이 해롭다는 점이 그렇고, 그리고 반대로 대부분의 채소와 생선·해물이 이롭다는 점이 그렇다. 다른 점은 금체질에 해로운 두류가 대체로 토음체질에는 이롭다는 것이다. 일반적으로 토음체질의 이로운 음식의 범위가 금체질보다는 조금 더 넓다고 할 수 있다.

   토양체질은 토음체질과 그 음식 분포가 비슷하나, 육식에 있어 토음체질보다 관용의 폭이 좀 더 넓다는 것이 다르다. 토음체질은 소수의 경우를 제외하고는 대부분의 육식에 소화장애를 느끼나, 토양체질은 돼지고기나 쇠고기에 있어선 소화장애를 일으키는 사람이 별로 없다. 하지만 육류를 매우 싫어하고 오로지 채소나 곡류, 그리고 비린내 없는 몇 가지 생선과 해물만을 좋아하는 토양체질이 가끔 눈에 띄는데, 그런 그들의 식습관은 금체질과 거의 동일하게 보인다. 토양체질 역시 금체질과 유사한 면이 근저에 깔려 있는 것이다.

복어예찬

   토체질(소양인)에 특히 좋은 생선으로는 복어를 꼽을 수 있다. 복어는 참 신비로운 생선이라는 생각이 드는 물고기다. 우선, 복어 단 한 마리가 사람 수십 명을 사망케 할 맹독성을 가졌다는 점이 그렇다. 난소와 간, 피부 등에 주로 함유된 테드로도톡신(tetrodotoxin)이라는 맹독성 물질이 그런 강한 독성을 발휘한다. 어찌 보면 한갓 생선 하나 먹기 위해 목숨까지 걸고 먹는다는 건데, 그럼에도 불구하고 한 번 먹어볼 만하다는 것이 신비한 마력이다.

   또 하나 신비한 것은 그 맛이다. 대개 생선, 하면 떠오르는 것이 비린내를 동반한 느끼한 맛인데, 복어는 그런 게 전혀 느껴지지 않는 순수한 담백의 맛이다. 특히 얇게 저민 투명한 빛의 참복 회를 먹어보면 그 담백하면서도 쫄깃한 맛에 감탄을 금치 못한다. 여기 담백(淡白)이란 말은 시인묵객들이 형용하는 그런 대단한 말이 아니라, 단순히 무미(無味), 즉 아무런 맛이 없다는 말이다. 짠맛, 단맛, 쓴맛, 신맛, 매운맛 같은, 그런 맛이 없는 맛, 그래서 정말 '맛없는' 것인데도, 그 무미의 맛(無味之味)이 모든 맛의 가능성을 함장(含藏)한 맛으로 다가오는 것이다. 그 무미지미의 최고봉이 바로 이 복어회가 아닌가 생각한다. 정말 아무런 맛도 느껴지지 않는데, 참으로 맛이 있다.

　복어는 이렇게 회로 먹으면 참 좋지만, 그 값이 만만치 않기 때문에 자주 먹기에는 부담스럽다. 대안으로는 역시 탕으로 먹는 것이다. 주의할 것은 매운탕으로 하지 말고, 지리, 즉 맑은 탕으로 하라는 것이다. 고추 등 신랄(辛辣)한 맛의 향신료를 듬뿍 넣고 입안이 얼얼하게, 얼큰하게 조리하는 것은 복어의 담백한 맛을 말살하는 무자비한 행위이다. 게다가 고추가 매우 해로운 체질인 토체질에 막대한 건강상의 해를 끼친다. 미나리나 푸른 야채를 넣고 시원하게 끓여 복어의 그 담백한 맛을 최대한 살리는 것이 가장 좋은 복어탕 조리법이다. 복어탕을 보면 그토록 오래 끓여도 국물에 기름 한 방울 떠다니지 않는다. 저 푸른 가을하늘처럼 청명할 뿐이다. 복어탕의 이 시원한 맛은 결코 빼놓을 수 없는 또 하나의 일미다.

　복어는 금체질(태양인)에도 좋은데, 금체질 역시 고추가 매우 좋지 않으므로 매운탕보다는 지리로 먹는 것이 바람직하다.

장어예찬

　또 다른 일미로서 토체질(소양인)에 추천할 수 있는 것이 장어다. 재미있는 것은 앞의 복어와 극명하게 대비되는 맛이다. 장어를 먹어본 사람이면 누구나 알 수 있지만, 그 부드럽고 고소한 맛에 반한다. 이는 전적으로 장어 몸 전체에 빈틈없이 쫙 깔린 지방 성분에서 연원한 것이다. 복어가 담백미의 극치라면, 장어는 고후미(膏厚味), 즉 기름진 맛의 극치다. 맛있기는 한데 기름기가 많다면 먹을 때 꺼림칙하게 느끼는 사람이 있을 것이다. 하지만 체질에 맞다면 그런 걱정은 전혀 안 해도 된다. 게다가 장어의 지방은 요즘 최고 상종가를 치고 있는, 다름 아닌 오메가-3지방산이다. 장어는 오메가-3지방산 덩어리인 것이다. 장어를 먹으면 맛도 맛이지만, 건강까지도 챙길 수 있다! 맛과 건강, 이 얼마나 환상적인 만남인가? 간장소스를 발라 참숯불에 구워먹는 장어의 맛, 이를 그 무엇과 바꿀 수 있으리! 그냥 심플하게 굵은 소금만 툭툭 뿌려 굽는, 소금구이도 양보할 수 없는 맛을 선사한다.

또, 구이가 아닌 탕도 별미이다. 몇 년 전 어머니가 서울 오셨을 때 장어탕을 해주신 적이 있었다. 장어에 고사리, 숙주나물 등과 구수한 된장 등 몇 가지 양념을 넣고 끓여주신 것이다. 그때 통나무출판사의 한 친구를 초대해 같이 먹었다. 그 친구의 체질은 장어가 좋은 토양체질. 장어탕을 먹던 친구는 그 천진한 눈을 휘둥그레 하면서 연신 어머니의 솜씨를 극찬했다. 며칠 후 만났을 때 그가 내게 말했다.

"그게 정력에 끝내주던데요!"

그날 밤 여러 번의 매치를 치른 모양이었다. 장어가 보양제(補陽劑)로 추천되는 이유를 그때 리얼하게 확인했다. 그리고 체질의학적으로 정리가 되었다.

"아하! 장어의 보양효과란 토양체질에서 잘 발휘되는 거구나."

토음체질, 그리고 목양·목음체질(태음인)에게도 장어가 좋은 음식이므로 역시 비슷한 보양효과가 있을 것으로 생각된다.

간유

대구도 토체질(소양인)에 좋은 생선이다. 이 대구와 관련해 특기할 것이 있는

데, 그것은 간유(肝油, liver oil)라는 것이다. 이것은 주로 대구의 간에서 추출한 기름으로서 비타민A와 D가 풍부하게 함유되어, 구루병·골경화증·각막연화증·각막건조증·야맹증·빈혈·결핵·영양장애·허약체질 등에 효과가 있는 건강식품이다. 일반인들에게는 예로부터 특히 눈에 좋은 건강식품으로 알려져 있어, 공부하는 아이들의 눈의 피로를 덜게 하기 위해 흔히 간유구(먹기 좋게 만든 어린이용 간유)를 상비 영양제로 먹이곤 했다. 눈이 잘 충혈되고 피로한 토체질은 간유를 먹어보길.

김이여 안녕

해조류는 토체질(소양인)에 맞지 않다(수체질이나 목체질, 즉 소음인이나 태음인에 맞다). 믿기 어렵겠지만 이들 중에 김 먹고 체한다는 사람이 가끔 있다. 하지만 대개는 해조류에 별다른 이상 반응을 보이지는 않는다. 그래서 해물이 좋은 것으로 알고 있는 토체질로부터 이런 말을 잘 듣는다.

"아니, 김이 왜 나쁘다는 거죠? 미역은 또 왜? 아무리 먹어도 이상 없는데."

먹어서 이상 없다는 것이 꼭 체질에 맞는 것은 아니라는 것은 이제 다 알 것이다.

"난 김 없으면 밥 못 먹어요. 밥맛이 통 없어도 그나마 김이 있어 밥 먹는 건데."

좋아하는 것이 꼭 체질에 맞는 것은 아니라는 것도 이제 귀에 못이 박히게 들었을 것이다. 그리고 한국사람 치고 김을 싫어한다는 사람을 나는 거의 본 적이 없다. 다시 말하건대 체질에 맞으니까 좋아한다거나, 좋아하니까 체질에 맞다는 생각은 절대 하지마라.

산후풍 미스테리

"미역이 나쁘다면 산후에 도대체 뭘 먹나요?"

체질에 맞지 않는 환자에게 미역이 나쁘다고 하면 약방에 감초처럼 꼭 듣는 질문이다. 우리 민족에게 미역은 산후에 꼭 먹어야 하는 성전 같은 음식이다. 그럼 미역 안 먹는 외국의 산모들은 다 산후풍에 시달려야 한단 말인가? 그런데 미역국 안 먹는 서양여자들이야말로 산후풍에 거의 시달리지 않고 잘 사는 것 같다. 그네들은 출산 후 몇 시간도 안 돼 더우면 찬물로 샤워하고, 답답하면 바깥 공기도 마음껏 쐰다고 들었다. 그런데도 산후풍은 이상하게 그들에겐 잘 불지 않는 것이다.

그런데 우리 대한민국의 여성들은 어떠한가? 바람이 티끌만큼이라도 혹시 들어올까 창문이란 창문은 꼭꼭 다 닫고, 한사(寒邪) 귀신 혹 잠입할까 오뉴월에도 보일러 불을 뜨끈뜨끈하게 때대고, 머리부터 발끝까지 이불, 담요로 칭칭 감아, 영락없이 미이라같이 눈만 빼꼼하게 내놓고 있거나, 전신마비된 사람처럼 아예 손 하나 까딱 않고 드러누워 '절대안정(bed rest)'하는데도, 손발 띵띵 붓고, 온몸이 여기저기 시리고, 관절이란 관절은 아니 아픈데 하나 없이, 가혹한 산후풍에 사시나무 떨듯 떨고 있다. 이 무슨 조화란 말인가?

내가 보기에 우리 여성들이 산후풍에 시달리는 이유 중에는 미역국이 상당히 크게 공헌하고 있는 것 같다. 미역국이 맞는 체질이 생각보단 많지 않기 때문이다. 금양·금음체질(태양인), 토양·토음체질(소양인), 이 네 체질은 미역이 별로 맞지 않는 체질이다. 미역이 맞는 체질은 단지 목양·목음체질(태음인), 수양·수음체질(소음인)의 네 체질에 국한된다. 8체질 중에 4체질이 맞지 않으니까 단순히 50% 정도가 미역이 안 맞는다고 생각하기 쉽지만, 사실은 훨씬 많다. 왜냐? 체질 분포 상 금양, 금음, 토양, 토음체질이 훨씬 더 많은 비율을 차지하기 때문이다. 체질적으로 볼 때 사실상 전 인구의 70% 이상은 미역이 맞지 않는 체질인 것이다.

그런데도 출산했다 하면 그날부터 줄기차게 미역국을 먹어댄다. 삼시세끼, 한 달 내내 먹는 것은 기본이고, 3개월 내지 6개월 동안 먹는 사람도 많으며, 심지어 일 년 내내 한 끼도 빠짐없이 미역을 먹는 사람도 있다. 미역이 출산 시 출혈로 부족해지기 쉬운 혈액(정확히는 헤모글로빈의 성분인 요오드)을 보충해주는 음식이라는 영양학적 설명이 덧붙여져, 우리의 자랑스런 과학전통이라고 입이 마르게 예찬하고 있는 것이지만, 안타깝게도 그것은 이제 먹을 것이 풍족하지 못하던 시절의 대용식이었다는 역사적 타이틀로나 적절한 것 같다. 먹을 것이 넘쳐나는 요즈음에는 미역국의 효험이 생각보다 그리 많지 않은 것이다.

이런 미역세례에 가장 피를 보는 체질은 아마도 네 체질 중에서도 토체질(소양인), 특히 토양체질일 것이다. 한의원을 찾아오는 산후풍 여성들을 보면 토양체질이 매우 많기 때문이다. 이상하게도 토양체질은 자기 체질에 맞지 않는데도 미역을 무척 좋아하는 사람들이 많다. 스스로 좋아하고, 또 산후에 좋다고 이구동성으로 얘기하니까 산모들은 아무런 의심도 없이 오랜 동안 미역을 먹게 되고, 그런 와중에 체질에 맞지 않은 사람들 중 적지 않은 수가 희생타가 되어 힘든 산후풍의 제물이 되는 것이다. 식생활이 서구화되어 많은 식문화가 바뀌었음에도 이 산후에 먹는 미역국의 전통은 면면히 이어져, 그로 인한 안타까운 현실이 반복되고 있는 형국이다.

또한 꼭 산후가 아니라도 우리 한국 사람들은 평소 미역국을 즐긴다. 지방에서 온 어떤 토양체질 환자는 수년 전 남편을 사별하고서 얻게 된 우울증 때문에 입맛을 완전히 잃어, 몇 년을 거의 하루도 빠지지 않고 줄곧 미역국에 밥을 말아먹었다고 했다. 정말 하루도 빠지지 않고! 그나마 먹을 수 있던 것이 그것뿐이었기에. 그러던 그녀가 몇 달 전부터 가슴부위가 답답하고 숨 쉬기가 곤란하며, 기침, 가래가 많이 나와 지방의 몇몇 병원들을 찾았다. 명확한 원인을 밝혀내지 못하자 마침내 서울 강동의 거대한 종합병원에 들러 정밀진단을 받았다. 진단 결과 병명은 폐섬유증(pulmonary fibrosis)이라는 희귀병이었다. 그 모든 수고 끝에 떠안은 것은 별 다른 치료법이 없다는 절망감뿐이었다. 어떻게 해야 하나 고민 고민하다가, 평소 내 한의원에 다니던 딸과 사위와 함께 혹시 무슨 방법이 없나 해서 내게 찾아온 것이다.

나는 그녀가 그렇게 몇 년을 미역국만 줄기차게 먹었다는 말에 충격을 받았다. 몇 년을 하루도 빠지지 않고 먹을 수 있는 미역! 이렇게 한국 사람들의 미역국 사랑은 상상을 초월한다. 체질진단에 들어갔다. 토양체질이었다. 미역이 가장 해롭다는 바로 그 체질.

"미역국을 당장 끊으세요! 다시 먹어서는 절대로 안 됩니다."

나는 그녀에게 미역을 끊는 것이 가장 중요한 일임을 강력하게 피력했다.

"미역, 그게 그래 해로워요? 난 그거 없으면 밥 못 먹는데. 목에 술술 잘 넘어가 그나마 그것 때문에 밥 좀 먹은 건데."

그녀는 처음에는 긴가민가했다. 나는 그녀의 질병이 식습관과 밀접한 관련이 있다고 강조했다. 그리고 음식과 질병, 체질과의 관계를 조목조목 심도 있게 알려줬다. 상당한 시간을 공들인 덕에 나는 그녀를 어느 정도 이해시키는 데 성공했다. 그녀는 나의 치료를 받아들이기로 했다. 바로 치료에 들어갔다. 흐트러진 장부균형을 바로잡는 체질침을 시술하고, 폐를 치료하는 체질한약치료도 병행했다. 그녀는 한 달 남짓 동안 거의 하루도 빠지지 않고 내 한의원에 개근했다. 얼마 안 있어 잃었던 입맛도 되찾고(직접 관련이 없어 보이지만, 식욕의 회복은 질병치료에 매우 중요하다) 기침 등의 증상도 상당히 줄어들었다. 상태가 어느 정도 호전되자 그녀는 스스로 설 수 있겠다는 자신감을 갖게 됐다. 그녀는 체질식을 엄수하면서 한약치료만 받기로 하고, 신간 편한 그녀의 집으로 내려갔다.

　질병과 체질과 음식 간에는 불가분의 상관관계가 있다. 이와 같을진대, 특히 몸 상태가 극히 민감하고 불안한 상태에 있는 출산 후에 미역국을 먹는다면 반드시 그 체질을 고려해서 먹는 것이 필요하다. 그래서 미역이 맞지 않는 체질이라면 그것을 결코 먹어서는 안 된다(출산기념으로 한두 번 정도만 먹어라). 그 대신 체질에 맞는 다른 좋은 대체식품을 섭취하면 된다. 출산 후에 미역을 먹는 이유가 일반적으로 빈혈을 치료하거나 예방하자는 것이므로, 철분이 많은 다른 식품들 중에서 선택하면 문제가 어렵지 않게 해결된다. 토체질(소양인)은 육류, 특히 소간이나 돼지간 등을 먹으면 되고, 금체질(태양인)은 맛조개나 생선, 채소 등을 먹으면 된다(자세히 알고 싶은 사람은 뒤에 나오는 '체질영양학Ⅳ 철분편'을 참조할 것). 그리고 목체질(태음인)이나 수체질(소음인)은 미역이 맞는 체질이므로 당연히 이를 충분히 취하면 된다.

　다시마는 김이나 미역만큼 많이 먹지는 않지만, 최근 다시마에 풍부한 섬유소가 변비해소에 좋다는 것이 알려지면서 한때 많은 사람들이 변비약처럼 상복하곤 했다. 이것은 대개 환으로 가공되어 간편하게 먹을 수 있게 시판되는데, 역시 체질에 맞지 않는 금체질(태양인), 토체질(소양인)은 다른 대용식을 찾아야 한다(금체질, 토체질은 다량의 채소를 먹어야 한다. 그래도 여의치 않으면 건강식품 중에 함초를 이용해보라). 다시마환은 목체질(태음인), 수체질(소음인)에 좋다.

　사람들이 해조류를 좋아하는 것은 맛도 맛이지만, 해조류는 무조건 좋다는 검토되지 않은 어떤 선입견이 있어 그런 경우도 많다. 체질에 대한 인식이 없는 영양학자나 양식 없는 건강업계 사람들이 제공하는, 판에 박힌 영양론에 근거한 무분별한 권유가 지배적으로 작용한 듯하다. 단백질이나 식이섬유, 미네랄 등을 들먹이면서 환상의 음식인 것처럼 포장하는 그런 언설 말이다. 그래서 음식에 대한 오류 중에 이 해조류에 대한 오해가 결코 빠지지 않는다.

토음체질 중에 꼭 꽃게만 먹으면 꼭 입이 간지럽고 부르튼다는 사람이 있다. 그런데 같은 게라도 대게나 킹크랩은 아무렇지도 않다고 한다. 정확한 이유는 알 수 없으나, 아마도 꽃게에는 다른 게들에게는 없는 특유의 알레르기 유발물질이 함유돼있는 것이 아닌가, 추측해본다. 아니면 근해의 중금속에 오염이 심해서 그런 건지.

수체질(소음인)

1. 수양체질

이로운 생선과 해물 해조류(김, 미역, 다시마, 파래), 낙지, 조기, 굴비, 명태류(명태, 동태, 코다리, 황태, 북어, 노가리)

해로운 생선과 해물 복어, 장어, 고등어, 참치, 삼치, 연어, 광어, 방어, 병어, 대구, 쥐포, 도다리, 돔(참돔, 돌돔, 옥돔, 줄돔 등), 아귀, 우럭, 게(꽃게, 대게, 킹크랩), 새우, 바다가재, 굴, 전복, 조개류(바지락, 홍합, 고막, 키조개, 대합, 맛조개, 가리비 등), 오징어, 문어, 소라, 해파리

2. 수음체질

이로운 생선과 해물 해조류(김, 미역, 다시마, 파래), 낙지, 미꾸라지, 조기, 굴비, 명태류(명태, 동태, 코다리, 황태, 북어, 노가리)

해로운 생선과 해물 복어, 장어, 고등어, 삼치, 도다리, 돔(참돔, 돌돔, 옥돔, 줄돔 등), 병어, 연어, 방어, 쥐포, 참치, 광어, 대구, 열빙어, 아귀, 우럭, 오징어, 문어, 조개류(바지락, 홍합, 고막, 키조개, 대합, 맛조개, 가리비 등), 게(꽃게, 대게, 킹크랩), 새우, 바다가재, 굴, 전복, 소라, 해파리

해설

바다와 안 친해

예상했겠지만 수체질(소음인)에 생선이나 해물은 거의 다 해롭다. 이로운 것이라 해봐야 김, 미역, 다시마, 파래와 같은 해조류와, 낙지 등 몇 가지 해산물에 그친다. 그래도 대부분의 생선과 해물이 해로운 가운데 김과 미역이 수체질에 이롭다는 것은 불행 중 다행이라 하지 않을 수 없다. 다른 해물에서 얻지 못하는 서운함을 이것으로나마 달래봄직하다.

해조류는 영양이 풍부한데, 일반적으로 탄수화물이 40~50%로 가장 많으며, 단백질(김에 많다)과 섬유질(파래에 많다)도 풍부하다. 지방의 함량은 낮으며, 칼슘, 인, 철, 요오드 등 무기질과 비타민이 풍부한데, 특히 요오드(미역에 많다)와 비타민A 함량이 높다.[36]

김은 단백질 함량이 40%로 고단백식품에 속하고(겨울철 김이 질소 함량이 최고조에 달해 품질이 제일 좋다), 미역은 알다시피 요오드 함량이 매우 높다. 건강기능식품인 클로렐라(민물에 사는 녹조류)는 단백질 40~50%, 지방 10~30%, 탄수화물 10~25%인 고단백 식품으로, 영양 흡수력에 약점이 있는 수체질에 좋은 식품으로 추측된다(판단유예).

김과 미역의 장점 중 하나는 그 조리가 간편하다는 것이다. 김은 참기름과 소금을 약간 발라 살짝 구운 다음 밀폐용기에 넣어 저장해 두면 어느 때나 편리하

---

[36] 이주희 외, 『식품과 조리원리』, 교문사, 2010, 191~193쪽.

게 꺼내 먹을 수 있고, 미역도 많은 양념 없이 국간장, 멸치 등만으로 적당히 끓여도 국물이 잘 우러나, 취향에 따라 쇠고기나 조개 등 약간의 재료만 더 가하면 풍성한 맛을 즐길 수 있다. 미역국을 끓일 때 굴이나 새우 같은 해물을 넣는 경우도 있는데, 이는 상반되는 체질음식으로 구성된 것이므로 그리 좋은 조합은 아니다. 미역은 수체질(소음인)이나 목체질(태음인)에 맞는데, 굴이나 새우는 대개 반대 체질인 토체질(소양인), 아니면 금체질(태양인)에 맞기 때문이다.

음식궁합의 모순

우리가 흔히 말하는 음식궁합이란 것이 이렇게 상반된 조합이 많다. 체질의학적으로 보면 이는 모순이지만, 정확한 체질의 개념이 없이 경험적으로 이뤄진 것이므로 그것을 잘못된 것이라고 탓할 수만은 없다. 이는 오히려 역으로, 체질이란 개념을 잘 모르는 가운데서도 무의식적으로 체질적인 사유를 적용한 선인들의 심오한 지혜라고 뒤집어 볼 수도 있다. 즉, 분명하게 자각적으로 의도한 것은 아니지만, 오랜 경험에 의해 서로 상반되는 체질에 해당되는 음식들을 자연스레 만나게 함으로써, 어느 한 체질에만 일방적으로 유리하거나 불리한 음식 조합이 성립되는 것을 방지하는 효과를 이룬 것이다. 결과적으로 모든 사람들이 체질에 관계없이 두루 그 음식을 즐길 수 있게 한 것이란 풀이가 가능하다.

그래서 이러한 전통적 음식궁합은 자주는 아니라도 방편적으로는 가끔씩 이용할 수 있다. 예를 들어 큰 연회에서 체질을 모르는 다수의 사람들을 대할 때나, 혹은 체질에 완전히 생소한 외국인들을 대접할 때와 같은 상황에서 말이다. 그럴 때 어떻게 일일이 개인의 체질을 판단하여, 그에 맞게 음식을 준비할 수 있겠는가? 그런 상황에서는 오히려 의도적으로 상반된 조합의 음식으로 운용의 묘를 살리는 것이 최선책이 될 수 있다. 즐거운 모임에서 음식 잘못 먹고 화장실을 수십 번 들락날락하는 화를 당하게 할 수는 없지 않은가.

하지만 일상에서는 이런 방식을 자주 쓰면 안 된다. 누적되면 결국 소화장애나 다른 건강상의 문제를 일으킬 소지가 많기 때문이다. 체질을 알게 된 연후에는 이런 방식의 음식 조합은 지양되어야 마땅하다. 체질식이 정답인 것이다.

뻘밭의 진주, 낙지

낙지는 내게 또 하나의 스테미너식으로 각인되어 있는데, 이는 낙지와 관련되어 회자되는 소 이야기 때문이다. 기력이 빠진 소에게 낙지를 먹이면 벌떡 일어선다는 바로 그 얘기. 나는 이것이 항간에 떠도는 흔해빠진 과장된 정력제 얘기 정도로 치부했는데, 놀랍게도 다산 정약용의 형인 정약전(丁若銓, 1758~1816)이 펴낸 우리나라 최고(最古)의 해양생물학 서적인 『자산어보(玆山魚譜)』에 석거(石距, 낙지의 한자명)라는 이름으로 그 내용이 그대로 실려 있는, 학술적 출처가 분명한 전문적 자료에 의해 뒷받침되는 설이었다.

> 살이 희고 맛이 달콤하여 회나 국, 포를 만들기에 좋다. 이것을 먹으면 사람의 원기를 북돋운다. 수척해지고 기력이 쇠한 소에게 낙지 너댓 마리를 먹이면 곧 힘을 회복한다(色白, 味甘美, 宜鱠及羹臇. 益人元氣. 牛之瘦憊者, 飼石距四五首, 則頓健也).[37]

당시 서학이라 불리던 천주교에 심취했던 정약전은 순조 때 천주교 탄압으로

---

[37] 정명현, 서울대학교 석사논문 『정약전(丁若銓, 1758~1816)의 『자산어보(玆山魚譜)』에 담긴 해양 박물학의 성격』, 2002, 64쪽의 교정 원문 인용.

일어난 신유사옥(辛酉邪獄, 1801)으로 전라도의 오지 흑산도로 유배를 당한다. 그런데 그곳 천혜의 자연에서 귀양생활을 하면서 그는 뜻밖에도 물고기, 조개, 게, 해초 등 해양 생물에 관심을 가지게 된 것이다. 그는 『자산어보』에서 흑산도 근해에 서식하는 각종 어류와 수중식물을 인류(鱗類, 비늘을 가진 것들)와 무린류(無鱗類, 비늘이 없는 것들), 잡류(雜類, 바다 벌레, 날짐승, 동물, 해초들), 개류(介類, 조개, 게, 바다거북들)로 분류하여 총 155종의 생물에 대해 이름, 모양, 크기, 습성, 맛, 쓰임새, 분포 등을 자세하게 설명하고 있다. 재밌는 것은 무린류에 인어(人魚)가 등장한다는 사실. 안데르센의 인어공주를 읽었던 걸까?

요즘이야 호화찬란한 칼라 도판을 겸비하고 전문 생물학자들의 과학적 설명이 상세하게 실린 해양생물도감이나 전문 생물학 책자가 즐비하지만, 당시만 해도 대부분의 지식인들에게 정말 하찮게 여겨지던 물고기, 조개, 물새 등 수중동식물에 대해, 비참한 유배인의 신분임에도 실증적 관심의 끈을 놓지 않고 삶의 마지막까지 치밀한 연구를 수행했다는 사실은 경이롭다고밖에 달리 표현할 길이 없다. 그는 그곳 해수의 동식물에 묻혀 그렇게 연구하면서 생활하다 그곳에서 파란만장한 생을 마감했다.

낙지는 여러 종이 있지만, 우리에게는 흑산도에서 멀지 않은 항구도시 목포의 명물 세발낙지가 특히 알려져 있다(근처 무안 갯벌에서도 많이 잡힌다). 세발낙지라고 하면 발이 세 개인가 하고 고개를 갸우뚱하는 사람들이 있을 테지만 그것은 아니다. 낙지는 영어로 '스몰 옥토퍼스(small octopus)', 즉 작은 문어라고 한다. 옥토퍼스의 옥토(octo-)가 8을 의미하는 접두어라는 것을 잊지 마라. 모든 낙지는 발이 8개. 세발낙지는 발이 세 개라는 말이 아니라, 발이 가는(細) 낙지라는, 한자와 한글이 짬뽕된 우스꽝스런 조어이다.

내가 한의대를 다닐 때 나처럼 늦깎이로 들어온 한의대 친구들이랑 목포를 간

적이 있다. 당연히 세발낙지를 판다는 어물전에 갔다. 잡히는 것은 무엇이든 빨판으로 흡인하면서 조여드는 그놈의 낙지를, 인심 좋은 가게 주인아줌마가 싸움박질하는 사람 뜯어말리듯 다라니에서 낙지들을 뜯어내어 나무젓가락에 칭칭 감아 내 입에 들이댔다. 이 그로테스크(grotesque)한 급습에 화들짝 놀란 내가 허리를 제끼면서 뒤로 내빼는데, 같이 간 김아무개(현재 개업 한의사)는 "아니, 세발낙지 처음이야?" 하면서 너무나 자연스럽게 입안으로 가져가 꿈틀거리는 낙지를 씹어제낀다. 입안으로 들어가지 않으려는 세발낙지와 입안으로 들여놓으려는 그와의 피말리는 한판 승부! 세발낙지가 그 세 발, 아니, 그 여덟 발을 꿈틀대며 그의 입언저리에서 발버둥치는 모습은 몇 해 전 MBC에서 방영한 아마존 원시부족의 다큐멘터리, "아마존의 눈물"에서 원주민들이 이상한 음식들을 먹는 그 인류학적 장면을 떠올리게 한다. 낙지가 그 여덟 발들을 휘저으며 손에 잡히는, 아니, 발에 잡히는 것이면 무엇이든 잡으려 구강의 모든 구조물—입술이며, 이빨이며, 구개며, 혓바닥—에 달라붙고, 미처 구강 안으로 들어가지 못한 후방의 발들이 또다시 입언저리에서 그 강력 빨판을 붙여 필사적으로 매달리는데, 이에 질세라 손가락으로 일일이 접착된 낙지발을 뜯어내며 차근차근 구강 안으로 밀어 넣는 그 친구의 표정은 어느덧 "세발낙지는 이렇게 먹는 거야" 하는, 득의만면한 모습, 바로 그것으로 바뀌어 있었다. 이미 기혼이던 그의 눈엔 세발낙지의 용출하는 기력(氣力)으로 자신도 반드시 벌떡 서고야 말겠다는 단호한 의지가 서려 있는 것 같았다.

사실 나는 그 전에 낙지를 전혀 먹어보지 않은 사람도 아니었다. 대학시절 무교동 낙지골목에서 그 유명한 산낙지회를 친구와 이따금 즐기곤 했었다. 접시 위에 토막난 채 아직도 꿈틀거리고 있는 그 낙지발들을 처음 봤을 때야 사실 소름끼치는 끔찍함이 엄습했었다. 하지만 남자로서 그런 겁쟁이의 모습을 보이면 안 된다는 검증되지 않은 신념 같은 것이 작동해서 아무렇지도 않은 듯 접시에 들어붙은 낙지 토막을 젓가락으로 집어 참기름-소금 소스에 찍어 먹는 살떨리는 첫경험을 했었다. 그 후로 자주 먹게 되면서 그 정도는 점차 줄었지만, 그래도 먹을 때마다 느껴지는 잔혹함과 당혹감은 완전히 사라지지 않았다.

그런데 이 세발낙지는 상상을 초월했다. 무식하게 대가리부터 발끝까지 통째로 우적우적 씹어버리는 것이다. 야~ 이거 정말 너무하군. 이래도 되는 거야? 나는 속으로 이렇게 되뇌었다. 그때 한의대 친구들이 채근했다. "빨리, 뭐해 안 먹고!" (사람들, 참~ 식성하고는!) 어쨌든 나도 그 세발낙지 체험현장에 들어가지 않을 수 없었다. 가슴 졸이며 나도 그 젓가락에 감긴 세발낙지를 노려보다 눈을 질끈 감고 입안으로 넣었다. 물컹하면서 대가리가 터지고 그 안에 있던 먹물이 약간의 짠 기와 함께 입안에 가득 퍼져나갔다. 여덟 개의 다리들이 마치 메두사의 뱀들처럼 구강 여기저기에 꿈틀거리며 달라붙어 거머리가 피를 빨듯 입안 상피세포 표면을 쪽쪽 빨아들인다. 머리가 쭈뼛 서고 심장이 고동치는 소리가 전달됐다. 내 눈가엔 어느덧 이슬처럼 물이 고인다. 이제 머릿속엔 빨리 삼켜버리자는 생각밖엔 없다. 몇 번 씹다가 안 되겠다 싶어 그냥 꿀떡 삼켰다. 겉으론 작아 보였는데, 생각보단 컸다. 잘 씹혀 잘게 분쇄되지 않은 까닭에 낙지가 목에 턱 걸렸다. 그 김아무개 친구가 "가끔 낙지가 목구멍에 들러붙어 기도가 폐쇄되는 바람에 질식사 하는 사람도 있다"며 "잘 씹어 먹어라"고 할 때 온몸에 땀이 솟는 것을 느꼈다.

낙지는 얕은 바다 밑 진흙 속에 살다 가을에 산란을 하고, 뻘 속에서 겨울잠을 자기도 한다. 세발낙지는 사람들이 흔히 오징어잡이 생각하듯 바닷물 속에서 잡아 올리는 것으로 생각하기 쉽지만 사실은 대개 갯벌 속의 것을 채취한다.

갯벌의 시커먼 뻘밭에 구멍을 뚫고 잠입해 들어가, 뭍으로부터 내려온 수많은 영양물질과 바닷물로부터 밀려온 플랑크톤과 미생물들의 부유물을 자양분 삼고, 갯지렁이며, 게며, 고동이며, 굴, 미역, 파래 등 수많은 수생 동식물들이 먹고 싸고 토해내어 만들어낸 진국을 빨아들여, 육해공의 기력을 그 안에 고스란히 온축시킨, 말 그대로 검은 갯벌의 하얀 진주다.

하지만 아무리 이렇게 하얀 진주라 해도 역시 모든 체질에 낙지가 좋은 것은 아니다. 나는 예전에 낙지가 금양이나 금음체질(태양인)에 좋은 것으로 알았었다. 대부분의 생선이나 해물이 금체질에 좋다고 하기에 이것도 의례 그러려니 생각했던 것이다. 그래서 기력이 없다는 금체질 환자가 뭘 먹으면 좋으냐고 물었을 때, 확실한 증험은 없었지만 해물 중에 특히 낙지가 기력을 크게 보충한다는 말을 전에 들었던 터라 낙지를 먹으라고 권했었다. 그런데 그때마다 이상한 건 그들의 미온적인 반응이었다.

"낙지가 좋다고 해서 가끔 먹었지만, 난 낙지 먹고 좋다는 느낌 별로 없던데."

금양체질 환자들이 하는 말이다. 물론 그렇더라도 낙지 좋아한다는 금체질은 많다(좋아하는 건 자유다). 다른 금체질 환자들에게도 종종 물어봤다. 이들 중에 낙지 먹고 화끈하게 좋다는 말을 하는 사람은 거의 한 사람도 들어보지 못한 것 같다. 오히려 어떤 금양체질은 낙지만 먹으면 위경련을 일으켜 혼이 났다는 말까지 했다. 그리고 의외로 낙지 먹고 좋다는 체질은 다른 체질에서 들린다.

"낙지탕이 내겐 정말 좋아. 낙지 먹은 다음날 아침에 일어났는데 이게 빨딱 서 있는 거야!"

이미 나이가 한참 많은 목양체질 노인이신데 조조발기(早朝勃起)가 된다는 것이다. 이게 무슨 말인가? 나는 뜻밖이라 생각하고 곰곰이 따져봤다. 금양체질은 낙지 먹고 위경련을 일으키는데, 목양체질은 낙지 먹고 기운이 용솟음친다? 이건 결코 간과할 수 없는 중요한 임상적 사실이다.

　위경련이란 사실 소화관의 알레르기 반응이라고 할 수 있다. 사람들은 알레르기를 호흡기나 피부의 과민반응으로만 생각하기 쉬운데, 사실은 급체나 위경련과 같은 심한 소화관의 반응 역시도 알레르기 반응이다. 알레르기를 꼭 호흡기나 피부로만 국한해서 볼 것이 아닌 것이다. 이런 과민반응은 낙지의 체질적 합성에 중요한 설명이 된다. 낙지에 위경련까지 일으킨다면 금양체질에 낙지는 맞지 않을 가능성이 매우 높은 것이다. 금체질 환자들에게서 관찰한 낙지에 대한 미적지근한 반응도 낙지가 가진 그 효험이 금체질에게는 그다지 잘 먹히지 않는다는 것을 반증한다. 낙지가 금체질에 나쁘다고 완전히 단정 짓기는 그렇지만, 적어도 금체질에 생각처럼 썩 잘 맞는 음식이 아닌 것만은 확실한 것 같다.

　나는 다른 체질들에도 낙지에 대한 체질적합성을 알아봤다. 아까 목양체질이 낙지 먹고 좋다고 했는데, 동일 계열인 목음체질에도 낙지는 별 문제가 없었고, 수양체질에도 역시 괜찮았다. 낙지만 계속 먹은 수음체질 환자에게도 물어 본 결과 우려와는 달리 크게 나쁘지 않았다. 낙지는 목체질(태음인)과 수체질(소음인)에 좋은 음식으로 판단된다.

조기, 명태

　수양·수음체질(소음인)에 대부분의 생선들이 좋지 않은데, 조기, 명태는 나쁘지 않은 것 같다. 비린내가 싫어 생선이란 생선은 거의 다 먹지 않는데 유독 굴비(조기를 말려 조미한 것으로 영광굴비가 유명하다)만큼은 즐겨 먹는다는 사람이 가끔 있다. 이 사람은 아마도 수양 아니면 수음체질일 것이다. 한 수음체질 환자는 조기와 명태를 "흔한 생선들 중에 유일하게 탈 없이 먹을 수 있는 것들"이라고 한다. 반면, "고등어나 이면수와 같이 기름기가 많은 생선을 먹으면 속이 매우 불편"해지고, "생선회는 먹었다 하면 크게 체한다"고 했다.

"차라리 돼지고기가 나아요. 설사해버리면 곧 회복되는 거니까. 근데 회는 아녜요. 한번 체하면 이 명치끝에 딱 걸려가지고 며칠씩 가는 거예요. 저번에 모듬회를 먹고 체기가 5일 동안이나 안 내려가고 계속 있었는데, 정말 죽을 맛이었죠!"

사람들은 크게 체하면 위장 속에 그 음식이 계속 머물러 있는 것으로 생각하는데, 사실 그 음식이 거기에 실제로 머물러 있는 것은 아니다. 그 체한 무형의 기운이 소통되지 못하고 뭐가 걸려 있는 것처럼 '느껴지는' 것일 뿐이다. 내시경을 해보면 거기엔 대체로 아무것도 없다!

물론 모든 수음체질이 다들 생선에 대해 이런 반응을 일으키는 것은 아니다. 한의원에 열심히 다니는 다른 수음체질 환자는 그 무엇보다도 생선을 좋아하고, 그중에서도 특히 회는 금체질 못지않게 광적으로 탐닉하는데 소화에는 전혀 문제를 일으키지 않는다고 했다. "난 소화에 문제를 일으킨 적은 없어요!" 특이하게 소화장애가 거의 없는 수음체질이다. 하지만 소화만 문제를 일으키지 않았다 뿐이지 몸에 아무런 문제가 없다는 것은 결코 아니었다. 내게 치료를 받고 몸이 좋아지기 전에는 맨날 얼굴이며 머리, 가슴 등에 종기가 나고, 항상 피곤해하며, 수시로 감기를 달고 살았었다. 이제 종기는 가끔 날 정도로 크게 줄었고, 피곤한 것도 잘 모르겠단다. 그리고 전반적으로 몸의 상태가 눈에 띄게 향상됐다.

"내가 요즘 감기 안 걸리는 게 참 신기해요! 전에 같았으면 벌써 몇 번은 걸렸을 텐데. 아침에 일어나는 데도 힘이 안 드니 좀 살겠어요!"

열심히 치료받은 덕에 응분의 보상을 받은 셈이다. 그는 거의 1년 가까이 내 한의원에 개근하고 있다. 하늘은 스스로 돕는 자를 돕는다더니.

미꾸라지는 수음체질에 좋은 것 같다(목양·목음체질―태음인―이나 토양체질에도 좋다). 자세한 것은 목체질 쪽을 참조하라.

　여기 수체질(소음인)의 유익한 생선 및 해물에 대해 논하면서 좀 걸리는 것이 있다. 이들 중 일부는 날것으로 먹는 경우가 있기 때문이다. 회란 말 그대로 익히지 않은 채로 먹는 음식인데, 수체질은 비·위가 허냉(虛冷)한 체질이어서 회와 같은 생식이 부담이 많다. 수체질은 이로운 생선이나 해물이라 할지라도 가능하면 익혀서 먹는 것이 좋다. 혹시 회로 먹을 때는 항상 싱싱한 것을 골라, 너무 차지 않게, 그리고 너무 과식이 되지 않게 섭취하는 것이 필수적이다. 그래도 불안하면 차라리 잘 익혀서 먹는 것이 상책.

8체질영양학 4
철분이 풍부한 식품

철분

철은 적혈구, 더 자세하게는 적혈구 속의 헤모글로빈의 구성성분이 된다. 헤모글로빈은 폐로부터 유입된 산소를 붙잡아 인체의 모든 조직(세포)에 전달하고, 세포 활동의 부산물로 생성된 이산화탄소를 회수하여 폐로 운반, 방출하는 역할을 한다. 또한, 근육에서는 미오글로빈의 성분으로서, 근육 속에 산소를 일시 저장하는 기능을 한다.

또 다른 중요한 기능은 에너지대사 과정에 참여한다는 것이다. 즉, 전자전달계의 산화·환원과정에 작용하는 효소(시토크롬계 효소)의 구성성분이 되어 생화학적 에너지인 ATP의 생성에 기여한다. 따라서 철이 없으면 아무리 영양소가 넘쳐나도 그것을 에너지로 변환시킬 수 없다. 철은 그 밖에 효소의 보조인자로서 쓰이며, 면역기능의 유지, 약물 독성의 제거에도 관여한다.

철분이 풍부한 식품[38]

금양체질 조개, 고막, 멍게, 굴, 청어, 멸치, 고등어, 참치, 쥐포, 미나리, 시금치, 깻잎, 쑥, 현미, 딸기, 초콜릿

금음체질 조개, 고막, 뱅어, 청어, 멸치, 고등어, 참치, 미나리, 시금치, 깻잎, 쑥, 딸기, 초콜릿

토양체질 조개, 고막, 미꾸라지, 굴, 명태, 청어, 참치, 쥐포, 돼지고기, 돼지간, 햄, 소시지, 쇠고기, 소간, 호박나물, 미나리, 시금치, 깻잎, 보리쌀, 콩, 두부, 밀가루, 딸기, 참외, 초콜릿

토음체질 조개, 고막, 굴, 명태, 뱅어, 콩, 두부, 청어, 참치, 오징어, 돼지고기, 돼지간, 호박나물, 미나리, 시금치, 깻잎, 보리쌀, 딸기, 참외, 초콜릿

목양체질 미꾸라지, 콩, 두부, 쇠고기, 소간, 돼지고기, 돼지간, 햄, 소시지, 호박나물, 무청, 다시마, 파래, 미역, 김, 명태, 도라지, 콘플레이크, 밀가루, 참깨, 사과, 감자

목음체질 미꾸라지, 굴, 콩, 두부, 쇠고기, 소간, 돼지고기, 돼지간, 햄, 소시지, 호박나물, 무청, 근대, 다시마, 파래, 미역, 김, 명태, 도라지, 콘플레이크, 밀가루, 참깨, 사과, 감자

---

38 최미혜 외, 『21세기 영양학원리』, 교문사, 2006, 318~323쪽; 나가카와 유우조 저, 정인영 역, 『병을 치료하는 영양성분 가이드북』, 아카데미북, 2003, 136; 모수미 외, 『식사요법』, 교문사, 2002, 514쪽.

수양체질 닭간, 계란노른자, 닭고기, 쑥, 무청, 상추, 근대, 다시마, 파래, 미역, 김, 콘플레이크, 현미, 귤, 참깨, 사과, 감자

수음체질 닭간, 미꾸라지, 소간, 쇠고기, 계란노른자, 닭고기, 쑥, 무청, 상추, 근대, 다시마, 파래, 미역, 김, 콘플레이크, 밀가루, 현미, 귤, 참깨, 사과, 감자

체질식 설명서

양념편

영화에서 주연은 단연 돋보이는 존재다. 하지만 주연은 조연의 도움 없이는 결코 빛을 발할 수 없다. 조연의 협연 때문에 주연의 연주가 돋보이는 것이다. 양념은 요리라는 드라마에서 빛나는 조연이다.

Are you going to Scaborough Fair,
Parsley, Sage, Rosemary and Thyme?
Remember me to one who lives there
She once was a true love of mine
〈Simon & Garfunkel, 'Scaborough Fair'〉

파슬리, 세이지, 로즈마리, 타임아
너희 스카보로 장터에 가거든
거기 사는 여인에게 내 안부 좀 전해주렴
그녀는 한때 나의 진실한 사랑이었지
〈사이몬 & 가펑클, '스카보로 장터'〉

양념

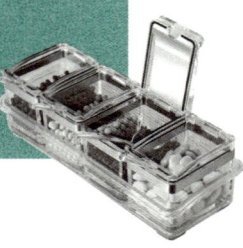

    콜럼버스(Christopher Columbus, 1451~1506)나 바스코 다 가마(Vasco da Gama, 1469~1524), 마젤란(Ferno de Magalhes, 1480~ 1521)과 같은 근세의 전설적 탐험가들의 목숨을 건 원정 목적의 하나가 바로 후추나 계피, 정향, 육두구 같은 향신료, 즉 양념의 조달을 위한 것이었다는 사실을 아는가? 그 하찮은 것들을 구하려고 몇 달, 아니 몇 년을 사활을 걸고 기나긴 항해를 했다는 사실이, 그런 것들이 지천에 깔린 지금의 감각으로서는 도무지 이해가 가지 않을 것이다. 하지만 양념이란 이렇게 인류사에서 한때 엄청나게 중요한 지위를 차지했던 무역 대상의 하나였다는 사실을 명심할 필요가 있다.

    중세에서 근세에 이르기까지 서구에서 향신료의 유통은 로마제국의 몰락 이후 이슬람의 확장으로 아랍인들의 손아귀에 있었다. 이들은 독점적 지위를 이용해서 엄청나게 비싸게 향신료를 공급했기 때문에 향신료의 가격이란 거의 귀금속에 맞먹을 정도로 비싼 것이었다. 로마시대로부터 향신료를 음식에 다양하게 사용해 오던 유럽인들은 이 아랍 상인들의 독점에서 벗어나 독자적인 향신료 확보의 루트를 개척해야만 했다. 그래서 당시 발달하기 시작한 근세 과학에 힘입어 마침내 인도로, 아시아로, 아메리카로 식민지 개척의 탐욕스런 대항해시대를 열었던 것이다.

　과거에 유럽에서 향신료의 거래는 대부분 귀족이나 왕족의 수요를 충족하기 위한 것이었는데, 이들은 자신들의 사회적 지위나 재력 과시의 한 방편으로 값비싼 향신료를 음식에 사용하는 관습이 있었다. 그런 경향이 너무나 지나친 나머지 한때는 후추나 정향 같은 향신료를 음식에 퍼붓다시피 했던 적이 있었다고 한다. 하지만 그것은 한때 스쳐지나가는 유행 같은 것이었다. 이후 전 세계에 개척한 식민지로부터 향신료의 조달이 쉬워지고, 상당수의 종자까지 수입되어 유럽 여러 지역에서 직접 재배되기 시작하면서 귀족의 전유물이던 향신료는 그다지 특별한 것이 되지 못하고 평민들에게까지 보편화되어 과도한 향신료 사용의 유행은 막을 내리게 된 것이다.

　양념이란 무엇인가? 그것은 알다시피 음식에 맛을 내어 식욕을 촉진하는 식재료를 말한다. 그래서 양념의 가장 큰 특징은 대개 냄새가 독특하면서 맛이 강하다는 것이다. 앞에서 언급했듯이 양념은 향신료(香辛料, flavor)라고도 하는데, 이는 양념의 냄새와 맛이 가지는 이러한 특징을 한 단어로 잘 집약해서 표현한 것이다.

　과거 향신료는 우리가 알고 있는 양념 수준 이상의 신비스런 약물로서 간주되기도 했다. 음식의 부패를 방지하는 방부제로서, 악균을 막아 주는 치료제로서, 그리고 건강과 장수를 가져다주는 불로장생의 영약으로서, 그리고 심지어는 미약(媚藥), 즉 성기능을 향상시켜주는 정력제로서도 인식되었다. 정향, 육두구, 회향, 강황, 계피, 박하 등 향신료의 상당수가 한약재에 포함되어 있다는 사실이 이를 증명한다. 이들은 소화를 촉진하는 소화제로서, 피를 잘 돌게 하는 혈액순환제로서, 면역을 강화하여 세균이나 바이러스를 퇴치하는 치료제 등으로서 지금도 실제 임상에서 쓰이고 있다.

우리 양념의 대표인 파, 마늘 역시 향신료로서 뿐만 아니라 약용으로도 쓰인다. 파는 열 감기에 해열제로서 쓰이며, 마늘은 장을 활성화시켜주는 정장제로서, 신체에 활력을 주는 보양제로서, 그리고 암을 예방하고 치료하는 항암제로서 좋은 약효를 발휘한다. 감기 걸렸을 때 뜨끈한 콩나물국에 고춧가루를 풀어 마시면 낫는다는 민간처방 역시 향신료가 약으로서 활용된 좋은 사례다. 물론 이런 효용도 아무에게나 다 발휘되는 것은 아니다. 체질에 맞아야 그 효과가 발휘되는 것이다.

소스에 대하여

"회를 먹을 때면 소스가 나오는데, 회가 가장 이로운 체질인 금체질은 무슨 소스에 찍어 먹는 게 좋아요? 사실 난 초고추장이 좋던데."

회에 사용하는 소스 중 대표적인 것은 간장에 와사비를 풀어 섞은 간장-와사비 소스이다. 또, 새콤매콤한 맛을 좋아하는 사람이나 아직 회 맛을 모르는 어린아이들이 즐기는, 식초와 고추장을 섞은 초고추장 소스, 그리고 된장에 다진 마늘 등을 가한 소스 역시 많은 사람들이 즐긴다.

간장-와사비 소스에 들어가는 와사비는 슬픈 영화를 본 것도 아닌데 코끝이 찡하면서 눈시울을 젖게 하는 독특하게 매콤한 맛을 가지고 있어, 날 생선이 가진 찬 성질을 완화시킴으로써 소화에 도움을 준다. 이 소스에서 와사비는 금체질(태양인)에 좋은 재료이다. 그런데 간장은 대개 콩을 발효시켜 만든 것이므로 금체질에 맞지 않고, 목체질(태음인)에 가장 잘 맞는 소스이다(토체질, 즉 소양인에도 맞다). 그러니까 와사비는 금체질에만 맞으며, 간장은 금체질에 맞지 않고, 도리어 반대 체질인 목체질에 잘 맞는 양념이다.

초고추장 소스의 고추장 역시 비슷한 문제를 일으킨다. 즉, 식초는 금체질에 맞는 재료—예를 들면 감식초—이면 괜찮지만, 주된 양념인 고추장은 금체질에 맞지 않는 것이다.

된장은 목체질(태음인)과 토체질(소양인)에 좋은 소스인데, 거기에 가하는 마늘은 목체질과 토양체질에 좋다. 따라서 아예 금체질(태양인)과는 무관한 소스이다.

"음식에 궁합이 있다던데, 대부분 금체질과 맞지 않는 궁합이네요. 어떻게 이런 일이 발생할 수 있죠? 생선이 가장 이롭다는 금체질에 쓰는 대표적인 소스들이 죄다 그 체질에 맞지 않는 것들이라니."

이는 대개 기존의 음식이 체질의학과 무관하게 고안되어, 체질이 전혀 고려되지 않고 경험적으로 터득된 맛 위주로만 만들어졌기 때문에 그런 것이다. 이런 경우는 여러 체질에 크게 해가 없는 방식으로 소스가 만들어지는 경향이 많다. 즉, 자연스럽게 여러 체질이 고루 고려된 복합적 성질의 소스가 만들어질 수밖에 없는 것이다.

일반적으로 소스는 음식의 주재료의 치우친 성질을 상쇄하면서 맛을 내는 것으로 선택되는 경향이 있다. 여기서는 생선이 가진 담담한 맛을 상쇄하는 짠맛의 간장이나 신맛의 식초가 선택되고, 또, 생선이 가진 찬 성질을 완화하는 매운맛의 와사비나 고추장이 선택된 것이다. 그런데 불행히도 이것들이 금체질에는 별로 맞지 않은 선택인 것이다.

"그럼 기존의 간장-와사비 소스나 된장-마늘 소스, 그리고 초고추장 소스는 어느 체질에 맞는 거죠?"

여기 간장-와사비 소스는 8체질 중에 단 한 체질도 딱 맞지가 않고, 일부체질에만 부분적으로 맞다. 그리고 된장-마늘 소스는 토양체질에만 맞다. 마지막의 초고추장 소스는 목양·목음체질(태음인), 수음체질에만 맞다. 그런데 문제는 초고추장 소스가 맞는 목체질과 수음체질에 주재료인 생선회는 대부분 이들 체질에 맞지 않는다는 것이다. 그러니까 현재 상황의 생선회 소스는 토양체질의 된장-마늘 소스를 제외하곤 어느 체질에도 완벽하게 맞는 것이 없다고 볼 수 있다. 이는 단지 생선과 생선 소스만의 문제가 아니라, 모든 요리에 다 걸리는 문제다. 8체질의학이 풀어야 할 가장 중차대한 숙제 중의 하나라고 할 수 있다.

특히 생선이 가장 좋은 체질인 금체질(태양인)의 경우 체질에 맞는 생선회 소스의 개발이 무엇보다 시급하다. 체질에 좋은 과일이나 채소, 젓갈, 양념 등을 이용해서 금체질에 잘 맞는 소스를 창안하면 어떨까. 나는 개인적으로 이태리 요리에서 샐러드에 많이 사용되는 발사믹(balsamic) 식초도 좋은 대안이 될 수 있다고 생각한다. 이것은 금체질에 나쁘지 않는 것으로 생각되기 때문이다. 또, 키위와 겨자를 주재료로 해서 만든 키위-겨자 소스는 금체질에 딱 들어맞으므로 금체질의 새로운 소스로서 추천할 수 있다. 가끔 겨자를 싫어하는 사람이 있는데, 그런 경우 겨자 대신 양파를 이용하는 것도 대안이라고 생각한다. 요리에 솜씨 있는 많은 사람들의 '맛진' 창안을 기대해본다. 그럼 각 체질에 이로운 양념과 해로운 양념에 대해 알아보자.

금체질(태양인)

1. 금양체질

이로운 양념 감식초, 포도당분말, 현미식초, 화이트 발사믹식초(white balsamic vinegar), 파, 양파, 겨자, 고추냉이(와사비), 천일염, 죽염, 아가베시럽(agave syrup), 케이퍼(caper), 들기름, 현미유, 아마씨유, 카놀라유(canola oil), 해바라기씨유

해로운 양념 마늘, 고추, 설탕, 화학조미료, 사과식초, 콩 식용유, 포도씨유, 옥수수유, 후추, 카레, 생강, 계피(cinnamon), 칠리소스(chili sauce), 꿀, 메이플시럽(maple syrup), 올리고당, 물엿, 간장, 마요네즈, 레드 발사믹식초(red balsamic vinegar), 참기름, 호박씨유, 올리브유, 마가린, 아보카도유

2. 금음체질

이로운 양념 겨자, 생강, 감식초, 포도씨유, 파, 양파, 고추냉이(와사비), 천일염, 죽염, 포도당분말, 화이트 발사믹식초, 레드 발사믹식초, 아가베시럽, 레몬, 케이퍼(caper), 들기름, 아마씨유, 카놀라유, 해바라기씨유

해로운 양념 마늘, 설탕, 콩 식용유, 호박씨유, 옥수수기름, 고추, 칠리소스, 후

추, 화이트페퍼, 간장, 메이플시럽, 꿀, 물엿, 올리고당, 사과식초, 현미식초, 마요네즈, 참기름, 올리브유, 현미유, 마가린, 아보카도유

해설

식초

감은 금체질(태양인), 토체질(소양인)에 이로운 과일이다. 그리고 이것으로 만든 식초인 감식초 역시 이들 체질에 이롭다. 요리를 할 때 종종 식초를 쓰는 경우가 많은데, 시중에 나와 있는 식초는 대개 금체질에 맞지 않는 것이 많다. 그 많은 식초들 중에 간신히 찾은 것이 바로 이 감식초와 현미를 발효한 현미식초다(현미식초는 금양체질에 좋다). 요리할 때, 그리고 금체질에 좋은 샐러드를 만들 때 이용하면 좋을 것이다.

또 다른 식초로는 발사믹 식초(balsamic vinegar)라는 것이 있다. 이는 포도를 숙성시켜 만든 식초로, 이탈리아 북부 모데나(Modena)에서 전통적 기법으로 만든 것을 말한다. 숙성기간이 길수록 농축된 맛과 깊은 향이 나며 대개 12년 정도 장기 숙성하여 만든다. 세계적인 명품 브랜드인 'Aceto Balsamico Tradizionale di Modena(모데나 전통 발사믹 식초)'는 12년에서 무려 25년까지 오랜 숙성을 거친 최상의 품질에 사용되는 전용상표라고 한다. 크게 분류하면 레드 발사믹 식초와 화이트 발사믹 식초가 있는데, 주로 샐러드드레싱이

나 생선 또는 육류의 요리에 사용된다. 이 중 레드 발사믹 식초는 겉으로 보면 검붉은 색을 띠어 간장과 흡사한 모습이다. 이태리 레스토랑에 갔을 때 메인 요리 전에 바게프 빵에 찍어 먹도록 주는, 노란 올리브유에 둥둥 떠도는 붉은 빛 도는 까만 액체가 바로 이 레드 발사믹 식초이다. 하지만 금양체질에는 붉은 포도가 맞지 않으므로, 생선에 흔히 사용되는 청포도를 주원료로 한 화이트 발사믹 식초가 좋을 것이다.

타미플루 vs 파

평소에 내 한의원을 자주 들르는 부인이 감기가 든 딸과 함께 왔다. 딸은 어린이집 다니는 나이의 여아로서 평소 배앓이나 감기 등으로 치료를 종종 받아오던 아이였다. 그 엄마가 걱정스레 물었다.

"아이가 열이 많이 나는 것 같은데 혹시 집에서 제가 할 수 있는 좋은 방법이 없나요?"

나는 하얀 파뿌리를 구해서 차처럼 끓여 수시로 복용시키라고 알려줬다. 파를 먹어보면 매운맛이 난다. 이런 성미(性味)를 한의학에서는 매울 신(辛) 자를 써서 신미(辛味)이라고 하는데, 신미는 화~ 하고 그 기가 퍼져나가는 성질이 있다. 파의 이런 성질을 이용해서 체표에 쌓인 열을 발산시켜 열을 내리는 효과를 기하는 것이다. 파의 뿌리는 실제로 한의학에서 총백(蔥白)이라고 해서 한약재로 쓰인다.

며칠 후 엄마와 딸이 왔을 때 딸이 어땠냐고 엄마에게 물었다.

"파뿌리 달인 물을 몇 번 먹였더니 정말 열이 내리던데요!"

긴가민가했는데 실제로 열이 내려 놀랬다는 것이다.

"애가 감기 한 번 걸리면 웬만한 해열제로도 열이 잘 내리지 않았거든요."

그 후 아이는 몸이 회복되어 잘 견디다가, 2009년 겨울 신종플루가 전 세계를 휩쓸 적에 다시 신종플루 의심 증세를 보였다. 아이 엄마는 아이를 데리고 근처 병원에 가서 검사를 한 다음 내 한의원에 들렀다. 엄마가 말했다.

"검사 결과는 며칠 후 나오는데, 병원에선 우선 타미플루 먹이래요. 받아오긴 했는데 먹여야 할지, 말아야 할지 모르겠어요. 어떻게 할까요?"

상당히 곤란한 질문이었다. 왜냐하면 나의 소견을 일방적으로 피력하기엔 사안이 너무 예민한 경우였기 때문이다. 모두들 공포에 떨며 집단 패닉상태에 빠진 상황에서 한의학, 그중에서도 아직 비주류에 속하는 8체질의학으로 전염성 질환에 대처한다는 것이 일반인들에게는 상식적으로 납득이 잘 가지 않을 것이기 때문이다. 자칫 차후 결과에 대한 책임이 모두 내게 귀속될 수 있다. 이런 땐 속 편하게 남들 하는 대로 하라고 하는 것이 가장 좋은 대응일 수 있다. 하지만 나는 체질의학이 전염성 질환에도 효과적으로 대처할 수 있다는 확신이 있었기에 다음과 같이 조언했다.

"먹이지 마세요. 체질침을 자주 맞고 독감에 좋은 체질한약을 며칠 복용하면 곧 나을 거예요. 그리고 집에서 만약 열이 나면 파뿌리를 끓여주세요."

이틀 정도 지난 후 엄마가 아이와 다시 내원했다.

"검사 결과 신종플루래요. 아이는 다 나은 것 같은데."

"타미플루 먹였어요?"

"아뇨! 열도 없고 다른 증상도 없길래 그냥 뒀어요."

며칠 후 아이는 완전히 나았다.

"사람들이 나보고 독종이래요. 신종플루 걸렸는데 약도 안 먹였다고."

"사실 신종플루는 일반 독감보다 훨씬 약한 독감이에요. 치사율이 일반 독감의 1/3밖에 되지 않는다고 하잖아요."

"물론 그렇지만 일반 국민들의 입장에서는 잘 모르니까 전문가나 언론에서 하라는 대로 할 수밖에 없어요."

방송에서 매일 사망자가 속출한다고 연속극처럼 보도하니까 사람들은 공포심을 넘어 거의 히스테리적인 집단 패닉까지 가지만, 사실 신종플루로 죽는 것보다 매일 교통사고로 죽는 사람이 훨씬 더 많다는 사실을 상기할 필요가 있다. 자동차가 신종플루보다 훨씬 무서운 존재인 것이다. 우리는 무엇에 더 중점을 두고 살아야 하는지 명료한 의식을 갖고 살아야 한다. 항상 중심을 잡고 살아야 하는 것이다. 그렇지 않으면 우왕좌왕하다가 한 세상 보내고 말 수 있다. "우물쭈물하다 내 이럴 줄 알았지"라는 버나드 쇼(George Bernard Shaw, 1856~1950)의 묘비명이 바로 당신의 현실이 될 것이다.[39]

아이는 금양체질이었다. 내가 음식의 체질적합성을 연구하면서 양념에 특히 관심이 많아 우리가 매일 쓰는 양념들과 서양의 양념인 향신료까지 탐구해보았다. 파는 기존 체질식에서는 토체질에 해롭고, 수체질에 이롭다고만 되어 있을 뿐, 다른 체질에 대해서는 별 다른 언급이 없었다. 나는 파를 모든 체질에 대해서 다시 검토해보았다. 결과는 좀 의외였다. 금체질(태양인)에 이롭고, 목체질(태음인)에 해롭게 나타나는 것이었다. 이 결과에 의거하여 금양체질인 그 아이에게 파를 복용케 한 것인데, 결과적으로 금양체질에 대해서는 상당히 믿을만한 임상적 근거가 확보된 셈이다. 하지만 아직 확정적인 증거를 가진 상태가 아니므

---

[39] 이 말이 오역이라는 반론이 있다. 원문 "If I stayed around long enough, something like this would happen."에서 'around' 다음에 'the tomb'이 생략돼 있다는 것이다. 바로잡는다면 "나는 알았지, 무덤 근처에서 머물 만큼 머문다면 이런 일(무덤 속으로 들어가는 일)이 일어날 것이라는 것을"이라는 것이다. 수긍이 간다. 하지만 우리나라 사람 대부분은 위의 뜻으로 알고 있다. 그리고 또 오역이 더 생동감 있게 다가온다. 어떡해야 하나?

로 여기서는 나의 새로운 제안으로 처리했다.

양파, 겨자, 고추냉이

양파가 금체질(태양인)에 이롭다는 것 또한 기쁜 소식이다. 우리 양념의 주된 원천인 고추와 마늘이 금체질에 모두 해로워 주부들이나 요리사들이 반찬 만들 때 상당히 난감한데, 그나마 매콤하고 달콤한 맛으로 다양한 요리에 응용될 수 있는 양파가 이로운 음식에 속해 숨통이 트인다.

양파는 양념으로서 뿐만 아니라 질병을 치료하는 효과도 있다. 그중 하나가 바로 고혈압. 한 금양체질 환자가 말하길, 젊을 때 혈압이 매우 높았는데 군대 가기 전에 매일 양파 1개씩 갈아먹었더니 1년 만에 혈압이 정상이 되었다고 했다. "그때 이후로 계속 정상 혈압을 유지하고 있어요." 그는 지금 이미 장년의 남자이다. 양파는 또한 간의 해독에도 효과가 있는데, 간이 약한 체질인 금체질에 적임이라 할 수 있다. 그리고 감기 걸렸을 때에도 효과가 있고, 기침, 가래 등 폐질환에도 역시 효과가 있다. 양파는 금양·금음체질(태양인), 토양·토음체질(소양인)에 좋다.

겨자는 소스로 활용할 수 있는 좋은 양념이다. 노란색의 머스터드소스가 바로 그것이다(단, 시판되는 것은 겨자 외의 다른 첨가물도 들어 있으므로 검토해봐야 한다). 한약재로서는 백개자(白芥子)라는 약재로 쓰이는데 소화를 돕는 효과가 있고, 감기에도 좋다. 특히 기침, 가래가 많이 끓는 감기에 특효하다.[40] 금양·금음체질(태양인), 수양·수음체질(소음인)에도 좋다.

---

[40] 신민교 편저, 『임상본초학』, 도서출판 영림사, 1994, 629쪽.

고추냉이는 와사비로 더 알려진 양념이다. 흔히 일식집에서 회 먹을 때 찍어 먹는 연두색 소스를 말한다. 자칫 큰 덩어리를 먹으면 코가 찡하면서 눈물이 왈칵 쏟아지는 곤란한 경험을 선사한다. 역시 금양·금음체질(태양인), 수양·수음체질(소음인)에 좋다.

감미료 찾기

음식에 단맛을 내는 감미료 또한 금체질(태양인)에 맞는 것이 거의 없어 대안을 찾는데 고심했다. 설탕, 꿀, 메이플시럽, 물엿 등 대부분의 감미료들이 다들 맞지 않아 걱정을 많이 했는데, 다행히 사막의 척박한 땅에서 자라는 아가베시럽에서 출구를 찾을 수 있었다. 아가베는 선인장인 용설난의 일종으로 멕시코가 원산지인 식물인데, 이 식물의 즙을 졸여 달콤한 시럽으로 제조한 것이 아가베시럽이다(이 아가베 선인장으로 만든 유명한 술이 있는데, 바로 멕시코의 대표적 술 데킬라다). 금양·금음체질(태양인), 토양·토음체질(소양인)에 좋다.

포도당 분말(glucose powder)도 금체질(태양인) 감미료의 또 다른 대안이 된다(토음체질에도 좋다). 포도당은 특히 금체질의 약한 간을 강화하는 효과가 있으며, 신체에 활력을 주는 중요한 에너지원이 되므로 다양한 효과를 함께 지닌다. 단점은 당도가 낮다는 점, 그리고 맛이 좀 부족하다는 점이다. 단맛으로 사용하려면 다소 많은 양을 사용해야 한다.

소금

요리에 빼놓을 수 없는 것이 짠맛을 내는 소금이다. 요즘은 소금 구하기가 너무 쉽지만, 과거에는 소금 또한 매우 귀한 것이었다. 월급(돈)을 뜻하는 샐러리(salary)가 소금(salt)에서 나온 말이라는 것에서 알 수 있듯이 소금은 원래 돈처럼 쓰이던 귀한 재료였다. 그리고 소스를 뜻하는 스페인어 살사(salsa) 역시 소금의 어원을 갖는 말이라는 사실도 시사점이 많다. 소금은 인류 최초의 소스였던 것이다.

요리의 맛을 좌우하는 것은 의외로 짠맛을 내는 소금인 경우가 많다. 소금이 안 들어가면 음식이 맛이 없는 것이다. 한국 음식 맛을 좌우하는 것도 장맛이라고 하지 않는가!

금체질(태양인)에는 바다 염전에서 바닷물을 증발시켜 만든 천일염이 좋다(토양·토음체질, 즉 소양인에도 좋다). 우리나라의 천일염은 세계에서도 첫손가락에 꼽히는 최상의 품질을 자랑한다. 특히 신안군 증도의 천일염은 명품 소금으로 그 명성이 드높다. 천일염은 금양체질에 좋지만, 그렇다고 다량을 사용해도 좋다는 말은 아니다. 소금은 많이 사용하면 위나 신장 등에 좋지 않고, 체액을 저류시켜 혈압을 올릴 수 있으므로 반드시 적당량을 사용해야 한다. 될 수 있는 대로 적은 양을 써서, 식품 그 자체가 갖고 있는 풍미를 잘 살리도록 하는 것이 맛에 있어서나 건강에 있어서 바람직하다. 하여튼 아무리 유익한 것이라도 과하면 몸에 좋을 것이 하나도 없다.

소금을 대통에 넣고 9번 구운 죽염 역시도 금체질(태양인)에 좋은 것으로 보인다. 하지만 많은 양을 오래 먹으면 혈압이 상승한다는 금음체질 환자의 말을 빌어보면 역시 건강식품으로 각광받는 죽염이라 할지라도 과한 양을 먹는 것은 좋지 않는 것임을 알 수 있다. 죽염은 인산 김일훈 선생의 인산죽염이 유명하다. 금체질(태양인), 토체질(소양인)에 좋은 것으로 예상된다.

케이퍼는 매콤하고 짜릿하며, 입에 군침이 돌게 하는 톡 쏘는 시트러스(레몬이나 밀감 등 감귤류의 과일을 말함)향이 특징으로써 샐러드나 소스, 피자에 새콤한 맛을 더한다. 지중해 연안, 특히 이탈리아에서 자란 케이퍼 관목의 채 피지 않은 꽃봉오리를 채취하여 사용한다.[41] 흔히 연어 샐러드에 곁들여 나오는 작은 녹색 알갱이들이 바로 이것이다. 금양·금음체질(태양인), 토음체질에 좋다.

기름 찾기

요리에 식용기름을 사용하는 경우가 많은데, 금체질(태양인)에 사용할 수 있는 식용기름은 매우 제한돼 있다. 이 역시 금체질의 요리를 어렵게 하는 중요한 이유 중의 하나다. 이 기름이 들어가야 고소하고 풍성한 맛이 도는데 도대체 기름기가 있는 것은 거의 사용할 수가 없으니 말이다. 스트레스를 받아도 한참 받는다.

"나물 요리도 기름이 들어가야 맛이 나잖아요!"

동의한다. 시금치를 무쳐도 참기름이 들어가야 맛이 나고, 취나물을 무쳐도 역시 식용기름이 들어가야 먹을 만하고, 샐러드를 만든다 해도 거기에 오일이 들어가서 보다 윤택한 맛을 낸다. 지중해 요리의 특징으로서 건강에 최고다 하여 한때 열풍같이 불었던 엑스트라 버진 올리브유도 금체질에는 사용할 수가 없고, 그 흔한 식용유도 죄다 맞지 않는다. 금체질 가족을 둔 주부들이 심히 열 받는 것을 이해할 수 있다. 나는 그들에게 맞는 식용기름을 발견, 아니, 그것이 불가능하다면 발명이라도 하지 않으면 안 되었다. 여기저기 수소문 끝에 만족스럽지는 않지만 몇 가지를 찾아내는 데 성공했다.

우선 들기름을 추천한다. 들기름이란 들깨에서 짠 기름이란 말이다. 리놀렌산(α-리놀렌산이라고도 함) 49%, 리놀레산 33%, 올레산 11%가 함유되어 있으

---

[41] 프랜시스 케이스 책임 편집, 박누리 역, 앞의 책, 2009, 239쪽.

며, 모두 불포화지방산에 속한다. 여기 리놀렌산은 요즘 각광받는 오메가-3지방산(오메가-3로 약칭)에 속하고, 리놀레산은 오메가-6지방산(오메가-6로 약칭), 그리고 올레산은 오메가-9지방산(오메가-9으로 약칭)에 속한다. 알다시피 오메가-3는 생선에 많고, 오메가-6는 콩이나 옥수수 같은 씨앗에, 그리고 오메가-9, 즉 올레산은 지중해식단의 주역 올리브열매에 많다.

지방(lipids) 인식의 변천사

그런데 이들 지방에 대한 견해는 계속 바뀌어 왔다. 아주 옛날에는 포화지방이 가장 선망의 대상이었다. 육식 먹어보기가 하늘의 별따기처럼 어려웠기 때문이다. 고기 속에 풍부한 포화지방의 고소한 맛과 포만감은 그 어느 것도 따를 것이 없었다. 그런데 1960년대에 미국을 필두로 전후 경제적 부가 축적되어 육류 섭취가 급증하면서 비만, 고혈압, 당뇨 등 이른바 생활습관병(과거 성인병이라는 것)이 급격히 늘기 시작했다. 영양학자와 보건관계자들은 희생양을 찾기 시작했다. 마침내 그 원흉을 찾았다. 육류의 포화지방이 모든 죄를 뒤집어 쓴 것이다. 포화지방은 하루아침에 역적으로 몰리고 현재까지도 동네북처럼 여기저기서 계속 얻어터지고 있다. 그리고 대신 부상한 것이 바로 불포화지방.

이제 동물성 지방에 대하여 식물성 지방 시대가 도래한다. 식물성 지방은 대부분 불포화지방에 속하기 때문이다. 대두유, 옥수수유, 참기름, 호박씨유, 포도씨유, 호두씨유 등이 속속 슈퍼에 등장하여 건강식품 행세를 했다. 이렇게 포화지방산에 대하여 불포화지방산이면 무조건 좋다는 견해가 팽배했지만, 그 후 이론이 좀 더 정교화되었다. 불포화지방산 중에서도 오메가-6는 좋지 않고 오메가-3가 좋다는 설로 바뀐 것이다. 하지만 현재는 어느 한 지방산이 절대적으로 좋다기보다는 오메가-6와 오메가-3 간의 조성비가 더 중요하다는 이론으로 진화하고 있다. 하지만 포화지방산은 여전히 가장 나쁜 지방산으로 낙인찍혀 예전의 영광을 되찾기는 아직 요원한 실정이고, 불포화지방산 중에서 오메가-6와 오메가-3가 치열하게 경합하고 있는 형국이다.

　인류의 식생활의 변천사를 보면 수렵채집시대 식단에서는 오메가-6와 오메가-3의 비율이 1:1로 균형을 이루었다고 한다. 그러던 것이 녹색식물 위주에서 곡물 위주로 식단이 바뀌면서 급격하게 바뀌었다. 수소첨가 공정이 식물성 기름에 도입된 현대에 이르러서는 무려 10:1로 엄청나게 바뀌었다.[42] 게다가 각종 동물성 식품 자체도 지방 성분비가 급격하게 변했다. 요즘 가축들은 과거와는 전혀 다른 환경에서 사육되고 있기 때문이다. 과거 풀을 먹던 암소와 암탉의 오메가-6 대 오메가-3 함량비도 1:1로 역시 균형을 이룬 것이었다고 한다. 그런데 요즘 옥수수와 콩 사료만 먹은 대부분의 소와 닭들은 그 비가 15:1에서 무려 40:1까지 엄청난 불균형을 보인다. 이름만 소, 닭이지, 사실 이들은 옥수수나 콩과 전혀 다를 바가 없는 '곡식'들인 것이다.[43] 이렇게 가다가는 온 세상이 죄다 옥수수나 콩이 돼버리고 말 것 같다.

　분명 이것은 생물 다양성에 크게 도전하는 심각한 사태다. 이는 여러 가지 환경의 변화에 적응할 수 있는 인간의 능력에 큰 문제를 일으킬 수 있고, 전반적으로 인간을 질병에 매우 취약하게 만들 것이 뻔하다. 학자들이 이러한 식품환경의 급격한 변화가 각종 생활습관병을 유발하게 된 중요한 원인의 하나라고 지적

---

42 마이클 폴란 저, 조윤정 역, 『잡식동물의 딜레마』, 다른세상, 2008, 342~343쪽.
43 다비드 세르방-슈레베르 저, 권지현 역, 『항암』, 문학세계사, 2008, 118쪽.

하는 것도 이와 연장선상에 있는 말이다.

이러한 견해는 오메가-3면 무조건 좋다는 단순 주장보다는 분명 설득력이 있다. 식생활의 변천이라는 통시적 견해가 역학적 통계와 함께 합리적으로 반영되어 있기 때문이다. 물론 무게는 여전히 오메가-3에 놓여 있지만.

체질의학적으로 말하면 오메가-3건 오메가-6건 어느 한쪽이 일방적으로 좋다거나 나쁘다고 말할 수는 없다. 물론 포화지방보다 불포화지방이 더 좋다고 말할 수도 없다. 체질에 따라 같은 영양소라도 그 급원식품에 따라 좋을 수도 있고 나쁠 수도 있는 것이다.

현재 오메가-3가 좋다고 하는 제설은 주로 금체질(태양인)에 해당되는 얘기다. 그러나 다른 체질들에게는 얘기가 다르다. 목체질(태음인)에게는 오히려 포화지방이 대체로 좋고, 불포화지방도 오메가-3보다는 오메가-6가 더 좋다. 토체질(소양인), 수체질(소음인)에게는 포화지방이건 불포화지방이건 그 급원식품에 따라 좋은 것과 나쁜 것이 섞여 있다.

금체질에 오메가-3가 좋다고 해서 모든 오메가-3가 다 좋은 것도 아니다. 오메가-3를 함유한 그 급원식품이 뭔가가 더 중요하다. 다는 아니지만, 주로 생선에 함유된 오메가-3가 좋은 것이다. 하지만 식용기름은 대부분 식물의 종자에서 추출한다. 생선기름을 가지고 식용기름을 만들지는 않는다. 비린내가 나기 때문이다. 그런데 식용기름도 생각보다 금체질에 맞는 것이 드물다. 아까 소개했던 들기름이 오메가-3 함량이 높아서 그런지 그나마 금체질에 좀 맞는 것 같다. 하지만 피부 또는 호흡기가 예민하거나 알레르기가 심한 금체질의 경우는 들기름에도 부작용이 나타나므로 주의를 요한다(일부 맞지 않는 다른 성분 때문인 것 같다). 이들은 심지어 고등어와 같은 생선기름에도 이상반응을 보인다.

이로운 식용기름

하지만 대체로 금체질(태양인)은 들기름을 식용기름으로 활용할 수 있다(토체질 또는 소양인에도 좋다). 항상 들기름을 반찬에 많이 넣어 먹는 한 금양체질 환자는 덕분에 소화가 아주 잘 돼 속이 한결 편해졌다고 들기름 예찬론을 한껏 펼친다. 샐러드에도 응용할 수 있고, 찌개나 나물 무침, 생선 지짐에도 사용할 수 있다. 들깨의 가루 역시 양념이나 향신료로 사용이 가능하다. 특히 된장찌개나 나물요리에 들깨가루를 넣으면 고소하고 상큼한 향취를 준다. 들깨죽도 역시 빠질 수 없는 별미다.

금양체질에 추천되는 또 다른 식용기름인 현미유는 미강유(米糠油)라고도 하는데, 미강이란 현미를 백미로 도정할 때 나오는 속껍질인 쌀눈과 쌀겨의 가루를 말한다. 이 쌀겨에 들어 있는 지방을 채취한 것이 바로 현미유인 것이다. 이제마의 『동의수세보원』 태양인 처방에 저두강(杵頭糠)이라는 특이한 약재가 나오는데, 이것은 다름 아닌 절구통에 쌀을 넣고 찧을 때 절구머리(저두, 杵頭)에 들러붙은 쌀겨 부스러기를 말한다. 역시 미강의 일종이라 할 수 있다. 금양체질은 사상으로는 태양인에 속한다. 금양체질은 현미유를 적극 활용하기 바란다. 현미유는 수양·수음체질(소음인), 목음체질에도 좋다.

아마씨유는 대개 요리보다는 건강식품으로 알려져 있지만, 활용 가능한 식용기름이 부족한 금체질(태양인)로서는 이를 요리에 응용하는 것도 나쁘지 않을 것 같다(토체질 또는 소양인에도 좋다). 냄새가 진하지 않으므로 채소나 생선 요리에 쓰면 담백한 맛을 준다. 아마씨유에는 오메가-3가 풍부하게 함유되어 있으며, 항암효과도 상당히 좋다는 실험결과가 나와 있다.

카놀라유와 해바라기씨유도 금체질(태양인)에 좋은 것으로 예상된다(토체질 또는 소양인에도 좋은 것으로 생각된다). 자세한 것은 뒤에 나오는 토체질 쪽을 참조할 것.

식용기름 중 포도씨유는 금음체질이 이용할 수 있는 식용기름으로 적극 추천할 만하다. 필수지방산인 리놀렌산(linolenic acid)과 항산화제인 토코페롤(tocopherol, 비타민E) 등이 함유되어 있어 피부미용과 노화방지에 효과가 있다. 포도씨유의 장점 중 하나는 발연점이 섭씨 250도로서 일반 식용유에 비해 상당히 높다는 점. 따라서 기름이 잘 타지 않고 수차례 반복해서 사용할 수 있어 경제적이다. 느끼한 향이 없어 재료 고유의 맛을 살릴 수 있는 것 또한 식용기름으로서 큰 장점이다. 튀김이나 부침개 용 기름으로뿐만 아니라, 샐러드드레싱 오일로서도 손색이 없다.

여기 서양 향신료는 일반인들이 흔히 쓰는 재료가 아니므로, 체질적합성이 거의 알려져 있지 않다. 따라서 체질이 명확하게 알려진 사람들에 대해 오링테스트에 의한 식품적합성 테스트를 실시하여 애매한 것을 제외한, 확실한 반응이 나오는 것만을 선정했다.

금양 향신료

월계수잎은 프랑스요리나 서양요리에서 육류의 누린내를 없애는데 주로 사용되어, 육수를 낼 때나 스튜를 끓일 때, 그리고 다양한 소스나 피클을 만들 때 빠지지 않는 향신료다. 이것은 금양체질의 생선의 비린내를 제거하는 데 응용할 수 있다. 생잎보다는 마른 잎이 좋고 올리브색을 띤 것이 상품(上品)이다.[44]

---

[44] 이영미, 『향신료』, 김영사, 2006, 52~53쪽.

애플민트는 사과와 박하가 섞인 듯한 향이 특징으로써 고기나 생선, 달걀요리 등에 많이 사용되는 향신료다.

곽향은 방앗잎이라고 알려져 있는 향신료로서 고기나 생선의 냄새를 제거하는 데 흔히 사용된다. 한약재로도 자주 사용되는데, 속이 더부룩하고 식욕이 없을 때, 속이 메슥거리고 구토가 날 때, 그리고 복통 설사 등에 써서 소화를 돕고 구토나 설사를 멈추게 하는 약재로 사용된다. 곽향이 들어가는 유명한 처방으로 곽향정기산(藿香正氣散)이라는 방이 있는데, 열이 나면서 힘이 없고, 속이 답답하고 팽만감이 있으며, 구토, 설사의 증이 있을 때 쓴다. 유감스럽게도 처방에서 곽향을 제외한 다른 약재들이 죄다 금양체질에 맞지 않아 금양체질에 쓰기는 곤란하다(주로 수양이나 수음체질에 맞는 약재들이 다수 포함돼 있어 오히려 수체질에 맞는 처방이라 할 수 있다).[45] 이 세 향신료들은 금양체질에 이로운 것으로 예상되나 확실치 않아 판단유예에 분류했다.

금음 향신료

육두구는 육두구나무의 열매 속 씨앗을 말하고, 메이스는 이 씨앗을 덮고 있는 빨간 그물 모양의 껍질을 말하는 것으로서 둘 다 향신료로 이용된다. 특히 육두구는 한약재로도 쓰이는데, 성미가 신온하므로 위가 냉해서 발생하는 복통과 설사, 구토에 좋다.[46] 육두구는 그윽하고 좋은 향이 나면서 약간 쓰고 매운맛이 나는데 반해, 메이스는 육두구와 비슷하면서도 더 부드럽고 고급스러운

---

[45] 신민교 편저, 『임상본초학』, 도서출판 영림사, 1994, 414쪽.

[46] 위의 책, 583~584쪽.

향과 함께 단맛이 난다. 육두구는 크림소스, 수플레,[47] 생선수프, 그라탕[48] 등에 주로 사용되고, 메이스는 케이크, 푸딩, 크림, 펀치(punch, 알코올이 약간 들어간 파티용 과즙) 등 제과에 많이 사용되므로 그 용도에 따라 선택할 것이다.[49]

계피는 요리뿐만 아니라, 우리 전통음료인 수정과나 과자 등에도 많이 사용되며, 비·위를 보하는 약효도 있어 소화력이 약한 사람의 치료에도 응용할 수 있는 한약재 겸 향신료다(자세한 것은 기호식품편의 수체질 쪽을 참조할 것).

고수는 파슬리와 감귤향, 그리고 후추와 로즈마리 또는 솔향이 나는 향신료다. 카레나 수프, 소스 등에 사용할 수 있다.[50]

이상 육두구와 메이스, 계피, 고수는 금음체질에 이로운 것으로 예상된다(판단유예).

해로운 양념들

앞에서 잠깐 언급했듯이, 우리 음식에 가장 많이 쓰이는 대표적 양념인 마늘과 고추가 금체질(태양인)에는 매우 해롭다. 이것 때문에 본인이나 가족 중에 금체질이 있는 주부들이 음식을 장만할 때 상당한 곤란을 겪는다. 이를 타개하기 위해선 앞에서 제안한 양념이나 향신료를 적극 활용하는 지혜가 필요하다.

금체질 중 특히 금음체질의 건강은 대장의 컨디션에 크게 좌우되는데, 마늘

---

[47] 거품 낸 계란흰자에 치즈나 또는 고기 등의 재료를 섞어 틀에 넣고 오븐에 구워 부풀린 요리.
[48] 고기·계란·채소 등과 면을 섞고 소스를 친 다음, 치즈와 빵가루를 뿌려 오븐에서 구운 이태리 파스타 요리.
[49] 이영미, 앞의 책, 53~54쪽.
[50] 프랜시스 케이스 책임 편집, 박누리 역, 앞의 책, 2009, 598쪽.

은 대장의 활동을 교란시켜 대장이 잘 움직이지 않게 함으로써 상습적인 장내 가스와 변비로 고생케 한다. 이는 금음체질 환자들에게서 자주 확인되는 바다. 요즘 마늘을 이용한 건강식품인 흑마늘 등 다수의 마늘 건강식품이 대규모 마케팅을 등에 업고 시판되고 있는데, 마늘이 맞지 않은 금양·금음체질(태양인), 토음체질, 수양체질은 복용하지 않는 것이 오히려 천수를 누리는 길이다(목양·목음체질—태음인—이나, 토양체질, 수음체질에 좋다).

요즘 가정에서는 화학조미료를 안 쓰는 추세이나 요식업계에서는 아직도 많은 양의 화학조미료를 사용하고 있다. 금체질(태양인)은 이 화학조미료에 특히 약하다. 토체질(소양인)도 화학조미료의 부작용이 심한 편이므로 사용을 자제하는 것이 좋다.

나의 새 제안에는 기존 체질식에는 명시되어 있지 않으나 금체질(태양인)에 맞지 않은 양념과 향신료가 소개되어 있다. 후추, 카레 그리고 매운 고추를 주원료로 한 칠리소스 등이 그들로서 아쉽게도 이들은 금체질에 하나같이 맞지 않다(주로 수체질, 즉 소음인에 맞다). 매운맛을 내는 양념이나 향신료는 될 수 있는 대로 적게 섭취하는 것이 현명하다.

대표적 감미료인 설탕도 맞지 않지만, 그를 대체하는 꿀, 메이플시럽, 올리고당, 물엿 등도 다들 금체질(태양인)에 맞지 않다.

간장은 콩을 주원료로 하기 때문에 대체로 금체질(태양인)에 맞지 않다. 특히 일본에서 들여온 왜간장이라 불리는 공장 제조 간장은 더욱 해롭다. 꼭 간장을 쓰려면 발효가 잘된 우리 전통간장을 쓰길 권한다.

일반적으로 발사믹식초라 함은 레드 발사믹식초를 말하는데, 이는 금양체질에 좋지 않다(금음체질, 수양체질에 좋다). 대신에 금양체질은 화이트 발사믹식초(청포도를 원료로 한 것)를 택하는 것이 좋다(이것은 금음체질에도 좋다).

기름과 상극이다

해로운 식용기름의 리스트를 보면 금체질(태양인)이 얼마나 기름이 맞지 않는 체질인지 실감할 수 있다. 흔히 말하는 식용유는 콩을 원료로 한 것으로 당연히 금체질에 맞지 않으며, 옥수수기름, 참기름, 호박씨유, 올리브유도 해당 종자가 체질에 맞지 않아 그것에서 추출한 기름 역시 맞지 않다.

인조버터라 불리는 마가린도 금체질(태양인)에 맞지 않다. 마가린이란 동물성 또는 식물성 기름에 경화유(식물성 기름에 수소를 첨가하여 고체화한 것으로 트랜스지방이 문제가 된다)를 적절히 배합하고, 거기에 맛을 내기 위해 향료, 색소, 소금, 발효유를 첨가한 후 유화제로 유화시켜 버터 형상으로 만든 유지를 말한다. 들어가는 재료가 금체질에 거의 맞지 않는 것들이다.

금양과 금음 차이

매콤한 맛을 내는 생강이 이롭다는 것은 양념 선택의 폭이 좁은 금음체질에 여간 희소식이 아닐 수 없다.

새로 제안된 양념으로서 발사믹식초는 금음체질의 경우는 화이트와 레드 발사믹식초 모두가 맞다. 취향에 따라 선택해서 사용하면 될 것이다. 일반적으로 화이트는 생선류에, 레드는 육류에 주로 쓴다.

레몬은 레스토랑이나 일식집의 생선요리에 흔히 사용되는 과일로서 금음체질에 맞는 것으로 보인다. 대개 생선회나 초밥, 생선조림에 레몬즙을 직접 뿌려서 비린내를 제거하고 상큼한 맛을 내기 위해 사용한다.

토체질(소양인)

1. 토양체질

이로운 양념 마늘, 감식초, 콩 식용유, 호박씨유, 된장, 전통간장, 일본간장, 천일염, 죽염, 양파, 메이플시럽, 아가베시럽, 케이퍼, 레몬, 박하, 올리브유, 들기름, 아마씨유, 해바라기씨유, 카놀라유

해로운 양념 고추, 후추, 생강, 파, 카레, 겨자, 꿀, 계피, 사과식초, 현미식초, 참기름, 포도씨유, 현미유, 옥수수기름, 고추냉이(와사비) 칠리소스, 설탕, 올리고당, 물엿, 마요네즈, 마가린, 아보카도유

2. 토음체질

이로운 양념 콩 식용유, 호박씨유, 포도씨유, 들기름, 아마씨유, 전통간장, 일본간장, 된장, 천일염, 죽염, 양파, 포도당분말, 아가베시럽, 감식초, 발사믹식초, 케이퍼, 박하

해로운 양념 고추, 후추, 생강, 파, 카레, 겨자, 계피, 현미식초, 사과식초, 꿀, 참기름, 현미유, 옥수수기름, 마늘, 고추냉이(와사비), 칠리소스, 설탕, 올리고당, 물엿, 마요네즈

해설

마늘

토양체질에 이로운 양념의 대표는 마늘이고, 해로운 양념의 대표는 고추이다. 흥미롭게도 우리 양념의 양대 산맥을 하나씩 사이좋게 나눠가졌다(토음체질은 고추, 마늘 둘 다 해롭다).

"고추도 맵고, 마늘도 매운데, 어떻게 이렇게 완전히 반대의 결과를 보일 수 있죠?"

마늘이나 고추는 둘 다 먹어보면 입안이 얼얼하게 매운맛을 내므로, 왜 이렇게 상반되는 성질을 갖는지 의아해할 수 있다.

마늘의 독특한 맛은 마늘 속의 알린(allin)이라는 단백질 때문인데, 마늘을 다지거나 자르면 효소의 작용에 의해 알리신(allicin)이라는 성분으로 바뀌어 마늘 특유의 냄새와 맛을 낸다. 이것은 휘발성을 갖기 때문에 체내에 흡수되어도 땀구멍을 통해 발산된다. 마늘을 먹은 후 양치질을 해도 냄새를 지우기 어려운 것은 이 때문이다. 체표에서 냄새가 방출되기 때문에 입만 막아서는 소용이 없는 것이다. 우리는 익숙해서 잘 모르지만, 마늘을 적게 섭취하는 서구인들은 우리 몸에서 나는 이 냄새를 당장에 알아차린다.

"전철처럼 사람들이 빼곡히 들어선 곳에서 마늘냄새를 강하게 풍기는 사람이 있으면 정말 괴롭던데요."

우리도 괴로운데 외국 사람들은 어떻겠는가? 이것을 해결하는 방법은 마늘에 열을 가하는 것이다. 이렇게 하면 알리신을 생성하는 효소가 열에 파괴되어 마늘 냄새의 주범인 알리신의 생성이 차단된다. 고깃집에서 마늘을 불판 가장자리에 놓고 구워먹는 것은 이런 효과를 노린 것이라 할 수 있다.

고추

반면 고추의 매운맛은 캡사이신(capcycin)이라는 성분 때문으로, 이것이 많은 고추일수록 맵다. 고추는 현재 우리 음식의 특징을 나타내는 가장 대표적 향신료로 알려져 있지만, 사실 고추가 우리나라에 최초로 전래된 것은 조선시대 중기 정도로 상당히 최근의 일이다. 이 고추가 근대 우리 음식의 요리방식에 지각변동을 일으킨 것이다.

그런데 고추를 음식에 주된 양념으로 사용하는 나라는 생각보다 무척 많다. 원산지인 남아메리카는 물론이고, 세계에서 가장 맵게 음식을 먹는다는 멕시코나, 거의 모든 음식에 고추를 사용하는 인도, 열대지방 특유의 매운 음식을 주로 먹는 인도네시아·태국·베트남 등 동남아 국가들, 역시 더운 열대지방에 속하는 아프리카의 여러 나라들, 자극적인 음식으로 유명한 중국의 사천지방, 그리고 지중해 연안에 위치한 다수의 유럽 국가들 등 전 세계 각지에서 고추는 매우 다양하게 애용되고 있다. 매운맛은 사실 전 세계에 가장 보편적인 맛의 하나인 것이다.

우리 속담에 "작은 고추가 맵다"는 말이 있다. 이 말은 그저 상징적으로 하는 말이 아니라 실제로 맞는 말이다. 매운 고추의 대명사인 멕시코의 고추 칠리는 아주 작다. 가끔 아내가 집에서 스파게티 요리를 하는데, 그녀는 스파게티 소스에 '폭탄' 넣기를 좋아한다. 폭탄이란 우리끼리 하는 용어로, 대략 길이 2cm 정도 되는 작은 칠리고추를 일컫는다. 모르고 이걸 씹으면 폭탄 터지듯 입안에서 강렬한 열기가 사방으로 터져나가 두부를 강타한다. 한동안 입안이 정신없이 얼얼하여 찬물을 연신 먹어야 겨우 진화가 된다. 진실로 고추는 작을수록 맵다. 작은 고추 조심!

그럼 세계에서 가장 매운 고추로 알려진 멕시코의 사비나 하바네로(savina

habanero)는 얼마나 매울까? 고추의 캡사이신 함량을 재는 단위를 '스코빌'이라고 하는데, 우리나라 고추의 캡사이신 함량은 1만 스코빌 정도라고 한다. 그럼 사비나 하바네로는? 놀라지 마라. 20~30만 스코빌이란다. 우리 고추보다 이삼십 배 맵다는 말이다. 이런 정도면 가히 살인적인 맛이라고 할 수 있다.[51]

한자로 매운맛을 신(辛)이라고 하는데, 매운맛이라도 다 같은 것이 아니다. 한의학에서 말하는 매운맛은 크게 두 가지로 나뉜다. 하나는 신온(辛溫)이고, 다른 하나는 신량(辛凉)이다. 신온이란 맵고 따뜻한 성질을 갖는 것을 말하며, 신량이란 맵지만 서늘한 성질을 갖는 것을 말한다. 이러한 구분으로 고추는 신온에 속하고, 마늘은 신량에 속한다. 고추의 매운맛은 실제 열을 내고 땀까지 흘리게 하지만, 마늘의 매운맛은 그냥 아릴 뿐, 열을 발생시키지는 않는 것이다. 마늘의 매운맛은 사실은 서늘한 매운맛인 것이다.

체질의학적으로 볼 때 고추는 신온의 성질로 비·위를 강화하는 작용을 하고, 마늘은 신량의 성질로 폐·대장을 강화한다. 토양체질은 체질적으로 비·위가 강하고 폐·대장이 약한 장부구조를 갖는다. 따라서 고추는 토양체질의 강한 장부를 더욱 강하게 하여 체질의 장부 불균형을 더욱 심화시키므로 토양체질에 해롭지만, 마늘은 토양체질의 약한 장부를 보강시켜 체질의 장부 불균형을 바로잡아 균형으로 이끌므로 토양체질에 이롭다.

결론으로 고추는 수체질(소음인), 목체질(태음인)에 이롭고, 토체질(소양인), 금체질(태양인)에 해로우며, 마늘은 목양·목음체질(태음인), 토양, 수음체질에 이롭고, 금양·금음체질(태양인), 수양, 토음체질에 해롭다.

---

51 이영미, 앞의 책, 42~43·45쪽.

양파

양파는 기존의 체질식에서는 명기되어 있지 않으나, 암묵적으로 토체질(소양인)에 해로운 것으로 되어 있다. 하지만 나는 이로운 것으로 예상한다.

마늘, 양파, 파에서 재밌는 사실은 셋 다 식물분류상 동일한 백합과에 속한다는 것이다. 과가 동일하면 대개 비슷한 체질적합성을 갖는 경향이 많다. 하지만 항상 그런 것은 아니므로 일반화는 곤란하다.

간장, 감미료, 식초

토체질(소양인)은 콩이 좋은 체질이다. 따라서 콩으로 발효하여 만든 콩 파생식품도 대개는 좋다. 예를 들어 우리 전통간장이나 일본식 간장이 다 좋고, 콩 발효식품의 최고봉인 된장도 당연히 좋다. 하여튼 콩으로 만든 거의 모든 식품이 다 좋다고 생각하면 된다.

소금은 천일염 및 죽염이 좋으나 역시 과용은 금물이다.

감미료로서 가장 흔한 것들인 설탕, 꿀은 토체질(소양인)에 맞지 않다. 아가베시럽으로 대신하는 것이 좋다. 메이플시럽은 토양체질에만 좋다. 토체질은 단 것이나 기름진 것을 많이 먹고 운동을 게을리하면 비만, 고혈압, 당뇨 등 생활습관병이 잘 걸릴 수 있으므로 항상 주의를 요한다.

신맛이 필요하면 토양·토음체질(소양인)에 감식초, 그리고 토음체질에 발사믹 식초를 이용할 수 있다. 이 중 감식초는 변비가 있는 토음체질에 효과가 있다(자세한 것은 금체질 쪽 참조).

케이퍼는 생선에 잘 맞는 향신료이므로, 생선이 대개 좋은 토체질(소양인)이 종종 이용할 수 있다.

식용기름

토체질(소양인)은 식용기름의 사용범위가 매우 넓다. 기존 체질식에 속하는, 가장 보편적인 식용기름인 콩식용유도 맞고, 호박씨에서 추출한 호박씨유도 맞다. 새로 제안하는 올리브유나, 들기름, 아마씨유, 해바라기씨유, 카놀라유도 요즘 건강 트렌드에 보조를 같이하는 것들로서 토체질에 좋은 식용기름들로 판단된다(이 중 해바라기씨유와 카놀라유는 토음체질에 대해선 확실하지 않으므로 판단유예).

카놀라유는 유채꽃 종자에서 추출한 기름을 말한다. 이상한 냄새나 맛이 없고 담백하여 샐러드오일로 적당하다. 튀김에 사용하면 튀겨진 요리가 오랫동안 바삭바삭한 상태를 유지하고, 오래돼도 잘 산화되지 않으며, 높은 열에도 안정하여 튀김 요리에 딱 좋다. 금체질(태양인)에도 좋은 것으로 생각된다.

해바라기씨유 역시 담백한 맛을 지니며, 불포화지방산인 리놀레산(linoleic acid)과 올레산(oleic acid)을 다량 함유하여 건강에 좋은 식용기름으로 요즘 각광받고 있다. 역시 열에 강하여 튀김요리에 좋으며, 트랜스지방을 거의 생성하지 않아 심혈관질환의 예방과 다이어트에 효과가 있다. 비타민E가 함유되어 항산화작용이 있으며, 피부에 보습 효과를 주어 피부 미용에도 좋다. 금체질(태양인)에도 좋은 것으로 예상된다.

지중해 식단을 대표하는 식용기름인 올리브유는 토양체질에 좋다(자세한 것은 목체질 쪽을 참조할 것). 아마씨유는 토양·토음체질(소양인) 모두에 좋다(금체질 쪽을 참조할 것).

향신료 박하

박하는 향신료보다는 허브에 가깝지만 소스나 과자에도 사용된다. 씹는 검이나 사탕에 박하향을 가한 것이 흔하다. 박하는 한약재로도 쓰이는데 역시 신량의 성미로써 주로 열성 감기나 피부 발진에 효험이 있다.

앞에서 신온과 신량에 대해 얘기했는데, 박하는 그 신량의 성질을 가장 잘 느낄 수 있는 식물이다. 박하를 끓여서 차로 마셔보면 입안이 화하면서 매운 듯, 뜨거운 듯한데, 바람을 들이마셔 보면 시원하다 못해 얼얼한 냉기가 느껴진다. 이것이 바로 신량의 전형적인 맛이다. 이런 성질 때문에 박하는 비·위에 열이 많은 토체질(소양인)의 감기나 피부 질환에 종종 사용된다. 단, 박하를 달일 때 반드시 지켜야 할 주의사항이 있다. 그것은 오래 끓이지 마라는 것. 박하 향은 휘발성이 매우 강해 오래 달이면 향이 다 하늘로 훨훨 날아가 버린다. 오래 달이면 찐한 박하차를 즐길 수 있을 것 같지만, 오히려 그 반대로 맹탕의 맹물만 남아 허탈감만 잔뜩 안겨준다. 10~20분 정도 끓이면 적당하다.

로즈마리, 세이지

로즈마리(Rosemary)는 그 이름처럼 아름다운 향을 지니고 있다. '장미처럼 아름다운 마리'라고 풀이될까? 그 가녀린 잎을 스치기만 해도 안개처럼 향이 피어나 황홀경에 빠지게 하는 마력이 있다고 한다. 당연히 수많은 신화와 전설의 주인공으로 등장했다. 민트 계열의 향신료로서, 강한 히말라야 삼나무 향이 풍기며, 입안에 넣으면 솔과 장뇌, 샐비어, 약간의 후추가 어우러진 맛이 느껴진다고 한다. 음식의 향신료로도 쓸 수 있고, 차로 음미할 수도 있다. 오랫동안 민간소독제로 쓰여 왔는데, 현대 연구에 의해 항균성이 밝혀졌다.[52] 얼마 전

---

[52] 프랜시스 케이스 책임 편집, 박누리 역, 앞의 책, 600쪽.

로즈마리를 구해 뜨거운 물에 우려 차로 마셔봤는데, 과연 그 그윽한 향에 반하고 말았다.

로즈마리는 생선과 육류 모두에 많이 사용되는데, 생선 중에 특히 삼치구이에 많이 애용된다. 은은한 향으로써 생선 특유의 비린내를 제거해준다. 이 향신료는 최고의 하모니를 자랑하던 남성 듀엣 사이몬과 가펑클(Simon & Garfunkel)의 노래 "스카보로 페어"에도 나온다("Are you going to Scarborough Fair, Parsley, Sage, Rosemary and Thyme?"). 가사에서 보듯이 이 노래에는 로즈마리 이외에 파슬리, 세이지, 타임도 함께 등장한다. 토양체질에 좋은 향신료로 예상된다(판단유예).

세이지(Sage)는 서양에서 수세기 동안 질병을 치료하는 약초로 사랑받아 왔는데, 요즘엔 향신료로 더 많이 쓰이고 있다. 종류는 많은데, 그중 달마시안 세이지(Dalmatian sage)를 가장 알아준다. 달마시아는 크로아티아의 아드리아해에 연한, 세계에서 가장 아름다운 해변으로서 명성이 높은 곳이다. 여기에서 자란 세이지는 태양과 바다의 조화로 길러져, 보통의 정원에서 자란 품종과는 차원이 다른 품격을 지닌다고 한다. 순한 소나무 향이 스민 로즈마리와 통후추를 연상케 한다고. 북유럽에서는 소시지나 소금에 절인 고기에 쓰이고, 남부에서는 파스타나 허브 블렌드(herb blend, 서로 다른 허브를 섞는 것)에 들어가며, 다른 세이지처럼 허브 버터나 오븐에 구운 고기의 소스에도 훌륭한 효능을 발휘한다.[53] 토양체질에 이로운 향신료로 예상된다(판단유예).

---

53 위의 책, 627쪽.

사랑의 맛 바닐라

바닐라는 왠지 모르게 내게는 오랫동안 바나나향으로 각인되어 있었다. 발음 때문인지 바나나의 향이 바닐라인 줄 알았던 것이다. 내가 좋아하는 바닐라 아이스크림의 연한 노란 색깔이 그런 착각을 더욱 가중시켰던 것 같다. 그러나 바닐라는 바나나와는 전혀 관계가 없는 식물이다. 넝쿨 난 종류의 꼬투리열매로, 길이 20cm, 두께 1cm 정도의 기다란 캡슐처럼 독특하게 생겼다. 녹색에서 짙은 갈색으로 익는데, 그 열매 하나 속에 씨앗이 수천 개나 들어 있다. 특이하게 벌새에 의해 수정이 이뤄지는, 일종의 충매식물인 까닭에, 16세기 초 스페인이 처음 유럽으로 들여왔을 때는 벌새가 없어 열매를 맺지 못했다고 한다. 하지만, 인간은 그 정도의 역경에는 결코 굴하지 않는 법. 가느다란 대나무꼬치를 이용해 수정시키는 방법을 고안하여 마침내 열매 맺기에 성공한 것이다. 때는 1841년. 무려 200년 이상이 걸려 토착화에 성공한 것이다.

바닐라는 10월이나 11월, 열매가 아직 초록일 때 수확하여 증기에 쬐어 발효시킨다고 한다. 특이한 것은 갓 딴 열매에는 향이 없는데, 이렇게 발효를 거치면 바닐라 특유의 달콤한 향이 생긴다는 것이다. 완성된 바닐라는 짙은 밤색을 띠며 그 모양이 흡사 말린 고사리처럼 생겼다. 바닐라는 완성하는 과정이 6개월이나 걸리기 때문에 당연히 값이 무척 비싸다고 한다. 천연 바닐라는 가벼운 계피향과 함께 특유의 달콤한 향이 진하게 풍기며, 실제로도 단맛이 있다. 바닐라의 이 달콤한 향은 은연중에 연인들의 사랑을 연상케 한다. 주로 아이스크림, 빵, 푸딩, 무스(mousse),[54] 수플레, 초콜릿, 절인 과일 등에 응용되는데, 다

---

54 크림이나 젤리에 거품을 일게 하여, 거기에 설탕과 향신료를 넣고 차갑게 만든 디저트의 하나. 대개 얼려서 먹는다.

수가 연인들이 데이트할 때 즐기는 바로 그것들이다. 토양체질에 이로운 것으로 예상된다(판단유예).

바질, 딜 등

바질(Basil)은 향신료로서 토음체질에 좋은 것으로 예상된다(판단유예). 토마토와 잘 어울려 스파게티, 피자, 토마토소스, 샐러드 등 이탈리아 요리에 많이 쓰인다. 하지만 토음체질에는 밀가루와 토마토가 좋지 않으므로, 바질은 토마토가 들어가는 요리보다는 야채샐러드에 활용하는 것이 바람직하다.

딜(Dil)은 작은 깃털처럼 생긴 잎을 가진 미나리과의 향신료로서 식물 전체에서 향이 난다. 실처럼 가녀린 잎에서 그런 강한 향이 발산되는 것을 보면 신비스럽다는 생각이 드는 식물이다. 특히 종자에서 진한 향이 나며, 잎에서도 좋은 향이 나므로 둘 다 향신료로 많이 사용된다. 그중 잎에 함유된 정유는 비린내를 제거하는 힘이 강하여 생선요리에 대표적인 향신료이다. 생선이 잘 맞는 체질인 토음체질에 적격인 향신료라고 할 수 있다(판단유예).

곽향, 월계수잎, 육두구도 토음체질에 이로운 향신료로 예상된다(판단유예. 자세한 것은 금체질 쪽을 참조할 것).

해로운 것들

토체질(소양인)에 해로운 양념들은 말했듯이 고추, 후추, 생강, 파, 카레, 계피, 고추냉이, 겨자, 칠리소스 등 대부분 매운맛을 가진 것들이다. 이제는 다들 알겠지만 신온한 매운맛을 가진 것들이 많다.

이 중 계피는 정규 음식보다는 과자류에 많이 사용되는데, 전통 음료인 수정과에 매콤하고 향긋한 향을 내기 위해 빠지지 않고 들어간다. 헌데 수정과에 들어가는 주재인 감은 토체질에 맞지만, 유감스럽게도 계피는 이들 체질에 맞지 않다(수양·수음체질 또는 소음인에 맞다). 따라서 계피 대신 토체질에 맞는 다른 향신료를 씀이 바람직하다(계피에 대한 자세한 내용은 기호식품 편의 수체질 쪽을 참조할 것).

마늘이 토음체질에 맞지 않다는 점은 상당히 뼈아프다(토양체질에는 맞다).

사과식초, 현미식초 등 위장의 기능을 촉진하는 성질이 있는 음식은 토체질(소양인)은 피해야 한다.

감미료로서 대표인 설탕, 꿀은 토체질(소양인)에 해롭고, 그 밖에 올리고당, 물엿도 토체질에 좋지 않다. 될 수 있는 대로 단것은 삼가야 하는데, 단것을 좋아하는 토체질이 많음을 종종 발견한다. 토체질이 단 것을 좋아하면 앞길에 필히 비만, 당뇨, 고혈압이 기다리고 있다고 생각하면 대차 없다.

우리나라는 식용기름으로 특히 참기름을 많이 사용하고 좋아하지만, 토체질(소양인)에는 참기름이 매우 좋지 않다. 현미유, 옥수수기름도 그 원재료들이 모두 토체질에 맞지 않는 것들이므로 그들에서 짠 기름 역시 맞지 않다. 앞에 소개한 콩식용유나 올리브유, 들기름, 아마씨유 등 다른 좋은 식용기름이 많으므로 그것들로 대신하면 될 것이다.

토음 변비탈출

토음체질은 금체질과 마찬가지로 채식이 알맞은 체질이므로, 나물요리를 할 때 포도씨유, 들기름, 올리브유, 아마씨유 등 적절한 식용기름을 잘 이용하면 좋다. 그런데 이 식용기름은 양념으로서뿐만 아니라 변비치료에도 효과가 있다.

토음체질 환자 중에 변비로 고생하는 환자가 있었다. 변이 무르면 괜찮다가, 되면 화장실에서 몇 십 분을 실랑이를 하다, 결국 항문이 찢어지면서 실핏줄이

터져 피를 변기에 쏟곤 했다. 그 바람에 그는 화장실 공포증까지 생길 정도였다.

"항문에 힘을 못 주겠어요, 또 피가 터질까봐. 변 보기가 너무 무서워요!"

"채소를 많이 드셔야 해요. 그래야 섬유질이 공급되어 대변 형성이 좋아지거든요."

그는 내가 주문한 대로 채소도 많이 먹어보고, 또 변비에 좋다는 알로에도 먹어보는 등 가능한 모든 방법을 다 동원했다. 하지만 좀 나은 듯하다 어느 날 갑자기 항문이 찢어져 다시 하혈을 하는 일이 계속 반복됐다. 그는 고민에 빠졌다.

"원장님, 무슨 방법이 없을까요?"

이 사람은 된 변과 항문과의 마찰에 의한 상처로 자꾸 출혈이 생기는 것이므로, 결국 윤장(潤腸), 즉 대변을 윤택하게 하는 방법밖에는 다른 수가 없다고 생각했다. 윤장 효과가 있는 식품으로는 일반적으로 호두나 아몬드 같은 견과류가 있다. 한약재로 쓰는 윤장제도 대개 도인(桃仁, 복숭아씨)이나 행인(杏仁, 살구씨), 백자인(柏子仁, 측백나무씨) 등과 같이 씨앗을 쓴다. 하지만 토음체질엔 이런 견과류나 한약 윤장제가 맞지 않다. 어떻게 해야 할까? 이리저리 궁리하다 생각해낸 게 바로 식용기름. "그렇지, 식용기름이 있잖아!" 식용으로 쓰는 기름은 대부분 씨앗으로 만든다. 윤장제로 쓸 수 있을 것 같았다. 그때 들기름이 눈에 띄었다.

"들기름을 한번 먹어보세요."

그에게 들기름을 추천했다. 며칠 후 그가 왔다.

"들기름 먹고 많이 좋아졌습니다. 소화도 잘 되고 변보기가 정말 수월해졌어요!"

그의 얼굴엔 미소가 만면했다.

"어떻게 해서 먹었어요?"

"반찬에도 넣어 먹고요, 수저에 따라서 하루 한 수저씩 먹었어요."

그는 마침내 혈변(血便)의 괴로움으로부터 해방됐다.

목체질(태음인)

1. 목양체질

이로운 양념 마늘, 설탕, 콩 식용유, 호박씨유, 옥수수기름, 고추, 생강, 후추, 카레, 칠리소스, 전통간장, 일본간장, 된장, 메이플시럽, 꿀, 물엿, 쌀엿, 올리고당, 파프리카, 올리브유, 참기름, 마가린, 아보카도유

해로운 양념 감식초, 포도씨유, 겨자, 고추냉이(와사비), 천일염, 죽염, 포도당분말, 현미식초, 발사믹식초, 마요네즈, 케이퍼, 아가베시럽, 레몬, 들기름, 현미유, 아마씨유, 해바라기씨유, 카놀라유

2. 목음체질

이로운 양념 마늘, 설탕, 콩 식용유, 호박씨유, 옥수수기름, 된장, 고추, 칠리소스, 전통간장, 일본간장, 현미식초, 쌀엿, 물엿, 메이플시럽, 마요네즈, 파프리카, 올리브유, 참기름, 마가린, 현미유, 아보카도유

해로운 양념 감식초, 포도씨유, 생강, 계피, 겨자, 고추냉이(와사비), 천일염, 죽염, 아가베시럽, 포도당분말, 발사믹식초, 레몬, 케이퍼, 들기름, 카놀라유, 아마씨유, 해바라기씨유

해설

양념의 입장에서 목체질(태음인)은 스트레스 받을 게 거의 없다. 마늘, 고추, 카레 등 다수의 매운맛의 양념이 이롭고, 우리 전통 소스의 대표인 된장, 간장 등이 역시 이롭다. 게다가 감미료인 설탕, 꿀, 메이플시럽, 쌀엿, 물엿까지 다들 좋으니 얼마나 편리한 체질인가? (마늘, 고추는 토체질 쪽을 참조하고, 카레는 수체질 쪽을 참조하라.)

된장에 대하여

목체질(태음인)에 가장 좋은 소스를 들라면 우리 발효식품의 제왕 된장을 들겠다(토체질 또는 소양인에도 좋다). 그 자체만으로 먹어도 좋고, 찌개, 쌈장 등에 활용해서 먹어도 좋다. 된장은 항암식품으로도 높이 평가받는 건강식품이므로, 언제나 암의 위협에 떨며 사는 현대인에게 든든한 수호신이 된다(물론 체질에 맞는 사람에 한하는 얘기다). 암 걱정 없이 산다는 것이 얼마나 큰 위안인가?

"된장을 발효식품이라고 하는데, 발효란 게 정확하게 뭘 말하는 건가요?"

사실 많은 사람들이 발효란 말을 참 많이 하고 있지만 정확히 그 뜻을 아는 이는 뜻밖에도 드물다. 발효란 효모나 유산균, 세균, 곰팡이 등의 미생물이 과일이나 채소, 생선 등 유기화합물을 분해하여 인체에 유용한 효소와 영양분을 만드는 일체의 화학작용을 일컫는다. 이 과정에서 가장 중추적 역할을 하는 미생물이 효모(yeast)이고, 그 다음이 흔히 알고 있는 바로 유산균들이다.

"부패하고는 어떻게 다르죠? 그것도 미생물의 작용이잖아요."

부패는 부패를 일으키는 미생물('부패균'이라 하자)에 의한 유기물의 분해과정을 말하고, 발효는 발효작용을 일으키는 미생물('발효균')에 의한 유기물의 분해과정이다. 유기물의 분해에 관여하는 미생물의 차이가 부패와 발효라는 반대의 작용을 일으키는 것이다.

"그럼 어떤 때 부패균이 작용하고, 어떤 때 발효균이 작용하는 거죠?"

대개 유기물을 그대로 두면 부패균이 모여들어 그것을 분해한다. 그런데 특정한 조건이나 환경이 주어지면 부패균이 활동을 못하고 발효균이 작용하게 된다. 그 조건이란 온도나 습도와 같은 기후조건과, 설탕이나 소금과 같은 화학적 조건이다. 예를 들어 배추를 그냥 상온에 두면 부패균이 작용하여 썩어버리지만, 소금에 절여 두면 발효균이 작용하여 김치가 된다. 소금이라는 조건이 부패균이 발호하지 못하게 막고, 대신 발효균이 마음 놓고 발효하게 터전을 마련해 주는 것이다.

"부패와 발효를 쉽게 구분하는 방법이 있나요?"

섭취한 후의 반응이나 증상이 다르다. 부패한 음식은 먹으면 대개 배탈이 나서 곧바로 화장실로 진격해야 하지만, 발효한 음식은 배탈이 나지 않고 오히려 소화를 돕거나 건강을 증진시켜 준다. 이렇게 먹어봐서 확인하는 것이 가장 정확하지만, 자칫하면 심한 장염이나 중독증상을 일으켜서 큰 화를 당할 수도 있으므로 이는 좀 위험한 방법이다. 간단한 방법은 후각 등의 오관을 이용하는 것이다. 일반적으로 부패가 일어날 때는 부산물로 아민이나 황화수소 같은 물질이 발생하는데 이들이 특유의 역한 냄새, 즉 썩은 내를 발하는 것이다.[55] 그래

---

[55] 아민(amine)은 암모니아의 수소원자가 탄화수소기로 치환된 화합물로서, 생선과 같은 단백질이 부패할 때 나는 썩은 냄새의 유발물질이다. 반면 황화수소(H_2S, hydrogen sulfide)는 무색의 가연성 유독기체로서 대표적으로 썩은 달걀 같은 악취의 유발물질이다.

서 부패된 음식은 고약한 냄새가 나는데 반해, 발효된 음식은 대개 그런 냄새가 없다. 발효된 음식의 종류에 따라 좀 다르지만 발효음식은 대개 새콤하거나 크게 역하지 않은 시큼한 향기가 난다. 그럼 구체적으로 한국의 대표적인 발효식품 된장에 대해 알아보자.

일반적으로 좋은 된장이란 대개 1년 이상에서 2년까지 양질의 발효의 숙성을 거친 곰삭은 것이다. 그것은 좋은 콩, 좋은 소금, 좋은 물, 좋은 햇빛, 좋은 공기, 그리고 좋은 곰팡이와 그 밖의 좋은 미생물들의 총체적인 협동의 산물이다. 콩이 완전식품인 된장으로 되도록 하는 결정적인 마법은 바로 자연에서 오는 것이다. 그리고 빼놓을 수 없는 또 하나는 이 자연에서 오는 것들을 조화롭게 조절하는 그 사람의 부지런한 손과 정성스런 마음이다.

"된장이 몸에 좋다는 말은 참 많이 들었는데 실제로 어떻게 만드는지 궁금해요."

된장을 만들려면 잘 띄운 메주가 최우선적으로 필요하다. 따라서 메주의 제법부터 알아보는 것이 순서.

메주 만들기

준비물: 메주콩, 물

발효식품의 제법을 볼 때마다 놀래는 것은 그 준비 재료가 너무 단출하다는 것이다. 완성품인 된장이나 장까지 만드는 데 통틀어 메주콩과 물과 소금, 이 셋이면 족하다. 맙소사! 그것밖에 안 필요하다고? 나머진? 나머진 자연이 다 알아서 해준다.

① 먼저 굵은 햇콩을 구입해 손질하고 깨끗이 씻어 콩 량의 세배 분량의 물에 넣고 여름에는 8시간, 겨울에는 12시간 이상 충분히 불린다(메주콩 불리기).
② 물에 불린 콩에서 콩 껍질이나 불순물을 가려내고 다시 한 번 깨끗이 씻은 다음 소쿠리에 받쳐 물기를 뺀다(메주콩 씻기).
③ 메주콩에 물을 붓고 솥에서 삶는다. 처음에는 센 불로 하고, 끓기 시작하면 약한 불로 줄여 콩에 붉은빛이 돌 때까지 대략 2시간가량 푹 삶는다(메주콩 삶기).
④ 삶은 콩을 건져 물기를 빼고 절구나 분쇄기에 곱게 찧는다(삶은 콩 찧기).
⑤ 찧은 콩을 직육면체 또는 원추모양 등으로 성형하여 메주를 만든다(메주 만들기).
⑥ 볏짚을 깔고 그 위에 메주를 놓아 열흘 정도 말린다(메주 겉 말리기, 메주 띄우기).

"그런데 잠깐! 왜 깨끗하게 만든 메주를 지저분한 지푸라기에다 놓고 말리는 거죠?"

이런 것들이 다 옛사람들의 지혜에 속하는 것이다. 볏짚을 이용하는 것은 볏짚에 서식하는 고초균(bacillus subtilis)이라는 미생물의 발효작용을 일으키기 위한 것이다. 이런 놀라운 사실을 우리 조상들은 그냥 경험적으로 터득했을 터인데, 그들이 어떻게 알았는지 참으로 신비스럽다고밖에 달리 표현할 길이 없다.

계속해서 다음 과정을 알아보자.

⑦ 상자나 가마니에 짚을 깔고 그 위에 메주들을 서로 붙지 않게 놓은 다음, 짚

을 덮어 섭씨 25~28도 정도의 온돌방이나 보일러실에서 30~45일 가량 띄운다(메주 띄우기). 이때 노란곰팡이나 흰곰팡이가 피면 좋다.

"이거 혹시 예전에 아랫목에다 메주를 두고 이불로 덮어두던 그 과정 아닌가요?"

그렇다. 따뜻한 온돌방에 두는 것은 고온에서 활성이 높아지는 고초균의 생태 때문이다. 따라서 이것은 곰팡이와 세균에 의한 발효과정이다. 어렸을 적 동생들이랑 방에서 뛰어놀다 메주를 망가뜨려 엄마한테 엄청 야단맞았던 기억이 지금도 아련히 떠오른다.

⑧ 메주가 알맞게 뜨면 새끼에 묶어 방에 매달아 두었다가 장 담글 시기가 되면 다시 햇볕에 쬐어 말린다(메주 말리기).

"아하! 시골 할머니댁에 가면 주렁주렁 방에 매달려 있던 메주가 바로 이 스테이지를 밟고 있던 거군요!"

여기까지가 된장 맛을 좌우하는 메주를 만들어 띄우는 과정이다.

장 담그기

이제 이 띄운 메주를 가지고 장을 담그는 과정을 거쳐야 한다.

준비물: 띄운 메주, 소금

⑨ 메주를 깨끗이 씻어 말린다.

⑩ 간수 뺀 소금을 물에 풀어 넣어 맑은 소금물이 만들어지면 이를 겹체에 내려서 장 담글 준비를 해 놓는다(소금물 준비). 물과 소금의 비율은 10:3 정도인데 약간씩 달라질 수 있다.

⑪ 항아리에 손질한 메주를 차곡차곡 넣고 준비한 소금물을 붓는다. 달걀을 소

금물에 넣어 반 정도 떠오르거나 500원짜리 동전 정도의 크기로 수면에 떠오르면 염도가 적당한 것이다(메주에 소금물 붓기).

⑫ 2~3일 후 숯을 달궈서 넣고, 닦은 대추와 빨간 고추를 넣는다(숯, 대추, 빨간 고추 넣기). 이것은 독을 제거하고 유해한 잡균의 번식을 막기 위한 것이다. 항아리 입구는 삼베나 모시로 망을 씌워 이물질이 들어가지 않게 하고, 볕 좋은 날 아침에는 뚜껑을 열어 빛을 쬐게 하고, 밤에는 뚜껑을 닫아 놓는다. 이때는 효모에 의한 발효가 주로 일어난다.

⑬ 40~60일 정도가 되면 숙성, 발효되어 장의 맛과 색, 향이 우러난다(숙성시키기). 이것을 체에 걸러서 메주와 즙액을 분리한다(메주로부터 장 분리하기). 분리된 즙액은 솥에 넣고 달여서 간장—왜간장이 아니라 우리 전통간장인 조선간장—으로 만든다. 그러니까 된장 담그는 과정과 장 담그는 과정은 서로 불가분의 관계에 있다. 이 즙액으로 간장을 만들 때 장시간 달이게 되는데 이 때 나는 냄새가 온 집을 진동하는 독특한 체험을 할 수 있다.

된장 담그기

⑭ 남은 메주덩이를 부숴 고루 섞은 다음, 간을 봐 싱거우면 소금을 섞어 버무린다(메주 버무리기).

⑮ 항아리 밑바닥에 소금을 약간 뿌리고 메주를 꼭꼭 눌러 담는다. (이때 된장 맛을 위해 메주가루, 청국장가루 등을 함께 넣기도 한다.) 맨 위에는 소금을 하얗게 덮는다(메주 다지기).

⑯ 항아리 입구를 얇은 헝겊으로 씌워 햇볕이 좋을 때는 뚜껑을 열어 쪼이고, 해가 지면 닫으면서 계속 숙성시키면 드디어 된장이 만들어진다(메주 숙성시키기). 된장 속에서 수많은 유익한 미생물들이 발효를 일으켜 구수한 된장을 생

성하는 것이다. 말했듯이 된장은 1년에서 2년가량 숙성된 것이 좋다.[56]

"된장이란 게 정말 대단한 정성이 깃든 식품이군요!"

여기서 특기할 것은 된장의 발효과정이 다른 식품의 발효와 비교해볼 때 매우 다층적이라는 것이다. 예를 들어 서양의 대표적인 발효음식인 치즈는 곰팡이 한 가지를 이용한 것이고, 일본의 낫토는 낫토균 한 가지를, 그리고 빵이나 와인은 효모 한 가지를 이용한 '단종발효'인데 반해, 된장은 효모, 세균, 곰팡이 등 훨씬 다양한 미생물을 고루 이용하는 '다층발효'인 셈이다.[57]

"야~ 우리의 된장이 이렇게 깊이 있는 삶의 과학의 총화인지는 예전엔 미처 몰랐는데요. 나도 집에서 한번 만들어 볼까?"

온 가족이 이렇게 직접 된장을 담근다면 그보다 좋은 일은 없을 것이다. 온가족의 화목과 교육, 건강 등이 일거에 얻어지지 않겠는가! 처음엔 너무 많은 양을 만들지 말고 시험삼아 약간만 만들어서 직접 체험을 해보는 것이 좋다. 나도 어릴 때 엄마를 도와서 메주를 빚었던 기억이 있다. 내가 이렇게 된장에 대해 소략하게나마 글을 쓸 수 있는 건 이런 어릴 적 엄마의 자연스런 교육의 결과인 것이다. 이런 게 어린 자녀들에게는 훌륭한 가르침이 된다고 나는 확신한다.

이렇게 집에서 직접 된장을 담가먹을 수 있으면 정말 좋겠지만 피치 못해 사먹어야 한다면 전통적인 기법 그대로 정성껏 된장을 만든 명가에서 구입해 먹는 것도 한 방법이 될 것이다.

---

[56] 이진랑 글, 이 경우 사진, 『된장의 달인들』, 지오북, 2009, 부록 장담그기 참조.

[57] 유미경, 『된장 인사이드』, 이담, 2009, 51~55쪽.

청국장

"최근엔 청국장이 대단한 인기몰이를 했었는데, 된장과 청국장은 어떻게 다르나요?"

청국장은, 거의 1~2년의 오랜 숙성이 필요한 된장에 비해 단지 2~3일의 단기 속성 코스로 콩을 발효한 것이다. 만드는 요령은 다음과 같다.

준비물: 메주콩, 소금, 고춧가루, 다진 마늘, 생강 등

① 삶은 메주콩을 물기를 제거한 후 짚을 깐 소쿠리에 담아 보자기로 잘 덮고 섭씨 40도 정도 되는 따뜻한 곳에 두어 띄운다.
② 2~3일 후 삶은 콩에 곰팡이가 피어 끈적끈적한 점성물질이 실처럼 생겨나면 이를 나무주걱으로 고루 섞은 다음 절구에 넣고 찧으면서 조미재료(소금, 고춧가루, 다진 마늘, 생강 등)를 넣어 맛을 낸다.
③ 조미한 청국장을 항아리에 꼭꼭 눌러 담아 서늘한 곳에 두고 찌개로 먹거나 그냥 먹는다.

"와~ 정말 간단하네요!"

된장에 비해 훨씬 간단하고 시간도 적게 걸리므로 최근 많은 사람들한테 선풍적인 인기를 모았다. 일반적으로 소화를 촉진하고 변비를 막아 주며 각종 순환계 질환을 예방하는 효능을 갖는 훌륭한 발효식품이다. 이 청국장은 특히 목체질(태음인)과 토체질(소양인)에 좋다.

식용기름

목체질(태음인)에 이로운 식용기름 역시 풍부한 종류를 자랑한다. 콩이 좋은

체질이므로 콩 식용유가 당연히 좋고, 옥수수가 좋은 체질이므로 옥수수기름도 좋다. 우리 음식에 가장 많이 사용하는 참기름 역시 목체질에 좋다.

올리브유도 좋다. 올리브유는 서양요리뿐만 아니라 요즘엔 우리 음식 요리에도 많이 쓰이는데, 이 올리브유가 가장 좋은 체질이 바로 목체질(태음인)이 아닌가 생각한다(토체질이나 소양인에도 좋다). 단, 사용상 주의할 것이 있다. 올리브유는 가열할 경우 트랜스지방으로 변할 수 있다는 것. 후라이팬에 올리브유를 두르고 지글지글 볶으면 비싼 기름 사다가 일반 식용유보다 더 해로운 하품(下品)으로 전락시키는 꼴이 된다. 따라서 튀김이나 부침에 쓰기보다는 나물무침이나 샐러드 오일용으로 사용하는 것이 바람직하다.

아보카도유는 아보카도라는 특이한 과일을 저온 압착해서 짠 기름이다. 아보카도에 함유된 지방은 단일불포화지방산—이중결합이 사슬에 딱 하나 있는 불포화지방산—에 속하는데, 건강식품으로 각광받는 올리브 열매에 많은 올레산(oleic acid)이 대표이다. 그래서 아보카도는 자체로 샐러드에 넣어 먹기도 하지만, 압착하여 식용기름으로도 많이 사용한다.

아보카도 기름의 특징 중 하나는 연소점이 매우 높다는 것이다. 그래서 아주 고온에서도 기름이 타는 일 없이 조리가 가능하여 다른 식용기름과 비교할 수 없는 탁월한 장점을 지닌다.[58] 이는 사실 식용기름으로서 최고의 지위를 자랑하는 올리브유를 능가하는 소중한 장점이라 하지 않을 수 없다. 아보카도유는 목양·목음체질(태음인)이나 수음체질에 좋은 것으로 판단된다.

목체질(태음인)에겐 심지어 경화유의 일종인 마가린도 좋다. 기름이라면 일부

---

[58] 프랜시스 케이스 책임 편집, 박누리 역, 앞의 책, 693쪽.

오메가-3 계열을 제외하고는 거의 대부분이 좋기 때문이다. 그런데 요즘 전 국민이 열광하는 오메가-3가 해롭다니 참 아이러니다. 거듭 강조하지만 체질을 알아야 우리는 온전한 건강에 도달할 수 있다.

향신료

향신료 타임(Thyme)은 과거에는 항균제, 방부제, 최음제 등 약재로 많이 이용되었으며 요즘에는 주로 요리에서 민트 계열의 향신료로서, 구운 고기 요리나 소스, 수프 등에 널리 사용된다. 향이 강하면서도 오래 가 특히 육류 요리에 좋다. 목체질(태음인)에 잘 맞는 향신료라 예측된다.

타라곤(tarragon)은 톡 쏘는 얼얼한 맛이 특징으로, 생선이나 닭, 피클, 스튜 등 다양한 요리에 쓰인다. 목양체질에 맞는 육식이나 생선에 응용하면 될 것이다.

고량강은 한약재로도 사용되는 향신료다. 위가 냉하여 아프거나 구토, 딸꾹질 등을 할 때 달여 먹으면 효험이 있다. 생강과에 속하여 신온의 약성을 지니며,[59] 생강, 후추, 순한 머스터드를 섞어놓은 듯한 매운맛의 향미를 지니고, 고추냉이와 감귤 향도 약간 느껴진다.[60] 목양체질에 좋은 고기나 생선의 냄새를 제거하고 식욕을 돋우는 데 좋다(수체질 또는 소음인에도 좋은 것으로 예상된다).

고수(coriander)는 흐린 갈색의 둥근 열매를 향신료로 쓰는데, 오렌지껍질이나 세이지향을 연상시키는 상큼한 향이 난다. 특히 남미에서는 고추와 함께 모

---

[59] 신민교 편저, 『임상본초학』, 도서출판영림사, 1994, 269쪽.
[60] 프랜시스 케이스 책임 편집, 박누리 역, 앞의 책, 635쪽.

든 요리에 들어갈 정도로 쓰임이 많은 향신료다. 목체질(태음인)에 좋은 케이크, 빵, 소시지, 그리고 피클 등에도 널리 쓸 수 있다.[61]

  향신료 골파(chives)는 붉은 보랏빛을 띤 아름다운 꽃을 피우는 식물로서 주로 생선이나 채소요리에 많이 사용된다. 식욕을 증진하고, 강장작용도 하며, 방부효과, 빈혈예방, 정혈작용 등 다양한 효능을 지닌 풀이다. 채소와 생선에 좋다고 하니 금체질에 맞을 것 같지만, 사실은 이 목음체질에 좋은 것으로 예상된다. 목음체질에도 이로운 생선이나 채소가 있으니 그 음식들에 이 골파를 사용하면 될 것이다.

  세이지, 로즈마리는 토양체질 쪽을 참조하라(판단유예).

해로운 것들

  해로운 양념 중에 건강식으로도 각광받는 감식초는 목체질(태음인)에 해롭다.

  고기 요리에 부드럽고 달큼한 맛을 더해주는 양파가 목체질(태음인)에 해로운 것으로 예상된다는 것은 좀 유감스럽다(판단유예). 우리 고기요리의 대명사인 불고기의 맛이 양파의 도움에 크게 의지하고 있다는 사실을 생각하면 더욱 그렇다. 삼겹살 같은 돼지고기 구이에도 양파를 같이 구워 그 즙을 발라먹으면 웬만한 소스보다 훨씬 낫다는 느낌인데 참 안타깝다. 다른 양념이나 향신료를 이용하는 것이 좋다. 물론 가끔씩 먹는 것이야 크게 해롭지 않다.

  그리고 우리 요리에 많이 들어가는 파 역시 목체질(태음인)에는 해로운 것으로 예상된다(판단유예).

---

61 이영미, 『향신료』, 김영사, 2006, 59~60쪽.

"목체질이라고 양념에 제약이 없는 것은 아니네요."

하여튼 한 체질에 모든 음식이 다 좋을 수는 없으므로 너무 많은 욕심은 항상 금물이다. 다른 체질에 해로운 음식이 자신의 체질에는 좋은 것도 많으므로, 그를 적극 활용하는 긍정적인 마음자세가 필요하다.

이제 다들 알겠지만 여기 목체질에 해로운 것들은 대개 금체질에 이로운 것들이다. 따라서 목체질에 해로운 음식들에 대해서 알고 싶은 것이 있다면 금체질의 이로운 음식 해설 부분을 참조하면 될 것이다. 물론 다른 체질들에 있어서도 마찬가지다. 해로운 음식은 반대되는 체질의 이로운 음식을 찾아보기 바란다.

서로 반대 체질들에게 동시에 좋은 음식이 있다면 이는 모순이요 불가능한 것이다. 따라서 자기 체질에 해로운 음식까지 먹으려고 욕심내는 것은 사실상 진리를 거부하는 것이나 마찬가지다. 너무 거창한가?

수체질(소음인)

1. 수양체질

이로운 양념 고추, 후추, 파, 카레, 생강, 계피, 겨자, 꿀, 참기름, 현미유, 옥수수기름, 칠리소스, 고추냉이(와사비), 파프리카, 설탕, 물엿, 쌀엿, 올리고당, 포도당분말, 마요네즈, 사과식초, 현미식초, 발사믹식초, 포도씨유

해로운 양념 마늘, 감식초, 간장, 메이플시럽, 아가베시럽, 케이퍼, 레몬, 천일염, 죽염, 박하, 올리브유, 아마씨유, 해바라기씨유, 카놀라유, 호박씨유, 들기름, 마가린

2. 수음체질

이로운 양념 고추, 후추, 파, 카레, 생강, 계피, 꿀, 참기름, 현미유, 옥수수기름, 마늘, 칠리소스, 겨자, 고추냉이(와사비), 파프리카, 고량강, 설탕, 쌀엿, 물엿, 올리고당, 사과식초, 현미식초, 레몬, 케이퍼, 마요네즈, 올리브유, 마가린, 아보카도유

해로운 양념 감식초, 포도씨유, 호박씨유, 천일염, 죽염, 간장, 포도당분말, 아가베시럽, 발사믹식초, 박하, 아마씨유, 해바라기씨유, 카놀라유, 들기름

해설

　수체질(소음인)은 대개 고추, 후추, 카레, 생강, 겨자, 칠리소스, 고추냉이, 계피 등 매운 양념들이 이로운 편이다. 그런데 수양체질은 이 중에서 매운 양념의 대표라 할 고추에 대한 환자들의 반응을 보면 생각보다 매운 고추가 든 음식을 잘 먹지 못하는 것을 발견한다. 속이 쓰리거나 설사를 한다는 수양체질이 상당히 많은 것이다. 이런 경향은 수음체질에도 가끔 나타난다. 고추가 아주 해롭다는 토체질(소양인)은 오히려 매운 고추를 잘만 먹는데 말이다. 그래서 과연 고추가 수체질에 맞는가 하는 의구심까지 생길 정도다. 수체질은 얼큰하게 먹어도 괜찮으나 처음부터 너무 맵게 먹으면 오히려 좋지 않다는 것을 명심할 것이다.

종합향신료세트 카레

　카레는 한 가지가 아닌, 여러 향신료가 합해진 세계적으로 가장 유명한 혼합향신료의 하나다. 여기에는 매운맛을 내는 강황, 고추, 후추, 생강, 겨자와, 그리고 향미를 더하는 사프란, 커민, 회향, 정향, 계피, 육두구, 코리앤더, 호로파 등 많은 향신료들이 여러 가지 배합비율로 혼합되어 있다. 순한맛, 매운맛, 아주 매운맛 등의 구분은 매운맛을 내는 향신료를 어떤 비율로 배합하느냐에 달려 있는 것이다. 카레가 수체질(소음인)에 좋은 것은 여기에 들어가는 재료들이 수체질에 맞는 것들—예를 들어 강황, 고추, 후추, 생강, 계피 등—이 다수 포함되어 있기 때문으로 생각된다.

강황: 카레에 들어가는 강황(薑黃)은 생강과에 속하는데, 그 뿌리를 대개 향신료로 사용한다. 뿌리는 살짝 긁기만 해도 선명한 주황색의 속살을 드러내어, 뭐든지 닿기만 하면 진한 노란색으로 물들여버리는 놀라운 염색력을 자랑한다. 이 때문에 고대로부터 향신료로뿐만 아니라 사제의 옷을 염색하는 염료로도 애용되어 왔다. 카레 특유의 노란색은 바로 이 강황의 색소로 인한 것이다. 현재 표준 한약재로도 등재되어 염좌나 타박상에 흔히 사용되며, 혈액순환을 도와 신경통이나 월경통의 치료에도 사용되고 있다. 쌀요리에도 빈번하게 쓰이는데, 인도요리뿐만 아니라 태국요리에도 자주 등장하여 생강과 비슷한 용도로 사용된다. 신선한 강황은 머스터드(서양겨자)와 비슷한 강렬한 맛이 나면서 거기에 후추 향이 약간 가미된 느낌이다. 말린 강황도 비슷하지만 시간이 지나면 향이 약해진다.[62]

사프란: 카레에 들어가는 또 다른 향신료인 사프란(Saffron)도 카레의 노란색에 지대한 공헌을 한다. 향신료의 왕이라는 후추에 대해, 이 사프란은 향신료의 여왕이라는 닉네임이 붙어 있다. 사프란은 사프란 꽃의 암술대를 말린 것으로 언뜻 보면 수북이 쌓인 빨간 실고추처럼 아름답고 현란하게 보인다. 한약재 홍화(紅花)와 같은 느낌도 주는데 그보다 더욱 진한 빨간색을 띠어 요염하고 선정적인 느낌마저 준다.

사프란의 황금빛은 고대 왕실의 영예와 고귀함의 상징이었다. 특히 로마인들은 사프란을 머리와 의상의 염색에 썼고, 목욕물에도 넣어 썼다고 하니 사프란

---

[62] 프랜시스 케이스 책임 편집, 박누리 역, 앞의 책, 635; 이영미, 위의 책, 39쪽.

에 대한 그들의 애착을 가히 알만하다. 인도나 그리스에서는 최음제나 우울증 치료제로도 썼고, 아랍에서는 지금도 우울증 치료제로 쓰고 있다.

사프란은 아직 꽃이 피지 않은 새벽에 일일이 손으로 암술을 따서 말려 얻으므로 엄청난 수고를 거쳐야 조금 얻을 수 있다고 한다. 사프란 꽃 100송이를 따야 겨우 1g 정도의 사프란을 채취할 수 있다는데, 그 희귀성 때문에 향신료 중 단연 최고가에 속한다. 지중해, 중동, 인도 등지에서 커리나 빠에야(Paella) 같은 쌀요리나 또는 스푸에 많이 사용된다.[63] 월계수잎을 연상시키는 깊은 향미가 깔려 있으며 라벤더와 비슷한 향기도 존재한다.[64] 사프란을 물이 든 컵에 넣으면 사프란에서 붉은색이 나선처럼 감돌며 풀려나와 물 색깔이 금방 진한 노란색으로 변하는 것을 관찰할 수 있다. 보는 것만으로도 알 수 없는 신비감에 빠지게 하는 마력이 있다.

후추

후추는 향신료의 대표요, 향신료의 왕이라 할 수 있다. 지금은 너무도 흔해져서 설마 그렇게까지 했을까 하겠지만, 과거에는 이 후추를 확보하고자 스페인, 포르투갈, 영국, 독일, 네덜란드 등 제국주의 열강들 간에 피비린내 나는 살육이 자행됐었다.

우리가 흔히 보는 일반적인 검은 후추(black pepper) 외에도, 흰 후추, 녹색 후추, 빨간 후추 등 여러 가지가 있지만, 빨간 후추를 제외하면 나머지는 모두

---

[63] 이영미, 위의 책, 47~48쪽. 파에야는 쌀과 고기, 해산물 등을 함께 볶은 에스파냐의 전통요리를 말한다.

[64] 프랜시스 케이스 책임 편집, 박누리 역, 앞의 책, 664쪽.

동일한 후추에 대한 가공방법이 달라 나타나는 약간의 변이 현상일 뿐이다. 흔히 검은 후추를 가장 많이 사용하고 다음으로 흰 후추를 많이 사용하는데, 검은 후추는 익지 않은 초록색 후추를 따서 검은 색이 날 때까지 7~10일을 껍질째 말린 것이고, 흰 후추는 붉게 익은 열매를 따 물에 담가 빨간 껍질을 벗긴 후 말린 것이다. 향미의 성분이 껍질에 많으므로 당연히 검은 후추가 흰 후추에 비해 매운맛과 향이 높으며, 상대적으로 흰 후추는 자극성이 덜하고 부드러운 면이 있다. 하지만 검은 후추건 흰 후추건 동일한 체질적합성을 지닌다. 수양·수음체질(소음인), 목양체질에 좋다.

생강

생강 역시 수체질(소음인)에 좋은 양념이자 향신료다(생강과에 속하는 식물들이 대개 수체질에 맞는다는 사실은 수체질에 적합한 음식들의 성질을 파악하는 데 많은 도움을 준다). 생강은 톡 쏘는 매운맛이 특징으로 생선의 비린내나 육류의 누린내를 제거하는 데 자주 사용된다. 한약재로도 쓰여 소화를 촉진하고 구토를 멈추게 하며, 감기치료에도 상당한 효능을 보인다. 흔히 꿀과 함께 재워 두고 차로서도 즐기는데, 수양·수음체질에 딱 맞는 궁합이다.

향신료

요즘 우리 식탁에 자주 등장하는 파프리카도 채소로 뿐만 아니라 향신료로도 사용할 수 있다. 향신료로 쓰는 파프리카는 헝가리산을 가장 알아주는데, 파프리카를 빻아 만든 진홍색의 가루 형태로서 단맛에서 매운맛까지 다양한 맛의 스펙트럼을 갖는다. 후추와 함께 육류 요리에 흔히 사용되며, 매운맛보다는 음식에 색깔이나 향을 내기 위해 사용되는 경우가 많다. 파프리카를 이용하는 요리로서 가장 유명한 요리는 헝가리의 전통음식인 굴라시(gulyás)로서, 큼직하게 썬 쇠고기와 파프리카를 넣고 오랫동안 끓여 만든다.[65] 수양·수음체질(소음인)에 파프리카가 좋으므로 한 번 만들어 볼만하다. 목체질(태음인)에도 역시 사용 가능하다.

파슬리는 아마도 우리 주위에서 가장 흔히 볼 수 있는 향신료 중의 하나일 것이다. 양식 레스토랑에 가면 흔히 요리 곁에 장식용으로 나오는 것이 바로 이것이다. 아피올(apiol)이라는 성분이 특유의 향을 내는데, 싱싱한 것을 샐러드로 먹거나 다져서 소스나 드레싱에 쓰기도 한다. 역시 수체질(소음인)에 좋은 것으로 예상된다(판단유예).

타임도 수체질에 좋은 것으로 예상된다(판단유예. 목체질 쪽 참조). 그 밖에 바질, 월계수잎은 수양체질에 좋은 것으로 예상되며, 로즈마리, 딜은 수음체질에 좋은 것으로 예상된다(판단유예. 바질은 토체질을 참조하고, 월계수잎은 금체질을, 로즈마리와 딜은 토체질 쪽을 참조할 것).

감미료의 대표인 설탕, 꿀이 이롭고, 또, 물엿이나 쌀엿, 올리고당도 이로운 것으로 예상되므로 수체질(소음인)에 감미료의 제한은 비교적 적은 편이다.

마요네즈

계란노른자를 주재로 한 마요네즈도 수체질(소음인)에 좋으므로 드레싱이나 소스로 적절히 이용하면 좋을 것이다(수음체질에도 좋다). 만드는 방법이 간단

---

[65] 이영미, 앞의 책, 61쪽.

하므로 집에서 직접 해 먹는 것도 좋은 방법이다. 준비물은 계란노른자, 식초, 설탕, 소금, 식용기름이며, 취향에 따라 후추나 허브 등을 가미할 수도 있다.
 제법은 다음과 같다.

① 실온에 둔 싱싱한 계란의 노른자만 2~3개 혹은 필요한 만큼 취한다(절대 차가운 계란이나 오래된 계란은 금물).
② 그릇에 노른자와 소금, 설탕, 식초, 후추 등을 넣는다. (식초는 체질에 맞는 것을 택하면 된다. 수양체질의 경우는 현미식초나 사과식초가 좋다. 후추는 계란 비린내를 제거하기 위함이다.)
③ 그릇에 넣은 재료들을 거품기로 저어주거나 또는 분쇄기로 돌리면서 식용기름을 조금씩 넣어준다. (분쇄기로 돌릴 때는 그릇 폭이 너무 넓으면 불편하므로, 지름이 대략 10cm 내외인 원통형의 컵이나 쨈 담는 병 같은 것을 사용하는 것이 좋다. 수양체질의 식용기름은 현미유나 포도씨유 등을 쓰면 되는데 기름은 아주 조금씩 넣으면서 저어주는 것이 중요하다.) 몇 분 정도 저어주면 하얀 크림 같은 고소한 마요네즈가 완성된다.

참기름

참기름은 수체질(소음인)에 좋은 식용기름 중에 으뜸이다. 수체질은 특히 이런 기름을 식사에 잘 이용하는 것이 중요하다. 소화력이 약하게 타고난 체질이기 때문에 체질에 좋은 참기름이나 식용기름 같은 영양 밀도가 높은 음식으로 소량을 섭취하는 것이 현명한 건강식사법이 된다. 항상 양보다는 질로 승부해야 하는 것이다. 참기름 외에 현미유, 옥수수기름 등도 적극 활용하기 바란다.

천일염

천일염은 수체질(소음인)에 해로우므로 소금 사용은 될 수 있는 대로 자제하는 것이 좋다. 간장 역시 주재인 콩과 소금이 해로우므로 적게 섭취하는 것이 바람직하다.

수음체질은 매운 것이 좋다

수음체질은 수양체질보다 매운 음식이 더 맞는 편이다. 고추, 마늘, 후추, 카레, 생강, 계피, 칠리소스, 겨자, 고추냉이, 고량강 등을 양념으로 적절히 이용하면 맛뿐만 아니라 건강도 확실히 챙길 수 있다.

마늘

마늘은 수양체질에 해롭고, 수음체질에만 이롭다(나의 새로운 제안이다). 아무 것도 아닌 것 같지만 이런 사실 하나가 수음체질의 식생활에는 엄청난 차이를 가져올 수 있다! 마늘은 우리 음식에서 거의 빠지지 않는 결정적인 양념이기 때문이다. 우리 음식에 마늘 들어가지 않는 요리가 어디 얼마나 있는가? 마늘만 마음껏 사용할 수 있어도 찌개나 나물, 고기 요리에 맛을 내거나 냄새를 제거하는 데 훨씬 더 유연하게 대처할 수 있다. 요리에 숨통이 트이는 것이다. 모든 요리에 마늘을 듬뿍 넣어 먹어 건강을 잘 유지한다는 한 수음체질 환자의 말에 수음체질들은 반드시 귀 기울일 필요가 있다. 게다가 마늘은 항암효과도 탁월한 것으로 알려져 있다. 수음체질이라면 마늘을 아니 먹을 수 있겠는가? 마늘은 수음체질뿐만 아니라 토양체질, 목양·목음체질(태음인)에도 좋다(마늘에 대한 자세한 내용은 토체질 쪽을 참조할 것).

여담으로, 단군신화에서 곰이 인간(웅녀)이 되기 위해 마늘과 쑥만 먹었다는

데 이것들은 동시에 다 만족하는 체질은 수음체질, 목양·목음체질(태음인)이다. 그렇다면 결국 웅녀는 이 세 체질 중 하나였다는 말이 되는데, 과연 그럴까?

잘 먹는 수체질도 있다

수체질(소음인)은 비·위가 약하다는 선입관 때문에 아주 적게 먹고 소화력도 매우 약할 것 같이 생각하지만, 건강할 때는 생각보다 잘 먹고 상당히 과식을 해도 별 문제를 모른다. 심지어 "입맛이 너무 땡겨서 주체를 못하겠네", 이렇게까지 말하는 사람이 있다. 수체질이 먹고 싶다고 체질에 맞지 않는 음식을 자주 먹거나 빈번하게 과식을 하면 급격히 몸이 나빠진다. 수양체질 환자가 말하길, 갑자기 체하여 뭘 먹어도 소화가 안 되고, 몸이 붓고 두통이 빈발하고 번열이 나며, 몸이 천근같이 무겁고 피곤해서 하루 종일 잠만 자기도 한다고 했다. 수양체질이 이런 상태에 가면 치료가 상당히 오래 걸리고 난치이다. 수체질은 항상 위장, 즉 소화를 염두에 두고 생활을 해야 한다. 위장의 기능을 건실하게 하여 소화기능이 왕성하게 유지되도록 항상 식생활의 수위를 최적으로 조절해야 하는 것이다. 그를 위해 여기 양념과 향신료의 역할은 다른 어떤 체질보다 중요하다. 수체질은 항상 체질에 좋은 양념과 향신료를 식생활에 적극 이용할 것이다. 그래서 위장을 보위하라!

* * *

아마도 각 나라의 요리의 특징을 결정짓는 것은 양념이나 향신료일 것이다. 이것 때문에 어떤 음식이 최상으로 맛있을 수도 있고, 도저히 입도 댈 수 없을 정도로 역겨울 수도 있다. 흔히 "입이 짧다"는 사람들의 특징은 바로 이 냄새에 민감하다는 것이다. 동물들이 자신에게 이로운 음식과 해로운 음식을 구분하는 기준도 바로 이 냄새가 첫 번째이다. 냄새를 맡아 역하게 느껴지면 제아무리 억지로 먹이려 해도 결코 먹으려 들지 않는 것이다. 사람도 음식을 판단할 때 그 첫 번째가 바로 냄새다. 냄새가 역하면 천하의 산해진미를 다 갖다놔도 36계출행랑을 치고야 만다. 어찌 보면 입이 짧은 사람들이야말로 '동물적' 감각을 가진 진정한 인류라고 평해야 할 것 같다. 그러니 그들을 너무 까탈스럽다고 질타하지 말 것이다. 오히려 인류 조상의 원형을 여태껏 간직한 데 대해 존경의 염을 표해야 하지 않을까?

양념이나 향신료는 우리 식생활에 지대한 영향을 끼친다. 그래서 상당히 비중 있게 체질별 양념과 향신료에 대해 알아봤다. 식생활에 많은 보탬이 되기를.

8체질영양학 5
아연이 풍부한 식품

아연
체내 금속효소의 구성성분이 되고, DNA나 RNA와 같은 핵산의 합성이나 면역작용에 관여하는 필수 미량원소이다. 주로 동물성 식품에 많다.

아연이 풍부한 식품[66]

금양체질 굴, 가재, 게, 새우, 고등어, 귀리, 현미, 메밀국수, 비름나물, 시금치, 바나나

금음체질 게, 고등어, 귀리, 메밀국수, 비름나물, 시금치

토양체질 굴, 돼지간, 쇠고기, 가재, 소간, 게, 돼지고기, 장어, 콩, 새우, 두부, 분식, 강낭콩, 귀리, 보리쌀, 백미, 분식, 비름나물, 시금치, 바나나, 우유, 캐슈너트

---

[66] 최미혜 외, 『21세기 영양학원리』, 교문사, 2006, 326~329쪽; 나가카와 유우조 저, 정인영 역, 『병을 치료하는 영양성분 가이드북』, 아카데미북, 2003, 174쪽.

토음체질 굴, 돼지간, 가재, 게, 돼지고기, 장어, 콩, 새우, 두부, 강낭콩, 귀리, 보리쌀, 백미, 비름나물, 시금치, 아스파라거스, 바나나

목양체질 돼지간, 쇠고기, 오징어, 소간, 돼지고기, 장어, 콩, 두부, 강낭콩, 백미, 분식, 양송이, 아스파라거스, 토마토, 사과, 요구르트, 치즈, 우유, 캐슈너트

목음체질 굴, 돼지간, 쇠고기, 오징어, 소간, 돼지고기, 장어, 콩, 새우, 두부, 강낭콩, 현미, 분식, 양송이, 아스파라거스, 사과, 요구르트, 치즈, 우유, 캐슈너트

수양체질 닭고기, 계란노른자, 현미, 파슬리, 양송이, 토마토, 사과

수음체질 쇠고기, 소간, 닭고기, 계란노른자, 현미, 파슬리, 양송이, 토마토, 사과, 요구르트, 치즈, 우유

체질식 설명서

과일편

과일은 달고, 채소는 쓰다. 과일은 먹히길 좋아하고, 채소는 먹히길 싫어한다. 과일은 태생적으로 누군가가 먹어주길 간절히 원하는 존재다. 우리가 다른 생명을 음식으로 취하면서 가장 죄의식을 안 느껴도 좋은 식품이다. 마음껏 먹어라! 체질에 맞는 것으로.

과일

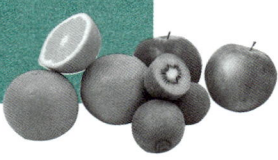

　과일을 좋아하는 사람들이 많다. 특히 여성들이 상대적으로 더 과일을 좋아하는 편이다. 여러 가지 이유가 있겠지만, 가장 첫째는 역시 맛일 것이다. 식품 중에 과일만큼 그렇게 단맛, 신맛, 고소한 맛 등 다양한 맛을 작은 공간에 완비한 것이 별로 없다. 그중에서도 무지갯빛처럼 각양각색의 수많은 열대과일의 풍성한 즙과 향긋한 맛이란.

　과일을 좋아하는 또 다른 이유는 편리함인 것 같다. 다른 식품들처럼 조리가 거의 필요 없이 그 자체로 완결된 맛을 지니고 있어 그냥 먹기만 하면 되는 것이다. 그래서 바쁜 현대인들에게 식사대용으로 안성맞춤이다. 굳이 필요한 것이 있다면 잘 씻어 먹고, 껍질 좀 벗겨 먹는 것 정도랄까(어떤 사람은 이것이 귀찮아서 과일 먹기를 싫어한다는데 이런 경우는 참 대책이 없다.)?

　또 하나 과일의 빼놓을 수 없는 장점은 영양이 풍부하다는 점. 평소 과일만 잘 먹어줘도 동물성 비타민B12와 같은 일부 경우를 제외하고는 대부분의 비타민 영양제는 무용지물이 된다. 특히 비타민C 같은 영양소는 과일이 참된 보고라 할 수 있다. 게다가 각종 미네랄도 풍부하게 함유되어 있어 영양학적 관점으로 이만한 것을 찾기란 쉽지 않다.

과일은 노화를 방지하고, 피부를 건강하게 유지시키며, 질병을 치료하고 예방하는 효능도 갖고 있다. 베타카로틴이나 비타민C, E, 기타 항산화물질이 풍부하게 들어 있기 때문이다.

금체질(태양인)

1. 금양체질

이로운 과일   키위, 바나나, 딸기, 복숭아, 파인애플, 체리, 앵두, 감, 청포도, 자두, 블루베리(blueberry), 블랙베리(blackberry), 망고스틴(mangosteen), 파파야(papaya)

해로운 과일   사과, 배, 밤, 포도, 멜론, 감귤, 오렌지, 수박, 견과(호두, 아몬드, 피스타치오, 마카다미아, 캐슈너트, 땅콩, 도토리), 코코넛, 망고, 롱간(龍眼), 아보카도(avocado), 살구

2. 금음체질

이로운 과일   포도, 복숭아, 감, 앵두, 파인애플, 딸기, 자두, 체리, 키위

해로운 과일   배, 사과, 멜론, 밤, 수박, 견과(호두, 아몬드, 피스타치오, 마카다미아, 캐슈너트, 땅콩, 도토리), 오렌지, 감귤, 코코넛, 롱간, 아보카도, 살구

해설

금체질(태양인)의 과일을 일별하면 가장 먼저 떠오르는 것이 키위, 바나나, 파인애플, 체리, 청포도, 파파야, 망고스틴 등 이국적인 열대과일이 많다는 것이다. 반면 우리나라에서 흔히 구할 수 있는 사과, 밤, 배, 포도, 감귤, 오렌지, 토마토, 수박 등 전통과일은 대개 체질에 맞지 않는다. 왜 금체질이 우리나라에서 식생활을 영위하는 데 쉽지 않은가를 보여주는 또 하나의 단적인 예라고 할 수 있다. 과일마저 우리나라에서 구하기 쉽지 않은 열대과일이 체질에 더 맞는 것이다. 그래도 요즘엔 식품 저장기술이 발달하고 국제수송도 빨라져, 이런 남국의 과일을 맛보는 것이 그다지 어렵지 않게 되어 그나마 다행이다. 대형마트에 가면 과거에는 들도 보도 못하던 형형색색의 향긋한 과일들이 진열대에 가득 차 있다.

키위

금체질(태양인)에서 맨 먼저 주목해야 할 과일은 키위, 정확히는 골드키위(golden kiwi fruit), 우리말로는 양다래라고 하는 것이다. 이것이 중국 양쯔강 연안이 원산지라고 하면 좀 의외라고 생각할 것이다.

살어리 살어리랏다
청산에 살어리랏다
멀위랑 다래랑 먹고
청산에 살어리랏다

우리에게 잘 알려진 고려가요 "청산별곡(靑山別曲)"에 나오는 다래가 바로 지금 골드키위의 조상일지도 모른다. 키위는 놀랍게도 우리나라에서도 재배가 그리 어렵지 않게 되어 지금은 꽤 흔한 과일이 되었다.

키위는 영양학적인 면에서 높은 평가를 받는 과일이다. 비타민C가 오렌지의 2배, 비타민E가 사과의 6배, 식이섬유소가 바나나의 5배가 들어 있다고 하고, 이외에도 항산화제인 베타카로틴, 바이오 플라보노이드, 그리고 인체에 필수적 미네랄인 칼슘, 철분, 마그네슘, 인, 칼륨 등이 함유돼 있다.

하지만 이런 복잡한 영양학적 견지를 떠나 키위가 어디에 좋으냐, 라고 묻는다면 간단히 이렇게 대답할 수 있다: 키위는 소화에 좋다. 즉 키위는 금체질의 소화를 돕는 소화제 같은 과일인 것이다. 키위를 먹어보면 알겠지만, 그 맛이 달콤하면서도 톡 쏘는, 자극적인 새콤함이 있다. 이런 특징적인 맛이 저하된 위의 활성을 향상시켜주는 것이다.

하지만 위가 염증이 있거나 예민한 금체질의 경우 키위를 먹으면 속이 쓰리다는 말을 가끔 한다. 이런 경우는 키위가 맞지 않아서 그런 것이 아니라, 위에 병이 있어 그런 것이므로 적절한 위장 치료를 받아야 한다. 체질 치료를 받아 위가 정상화되면 그런 일은 없어진다. 혹, 키위를 먹으면 목이나 그 밖의 다른 부위가 간지럽다는 금양체질도 있다. 이런 경우는 또 알레르기를 치료해야 한다. 역시 알레르기가 치유되면 그런 반응이 없어진다.

키위는 장에도 좋다. 함유된 섬유질이 배변을 좋게 하기 때문이다. 변비가 있는 금체질은 꼭 먹어야 할 과일 중의 하나이다. 또, 키위는 몸이 잘 붓는 데도 좋다. 나트륨을 제거하여 인체 조직에 저류된 수분을 잘 배출시키기 때문이다. 오후가 되거나, 아침에 일어났을 때 얼굴이나 손발이 잘 붓는 금체질은 키위를 애용하면 좋을 것이다.

한편, 소화와 관련해 특기해야 할 키위의 효능은 많은 사람들이 좋아하는 육류의 소화를 효과적으로 돕는다는 것이다. 고기 먹을 때 키위를 같이 먹으면 소화가 잘 되는 것이다. 일전에 고깃집에서 육질을 부드럽게 하기 위해 키위를 쓴다는 말을 들은 적이 있었다. 값싼 하급의 질긴 고기를 사다가 키위즙에 재워놓으면 최상급 고기처럼 말랑말랑하게 연해진다는 것이다. "설마 그럴까?" 이렇게 생각했는데 대답은 "정말 그렇다"이다. 키위에는 단백질 분해효소인 악티니딘(actinidin)이 함유돼 있어 연육작용, 즉 고기의 단백질을 분해시키는 효능이 있는 것이다. (요즘 웬만한 고깃집은 육질이 꽤 부드럽던데 다들 이런 방법을 쓰는 건 아닌가?) 따라서 금체질이 피치 못하게 체질에 역행하여 고기를 먹게 될 경우 이 키위를 같이 먹는 것이 부작용을 줄이는 좋은 방법이 된다. 물론 이런 방법을 너무 자주 쓰지는 말아야겠지만.

키위는 신 것을 좋아하는 사람이면 싱싱한 상태로 새콤한 맛이 강할 때 바로 먹으면 된다. 하지만 신맛이 싫은 사람은 며칠 익혀서 신맛이 약화되고 단맛이 증가되었을 때 먹을 수도 있다. 밀폐용기에 넣어 상온에서 2~3일 두면 맛있게 익는다. 특이하게도 잘 익은 키위는 덜 익은 키위에 비해 섬유질이 3~4배 이상 팽창하여 인체에 섭취되면 많은 양의 수분을 끌어당김으로써 배변을 촉진한다고 한다. 변비로 고생하는 사람들은 잘 익은 키위를 애용할 것.

딸기, 감도 금체질(태양인)에 좋다. 바나나는 금양체질에는 좋은데, 금음체질에 대해서는 확실하지 않다(판단유예). 바나나 먹으면 변비가 생긴다는 금음체질이 종종 보이기 때문이다. 딸기, 감, 바나나에 대한 자세한 것은 뒤에 오는 토체질 쪽을 참조하라.

블루베리

블루베리는 근래 특히 관심대상으로 떠오른 과일이다. 언론매체에 대문짝만 하게 광고로 실린 것을 자주 본 적이 있는데, 만병통치약을 방불케 하는 선전문구로 가득 차 있다. 그 이국적 이름과 진한 군청색의 빛깔이 뭔가 신비한 매력을 주는 것 같다. 일전에 미국 버지니아 주에서 한의사를 하는 교포가 내 한의원에 들렀는데, 미국사람들은 블루베리를 불로장생의 영약처럼 생각하고 열심히들 먹는다고 전했다. 우리나라에서 많이 나는 과일이 아니었는데, 최근 건강식품으로 크게 각광받자 재배가 급증하여 꽤 많은 량이 자급되고 있는 것으로 보인다(우리나라에서는 원래 정금나무 열매로 알려져 있었으나 생산량은 매우 미미했다). 아마 미국에서부터 발원한 유행이 우리에게까지 파급된 것이 아닌가 하는 생각이 든다. 미국 타임지에서 선정한 10대 수퍼푸드에 선정되면서 일약 건강식품 시장의 스타로 떠오른 것이다. 그래서 시중에 블루베리 주스나 잼, 건과 등 블루베리 관련 건강식품이 범람하게 된 것이다.

블루베리는 안토시아닌(anthocyanin)이나 플라보노이드(flavonoid) 등 항산화물질이 풍부하여 항염증 및 노화방지에 효과가 있고, 특히 뇌세포의 퇴화를 막는 효과가 좋은 것으로 알려져 있다. 블루베리를 3주간 복용한 사람들의 뇌의 공간작업기억(spatial working memory) 능력이 향상됐다는 영국 레딩대학(University of Reading) 연구팀의 결과는 건망증에 좋다는 효능을 하나 더 보탰다. 그런데 우리나라에서는 이보다는 눈에 좋다는 효능이 더 관심을 끌고 있는 것 같다. 블루베리가 망막세포의 색소를 생성한다는 연구결과를 토대로 한 것이다. 금양체질에 오후 되면 눈이 피로해서 눈을 뜰 수 없을 지경이라는 사람들이 종종 있는데, 그런 사람들은 이 블루베리를 이용해보는 것도 좋을 듯하다. 금양체질뿐만 아니라 토양·토음체질(소양인)에도 좋다.

복숭아

　복숭아는 신장을 도와 소변을 잘 나오게 하고, 완하(緩下)작용으로 대변을 잘 나오게 하는 기능이 있다. 또한 소화를 도우며, 함유된 미네랄인 보론(boron)은 생리 전 단 것이 심히 당기는 것을 억제해준다고 한다. 그래서 다이어트에 추천되는 과일이기도 하다. 개인적으로 복숭아를 참 좋아하는데, 그 달콤한 향과 풍요로운 즙의 과육을 씹을 때 느껴지는 싱그러움이 심신을 행복하게 어루만져 주기 때문이다. 그래서 언제나 우리의 영원한 이상향, 무릉도원을 떠오르게 한다. 소녀의 발그레한 볼을 연상케 하는 외양도 또한 빼놓을 수 없는 매력이다.

　금체질(태양인)에 복숭아가 좋지만, 이들 중에 가끔 복숭아털에 심한 알레르기 반응을 보이는 사람이 있다. 온몸이 가렵거나 코가 찡해오면서 재채기가 연거푸 나서 한동안 정신을 차리지 못할 정도다. 만지지도 않았는데 보기만 해도 그런 반응을 보이는 사람도 있다. 체질에 맞다는 음식에 이런 과민반응이 발생한다는 사실을 잘 이해하지 못하는 사람이 있는데, 당연한 의문이다. 8체질의학을 전문으로 하는 나도 사실 왜 그런지 까닭을 모르겠다. 하여튼 부정할 수 없는 분명한 사실은 체질에 맞는 식품이라 할지라도 어떤 사람에게는 알레르기를 일으킬 수 있다는 것이다. 그것은 대개 피부나 호흡기의 알레르기다. 따라서 평소 심한 과민반응이 있는 사람은 복숭아를 가능한 한 회피하는 수밖에 달리 방법이 없다. 금체질 외의 다른 체질에도 복숭아 알레르기가 있는데, 특히 토양체질은 복숭아에 심한 알레르기를 일으키는 사람들이 매우 많다.

　음식 알레르기와 관련해 재밌는 사실은, 체질에 맞는 음식은 일부 과민한 사람에게 호흡기나 피부의 알레르기는 일으킬지언정, 급체나 급성설사와 같은 소화기계의 부작용은 잘 일으키지 않는다는 것이다. 이런 차별점이 체질에 맞는 음식과 맞지 않는 음식의 중요한 감별요점이 될 수도 있다.

파인애플, 파파야

파인애플은 바나나와 함께 남국의 과일을 대표한다. 새콤달콤하고 향기로운 맛은 과연 열대과일의 으뜸이라 할만하다. 맛만 좋은 것이 아니라 키위처럼 육식의 소화에도 좋다. 단백질을 분해하는 효소인 브로멜라인(bromelain)이 들어 있어 이것이 연육작용을 하는 것이다. 미량의 브로멜라인 0.005%만 고기에 뿌려도 강한 연육작용이 나타날 정도라고 하니 단백질 소화력이 얼마나 대단한지 가히 짐작할 수 있다. 금체질(태양인)이 고기를 먹게 될 경우 파인애플을 같이 먹으면 도움이 좀 될 것이다.

파인애플의 브로멜라인은 항염증작용도 가지고 있어 관절염, 부종, 아밀로이드증(amyloidosis)[67] 등에 좋고, 가래를 제거하는 효과도 있다고 한다. 이만하면 과일이 아니라 약이라 해야 할 것 같다.

파인애플 특유의 신맛은 구연산 때문인데 이는 피로회복에 효과가 있다. 한때 구연산이 건강식품으로 각광받아 역시 만병통치약 구실을 톡톡히 했는데, 파인애플을 먹으면 구연산이 덤으로 들어오니 피곤한 사람은 몸에 해로운 카페인 음료 마실 생각일랑 말고 천연 피로회복제 파인애플을 드시라(구연산 자체도 금체질에 좋다). 파인애플에는 또, 식이섬유가 많아 변비에도 좋은 효과가 있다. 변비로 고생하는 금체질은 키위와 더불어 파인애플도 많이 사랑해야 할 것 같다. 파인애플은 토체질(소양인)에도 좋다.

파파야(papaya) 역시 남국의 향취가 물씬 풍기는 달콤한 맛의 과일. 망고처럼 타원형인 연두 빛 과일을 종으로 절단하면 작고 까만 수많은 씨알들을 한가

---

[67] 유전분증(類澱粉症)이라고 하는데, 전분과 유사한 구조를 가진 물질(아밀로이드)이 각종 조직에 축적되는 질환이다.

운데에 품고 있는 주황색의 부드러운 단면의 속살이 자태를 드러낸다. 파인애플과 비슷하게 이 과일에도 연육작용을 하는 단백분해효소인 파파인(papain)이라는 성분이 들어 있어 고기소화에 좋다. 섬유질과 항산화제가 풍부하여 변비에 좋고 감염과 노화방지에도 좋다. 금양체질, 토양·토음체질(소양인)에 좋다.

체리, 앵두

체리, 하면 앵두가 생각난다. 그리고 빨간 입술에 새침한 얼굴을 한 새악시도 떠오른다. 호리호리한 칵테일 잔 언저리에 살포시 꽂힌 체리는 요염하기까지 하다. 체리나 앵두는 모두 금체질에 좋다. 그런데 앵두는 우리나라에서 어느 정도 나는데, 체리는 우리나라에서 거의 나지 않는다. 앵두와 체리는 식물분류상 같은 속(屬)에 속하는 다른 종(種)이다(사촌지간이다).

체리의 빨간색은 안토시아닌(anthocyanin)이라는 색소 때문이다. 이 색소는 아스피린의 10배에 달하는 항염 효과가 있다는 사실이 밝혀져 관절염 등 염증 질환이 있는 사람들에게 체리가 인기를 끌고 있다. 또, 항암효과도 좋은 것으로 알려져 고기 먹을 때 체리가 곧잘 곁들여진다. 구운 고기의 탄 부분에 발생하는 발암성 물질을 줄여준다고 한다. 만성 염증성 질환으로 고생하는 사람들이나 암을 예방하고자 하는 사람들은 평소 체리를 자주 즐기면 좋을 것이다. 헌데, 문제는 연중 5~7월 이외의 시기에는 즐길 수 없다는 것. 저장성이 좋지 않아 출하시기 근방에서만 싱싱한 체리를 즐길 수 있다. 그 이외의 시기에는 아쉬운 대로 잼이나 설탕절임, 통조림 등 저장 체리를 이용할 수밖에.

앵두에도 역시 안토시안 계통의 색소가 있어 체리와 비슷한 항염증, 항암 효능이 있을 것으로 생각된다. 또한 혈액순환을 촉진하고 수분대사를 활발하게 하여 부종을 빼준다. 폐기능을 도와 가래를 삭히고 소화를 촉진하는 작용도 있다. 앵두는 이제마의 『동의수세보원』에서 위와 같은 효능을 기하여 태양인(금체질) 처방에 쓰인다.

앞의 금체질의 과일을 보면서 느끼는 아이러니는 이들이 대개 육식소화에 좋은 효능을 갖는다는 것이다. 육식이 가장 해로운 체질에 육식에 좋은 과일들이라니. 이 역시 상반되는 성질로 구성된 음식궁합과 유사한 형국이다. 먹지마라고 하면 더 먹는 사람들을 위한 최소한의 비상출구인가?

포도
포도에 관심 있는 사람이 많다. 아마도 다이어트 때문인 것 같다. 포도만 먹는 다이어트가 몇 년 전에 열풍이었는데 아직도 그 여진이 남아 있는 모양이다. 요즘 막걸리 광풍에 기세가 한풀 꺾인 상태지만 한때 와인이 또 거센 돌풍을 일으켜서인지 그 원료인 포도 역시 꾸준한 관심의 대상이 되고 있다. 알칼리성 과일이라서 산성화된 체질에 좋다는, 상투적 생리 이론도 포도를 찾게 하는 또 다른 동인이다.

포도는 그 종류가 무척 많지만, 크게 보면 청포도와 적포도(정확히는 검붉은 포도로서, 아주 진한 검붉은색에서부터 연한 자주색의 품종에 이르기까지 다양하다)로 나눌 수 있다.

금양체질은 그런데, 그 흔한 적포도(켐벨 종을 말함)가 좋지 않고 상대적으로 귀한 청포도가 좋다. 이유는 정확히 알기 어려우나, 아토피나 알레르기가 심한 금양체질 환자들이 적포도에 좋지 않은 반응을 일으키는 것을 보면 분명 적포도가 이롭지 않음은 확실하다. 따라서 금양체질은 포도를 즐기려면 청포도를 먹는 것이 좋다. 반면 금음체질은 청포도뿐만 아니라 적포도도 좋다. 다시 말해 금음체질에겐 포도라면 종류에 관계없이 다 좋은 것이다. 한편 요즘 개량종으로 많이 시판되는 거봉 같은 큰 포도는 금양, 금음 두 체질에 다 좋은 것으로 예상되므로 한번 시도해보기 바란다(판단유예).

청포도, 하면 누구에게나 이육사의 시, 청포도의 "내 고장 칠월은 청포도가 익어가는 시절"이라는 구절이 떠오르겠지만, "이 마을 전설이 주저리주저리 열리고, 먼데 하늘이 알알이 들어와 박혀" 있다는 친숙한 이미지와는 달리 청포도는 우리에게 그리 흔한 과일이 아니다. 그와는 달리 오히려 이국적인 과일이요, 항상 가까이 할 수 없어 선망하던 과일이다. 그 바람을 요즘 마트의 진열대를 점령한 칠레산 청포도가 채워주고 있는 것은 다행이라고 해야 할까, 불행이라고 해야 할까?

청포도는 이육사의 말처럼 7월이나 혹은 8월이 제철인 과일로서 잘 익은 것은 상큼하게 새콤달콤한 맛이 참 일품이다. 연한 그린 또는 선명한 연두색이 주는 청순한 이미지는 이 과일을 대하는 사람들의 마음을 깨끗하게 정화한다. 영양학적으로 구연산과 유기산이 풍부하여 피로회복에 좋고, 싱싱한 해물과 잘 어울리므로 금체질에 적격인 과일이다.

포도에서 주의할 것은 농약 같은 화학물질의 오염이다. 포도는 당도가 높기 때문에 사람뿐만 아니라 벌레들도 아주 좋아한다. (이것은 한약재도 마찬가지다. 감초처럼 맛이 좋은 한약재에는 벌레들이 훨씬 더 잘 생긴다. 맛있는 것은 이런 미물들도 귀신같이 안다!) 따라서 살충제의 살포량이 다른 과일보다 무척 높다고 한다. 될 수 있는 대로 유기농 제품을 먹어야겠지만, 그렇지 않다면 잘 세척해서 먹어야 한다.

과일 세척법

식초를 떨어뜨린 미지근한 물에 20분 정도 담가 둔 다음 잘 헹궈서 먹으면 어느 정도 잔류 농약을 제거할 수 있다. 베이킹소다를 이용한 세척법도 있는데, 그릇에 담은 포도에 베이킹소다를 뿌린 후 물을 조금씩 부어가며 흔들어 씻어, 흐르는 깨끗한 물에 헹구면 된다. 이런 세척방법들은 포도뿐만 아니라 다른 과일에도 적용할 수 있다.

자두, 망고스틴

자두 역시 여름 과일. 많은 사람들이 즐기는 과일은 아니나, 최근 프룬(prune)이라는 이국적 이름으로 우리를 찾고 있다. 프룬이란 다름 아닌 서양 자두를 말하는데, 건자두(말린 자두)나 주스의 형태로 생각보다 많은 사람들이 먹고 있는 것이다. 그 목적은 대개 변비 해소, 그리고 또 하나는 다이어트. 변비와 다이어트는 결코 떨어질 수 없는 영원한 자매결연팀이라 할 것이다. 하지만 우리나라 자두가 그런 효과가 있는지는 확인해보지 못했다. 자두는 금체질(태양인)에 좋다.

한편, 고급레스토랑의 코스요리의 끝에 디저트로 서브되는 과일이 있다. 그리고 요즘에는 뷔페에서도 흔히 볼 수 있다. 말레이시아가 원산지이고, 인도 및 스리랑카, 인도네시아, 타이완, 필리핀 등 일부 동남아시아 국가들에서만 제한적으로 자란다. 새콤달콤한 맛과 향으로 열대과일의 여왕으로 불린다. 뭘까? 망고스틴이다. 이름만 보면 망고하고 비슷할 것 같지만, 망고하고는 모양도 맛도 전혀 다르다. 탁구공 크기의 진한 자주색 과피 속에 반달모양의 과육이 마치 마늘처럼 분리되어 빙둘러가며 다닥다닥 붙어 있다. 먹을 때 감귤 먹듯 하나씩 분리하여 먹는다. 맛은? 리쯔(여지)와 비슷하다고 할 수도 있지만 질감은 좀 다르다. 리쯔는 쫄깃쫄깃하고 망고스틴은 그보다는 성긴 느낌이다. 이 망고스틴은 금양체질, 토양·토음체질(소양인)에 좋은 것으로 보인다.

해로운 과일들

금체질에 해로운 과일은 사과, 배, 밤, 감귤, 오렌지, 수박 등 다수가 한국 사람들이 좋아하고 흔히 접할 수 있는 과일들이다. 명절날 음식을 차려도 이런 것들을 쓰고 마트에 가도 대부분 이런 과일들이 진열대의 중심부를 차지하고 있다. 이런 과일들이 맞지 않다니 "한국사람 맞아?"라고 반문할 만하다. 그중에서도 가장 사람들이 아쉬워하는 과일이 바로 사과다.

사과 유감

"아침마다 꼭 사과 하나씩은 먹었는데, 사과가 내게 안 맞아요? 난 사과 먹으면 참 좋던데."

금양체질은 이런 말을 잘 한다. 사과는 비·위를 강화하는 성질이 있으므로 비·위가 강한 금양체질에 좋지 않다. 사과 먹고 아무렇지도 않은 금양체질도 많지만, 사과 먹고 잘 체하는 금양체질도 많다. 하지만 어떤 경우라도 금양체질이면 사과를 먹지 않는 것이 좋다. 금음체질도 사과가 좋지 않고, 토양·토음체질(소양인)도 좋지 않다. 사과는 수체질(소음인)에 가장 좋고, 그 다음으로 목체질(태음인)에 좋다.

배, 밤

배도 금체질(태양인)에 좋지 않다(토체질과 목체질, 즉 소양인과 태음인에 좋다). 금체질 중에 오랜 기침에 시달리는 사람들이 종종 있는데, 물어보면 기관지에 좋다는 말을 듣고 배나 도라지를 꿀에 재운 것을 먹는 사람들이 많다. 금체질이 그런 민간요법을 오래 쓰면 폐가 완전히 나빠져 손을 쓸 수 없는 지경까지 갈 수 있다.

"손을 쓸 수 없다니?"

폐암 같은 중병에 걸릴 수 있다는 것이다. 가장 강한 장기인 폐를 더욱 강화시키니 폐 기능에 항진증이 발생하여 폐가 폭발하는 것이다. 암이란 특정 조직의 세포가 무한정 증식하는 질병이다.

또, 밤을 먹으면 좋지 않다는 금체질(태양인)이 많은데 특히 생밤 먹고 안 좋다는 사람들이 심심찮게 있다. 도토리도 밤과 같은 계열의 과일이라고 보면 된다. 밤과 도토리는 목양·목음체질(태음인)과 토양체질에 좋다(자세한 것은 목체질 쪽을 참조할 것).

견과류, 롱간, 아보카도

호두, 아몬드, 피스타치오, 캐슈너트 등 대부분의 견과류는 지방이 많아서 그런지 금체질(태양인)에 좋지 않다. 땅콩을 특히 좋아하는 금체질도 간간이 있는데, 역시 좋지 않다. 코코넛도 견과류의 일종으로 금체질에 좋지 않다.

롱간은 과일로도 먹지만, 한약재로서 용안육(龍眼肉)이라 불리는 안신약재(安神藥材)—불면을 치료하거나 마음을 편케 하는 약물류—로도 쓴다. 금체질(태양인)과 반대인 목체질(태음인)에 좋은 약재이다(목체질 쪽을 참조할 것).

아보카도는 견과류도 아닌데 특이하게 기름기가 많아서 금체질(태양인)에 좋지 않은 것으로 생각된다. 목양·목음체질(태음인), 수음체질에 좋다(양념편과 본편의 목체질 쪽을 참조할 것).

감귤이나 오렌지, 망고도 사과와 같이 비·위를 강화하는 성질이 있어, 비·위가 강한 체질인 금양체질에 좋지 않다. 비·위가 중앙장부이므로 금음체질에도 그다지 좋은 편은 아니다.

수박은 폐를 강화하는 성질이 있어 금체질(태양인)에 좋지 않다. 특히 금양체질 중에 수박 먹고 체한다는 사람이 종종 있다. 멜론도 수박과 같은 성질의 것이다. 수박과 멜론은 목체질(태음인)에 가장 좋다.

토체질(소양인)

1. 토양체질
이로운 과일 감, 바나나, 배, 참외, 수박, 멜론, 딸기, 파인애플, 견과(호두, 아몬드, 피스타치오, 마카다미아, 캐슈너트, 도토리, 밤), 블랙베리, 블루베리, 리쯔, 롱간, 망고스틴, 파파야

해로운 과일 사과, 감귤, 오렌지, 망고, 토마토, 포도, 복숭아, 키위, 땅콩

2. 토음체질
이로운 과일 감, 배, 참외, 파인애플, 딸기, 바나나, 포도, 수박, 복숭아, 블루베리, 블랙베리, 망고스틴, 땅콩, 리쯔, 파파야, 롱간

해로운 과일 사과, 감귤, 오렌지, 망고, 토마토, 멜론, 견과(호두, 아몬드, 피스타치오, 마카다미아, 캐슈너트, 밤, 도토리), 코코넛, 키위, 아보카도

해설

　토체질(소양인)에 이로운 과일은 금양체질과 많이 겹친다. 공통되는 과일을 보면 감, 딸기, 바나나, 파인애플, 망고스틴, 블랙베리, 블루베리, 파파야를 들 수 있다. 토양체질(비·위>심·소장>간·담>폐·대장>신·방광)과 토음체질(비·위>폐·대장>심·소장>간·담>신·방광)은 비·위가 가장 강하고 신·방광이 가장 약한 구조를 갖는데, 이 구조가 금양체질의 장부구조에 내재해 있는 것이다. 즉 금양체질(폐·대장>비·위>심·소장>신·방광>간·담)의 두 번째로 강한 장부(비·위)와 두 번째로 약한 장부(신·방광)가 토체질의 구조를 닮아 있다. 그래서 이렇게 공통되는 과일들이 많은 것이다. 과일뿐만 아니라 다른 식품들도 마찬가지다.

🟢 감

　우리민족은 어딜 가든 정착하면 그곳에 감나무를 심었다고 한다. 감은 우리와 떼려야 뗄 수 없는 혈맹의 관계를 가진 과일인 것이다. 감은 한자로 시(柿)라고 쓴다. 맛이 온전히 달아서 달 감(甘) 자를 쓸 것으로 착각했던 적이 있었는데 그게 아니었다. 어쨌든 감은 과일에 그 흔한 신맛이 거의 없고 단지 달기만 하다. 예부터 이 단맛이 귀해서 그랬던지 우리는 감을 매우 좋아하는데, 서양에서는 감을 그리 선호하는 것 같지 같다. 미국이나 유럽의 소설, 드라마에서 감을 먹는 장면은 단 한 번도 본 기억이 없으니 말이다. 자료를 찾아보니 과연 한국, 중국, 일본, 즉 우리나라와 주변 일부국가에서만 주로 재배하는 과일이었다. 어렸을 적 시골 큰집이나 외갓집에 갔을 때 담벼락에 기대 서 빨갛게 농익은 열매를 늘어뜨리고 있던 그 정겨운 풍경이 서구에는 없는 것이다.

감은 과일로서 맛도 좋지만 여러 가지 몸에 좋은 약리적 작용도 많다. 첫째가 배탈 설사를 멎게 하는 작용이다. 이는 감에 함유된 탄닌(tannin)이라는 특유의 떫은 맛 성분이 위장관 점막에 수렴작용을 일으키기 때문이다. 만성적인 배탈 설사를 앓는 사람은 감을 상복하면 좋은 효과를 볼 수 있다. 몇 년 전 기이한 사람들을 소개하는 TV프로에서 평생 계속되는 지독한 소화불량 때문에 감만 삼시세끼 먹는 사람을 본 적이 있었는데, 아마도 그 사람은 감의 탄닌 덕을 톡톡히 본 사람일 것이다. 물론 감이 몸에 좋은 토체질(소양인) 또는 금체질(태양인)이었을 테지만.

감은 이외에도 체내출혈을 멎게 하는 지혈작용, 위궤양을 아물게 하는 수렴작용, 모세혈관을 튼튼하게 하는 작용, 숙취를 풀어주는 작용 등 다양한 효능이 있다. 따라서 체질에 맞는 사람은 감을 수시로 즐기면 건강에 좋은 효과를 기할 수 있다. 당연한 말이지만, 안타깝게도 변비가 있는 사람은 감을 삼가는 것이 좋다.

바나나

"원숭이 똥구멍은 빨개, 빨가면 사과, 사과는 맛있어, 맛있으면 바나나……"라는 어린이들의 구전 랩송에 등장하는 바나나. "바나나=맛있다"라는 등식이 성립하는 것만 봐도 초창기 바나나가 들어왔을 때 우리 국민에게 얼마나 환상적인 과일이었는가, 하는 것을 쉽게 상상할 수 있다. 하지만 요즘 누가 바나나를 맛있는 과일의 대명사라고 생각하는가? 그저 흔하디 흔한 과일, 족히 스무 개도 더 돼 보이는, 야구 글러브 같이 커다란 다발이 단돈 몇 천 원이면 살 수 있는 과일, 그리고 그렇게 사놨다가 몇 날 며칠 안 먹어서 시커멓게 변색되면 미련 없이 갖다버리는 천덕꾸러기 같은 과일의 대명사처럼 돼버렸다.

내가 어렸을 때만 해도 바나나는 참 귀한 과일이었다. 귀하다니 얼마나 귀한 과일이었을까? 내가 처음 바나나를 먹어본 것은 아마도 초등학교 5~6학년일 때였던 것 같다. 그땐 몰랐지만 유신의 서슬이 퍼렇던 70년대였다. 그때 세 들어 살던 우리 가족에게 집주인 댁에서 바나나를 선사했다. 1개를! 5인 가족이던 우리에게 1개를(정녕코 한 다발이 아니다). 주인아저씨는 원양어선을 타던 고기잡이 선원이었다(참치를 잡았을까? 고래 고기를 잡았을까?). 그 바나나는 아마 남태평양 어느 섬에서 가져왔던지, 동남아에서 가져왔던지, 아니면 대만에 잠시 들렀다가 가져왔던지 했을 것이다. 나는 1개의 바나나의 달콤하고 그윽한 향기에 황홀해했다. 이윽고 껍질을 벗겼다. 옐로우색이 살짝 비치는 아이보리색의 바나나 알맹이가 탐스런 속살을 드러냈다. 그리고! 마침내 조심조심 한 입씩 베어 물며 온가족이 1개의 바나나를 돌렸다. 입안에서 바나나가 살살 녹았다(안 녹을 수가 있나!). 어떻게 세상에 이런 맛이! 눈시울이 뜨거워질 지경이었다. 딱 한입씩만 선을 봬주고 눈 깜짝할 새 바나나는 나의 시야에서 사라졌다. 두툼한 껍질만 뒤에 남긴 채. 나는 허탈한 심정으로 한동안 남겨진 껍질을 응시했다. 목을 죄듯 타들어오는 갈증 속에도 단지 바라볼 수밖에 없는 새파란 바다 물결처럼.

바나나는 토체질(소양인)에 좋다. 뿐만 아니라 금양체질에도 좋다. 과일로서 칼로리가 꽤 높은 편이므로 에너지를 보충하고 유지하는 데 좋다. 바나나 1~2개만 먹어도 한 끼 식사로 손색이 없다.

섬유질이 풍부하므로 장이 나쁜 사람에게는 배변을 쾌활하게 해준다. 몸에 해로운 LDL 콜레스테롤, 즉 나쁜 콜레스테롤을 낮춰주므로 혈행을 개선해주는 효과도 있다(모든 체질에 다 맞는 말은 아니다. 여기 토체질처럼 체질에 맞는 사람들에 한해서만 그렇다). 저지방 단백질의 좋은 공급원이기도 하다. 이런 특징들은 바나나를 다이어트에 이용하게 하는 이유가 되기도 한다. "바나나 다이어트"라는 것이 한때 인기가 있었는데 금체질(태양인)이나 토체질(소양인)에 효험이 좀 있었을 것이다. 하지만 다른 체질은 위험하다. 한 가지 식품만으로 하는 이른바 "원푸드다이어트"는 체질이 맞지 않으면 크게 건강을 상할 수 있다.

배, 참외, 수박, 딸기류

배 역시 토체질(소양인)에 좋은 과일이다(목체질 또는 태음인에도 좋다). 특히 기관지가 약한 토체질은 배를 자주 먹으면 효과를 볼 수 있다. 수분이 매우 많은 과일로서 이뇨작용 또한 좋은 과일이다. 그래서 신장이 약한 토체질에 좋다. 배의 식이섬유소는 과일 중에 가장 높은 함량을 자랑하는 것의 하나로서, 사과의 거의 두 배에 달한다. 비만과 변비로 자주 고생하는 토체질에 필히 추천한다.

참외는 비·위의 열을 내려주는 차가운 성질이 있어 배탈을 흔히 일으킬 수 있는 과일이지만, 토체질(소양인)에겐 오히려 비·위를 튼튼하게 해주는 보약이라 할 수 있다. 비·위의 열을 내려 항진된 비·위를 진정시키는 작용을 하기 때문이다. 이러한 까닭에 건강한 토체질은 참외를 한꺼번에 몇 개씩 먹어도 거의 소화에 문제를 일으키지 않는다. 참외는 열량이 매우 낮아 100g당 30kcal 정도—열량이 매우 낮다는 자몽과 비슷하다—로 60kcal가량인 포도의 반밖에 되지 않는다. 따라서 살이 잘 찌는 토체질에 매우 좋은 다이어트식품이다. 이뇨작용이 탁월하여 토체질의 약한 신장에도 좋다.

참외와 함께 여름철 과일로서 쌍벽을 이루는 수박 또한 토체질에 좋다. 칼로리가 낮고 수분 함량이 매우 높아(무려 92% 정도) 최고의 다이어트 식품이라 할 수 있다. 토양체질의 약한 장기인 폐와 신장을 강화하는 작용이 강하므로 기침이나 가래가 많거나, 소변이 시원치 않은 토양체질은 수박을 자주 먹는 것이 좋은 건강법이다.

멜론은 부종을 제거해주며 폐기능을 향상시켜준다. 종류는 많은데 그중 머스크멜론(musk mellon)이 가장 보편적으로 사랑받는 종이다. 토양체질에 좋고, 목양·목음체질(태음인)에도 좋다.

딸기 역시 항산화제가 풍부하여 피부미용이나 노화방지에 좋다. 그리고 칼슘이 많이 들어 있어 뼈나 치아의 건강에도 도움을 준다. 그 외 각종 미네랄도 고루 함유돼 있다. 딸기는 과일들 중에서도 단맛을 풍부하게 공급하는 과일의 하나이므로, 설탕이나 기타 감미료가 잘 맞지 않는 토체질(소양인)에 딸기는 좋은 감미 제공 식품이 된다. 단 것이 먹고 싶으면 딸기를 먹어라. 딸기는 금체질(태양인)에도 좋다.

딸기(스트로베리) 이외에도 토체질(소양인)은 크랜베리, 블루베리, 블랙베리 등 거의 모든 베리류가 이로운 체질이다. 한약재로 쓰이는 복분자(산딸기)도 역시 이로우며, 여기 소개되지 않은 다른 베리류, 예를 들어 외국 나무딸기의 일종인 라스베리(raspberry)도 이 체질에 좋을 것이다.

토체질(소양인)에 가끔 육식을 싫어하거나 육식을 잘 소화시키지 못하는 사람이 있는데, 그럴 경우 연육작용이 있는 파인애플이나 파파야를 이용하는 것도 한 방법이다. 특히 토양체질은 육식을 틈틈이 하는 것이 체력을 유지하는 데 많은 도움이 된다.

딸기, 파인애플, 망고스틴, 블루베리, 파파야에 대한 자세한 내용은 금체질 쪽을 참고하라.

리쯔(荔枝, 여지)

중국 남방지역에서 과일의 왕이라 불리는 열대과일이다. 중국 레스토랑에서 후식으로 자주 서브되며, 요즘에는 패밀리레스토랑이나 뷔페에서도 종종 접할 수 있는 대중적 과일이 되었지만, 과거에는 아무나 감히 먹을 수 없는 매우 귀한 과일이었다. 리쯔는 당현종의 애첩이었던 양귀비(楊貴妃)가 좋아했던 과일로도 명성이 높다. 그녀가 먹고 싶다고 하면 하시라도 리쯔를 대령해야 했다고 한다. 당시 리쯔의 산지인 광동성(廣東省)에서 양귀비가 거하던 장안(長安)까지 10만 8천 리를 단숨에 말로 달려서 말이다. 10만 8천 리라니까 그 거리가 얼마나 되는지 감이 잘 오지 않을지도 모르겠다. 요즘 기차로 장장 26시간 가는 거리란다. 당시에 가장 빠른 교통수단이 말이었으니, 밤낮을 쉬지 않고 달려도 몇 날 며칠은 걸려야 했을 것이다.

양귀비는 요즘 바람만 불면 날릴 것 같은 그런 미인이 아닌, 풍만한 몸매를 자랑하던 여인이었다. 그런데 그녀의 피부는 백옥같이 하이얀, 말 그대로 절세의 "피부미인"이었던 모양이다. 아마 프랑스의 화가 르노와르(Pierre-Auguste Renoir, 1841~1919)의 그림에 많이 나오는 그런 여인들의 모습이었을 것이다. 양귀비의 피부가 아름다운 것은 바로 이 리쯔를 많이 먹었기 때문이라는 설이 있다. 리쯔에는 항산화물인 폴리페놀계 화합물이 많아 피부미용과 혈류개선에 좋다.

보통사람들은 잘 모르겠지만, 그녀가 통통하고 새하얀 피부를 가졌다는 말에 나는 전율을 느낀다. 토양체질에 대개 살이 하얗고 풍만한 외모가 많은데, 양귀비가 딱 그런 상으로 오버랩 되기 때문이다. 게다가 토양체질에 좋다는 리쯔를 대놓고 먹었다지 않은가! 양귀비는 토양체질이었으리라.

송나라 때의 시인 소동파(蘇東坡, 1037~1101)도 귀양지로 유배되는 길에 리쯔를 처음 먹어보고는, 그 맛에 홀딱 반하고 말았단다. 그래서 "매일 리쯔를 먹을 수만 있다면 그곳에서 영원히 귀양살이라도 하겠다"고 버젓이 글을 남겼다. 아마도 리쯔에는 걷잡을 수 없이 탐닉케 하는 뭔가 치명적인 중독성이 있는 모양이다.[68] 미모의 여인에 홀려 처자식 다 팽개치고 생을 몽땅 여자에 거는 남자처럼 말이다. 리쯔는 토음체질에도 좋다.

견과류

금양체질과 토양체질 과일을 가르는 가장 큰 차이는 견과류에 있다. 금양체질은 대부분의 견과류가 해로운데 반해, 토양체질은 대부분의 견과류가 이로운 것이다. 이는 견과류에 많이 함유된 식물성 유지 때문인 것으로 풀이된다. 이 식물성 유지를 토양체질은 소화시키는 데 별 어려움을 느끼지 못하는데, 금양체질은 그를 소화시키는 데 많은 고초를 겪는 것이다. 따라서 식물성이니까 소화가 쉽다든지 안전하다든지 하는 터무니없는 예단은 심히 경계해야 할 것이다. 토양체질에 좋은 견과는 호두, 아몬드, 피스타치오, 마카다미아, 캐슈너트 등이다(단, 땅콩은 그다지 좋지 않은 것 같다).

해로운 과일들

토체질(소양인)에 해로운 과일에는 대개 비·위를 강화하는 효능을 가진 과일들이 많다. 기존 체질식에 속하는 사과, 감귤, 오렌지, 망고, 토마토 등이 그들이다. 비·위가 가장 강한 체질인 토체질에 이는 당연한 것이다. 강한 장부를 더욱 강화시키니 비나 위의 항진증을 유발하여 체질의 장부균형을 깨기 때문이다. 새로 제안하는 해로운 과일에도 그런 것들이 많을 것이다. 비·위가 강한 장부 중의 하나인 금양체질에도 비슷하게 일어나는 문제이다. 해로운 과일 중에 두 체

---

68 육덕노, 『음식잡학사전』, 북로드, 2009, 152~156쪽.

질에 공통되는 과일들이 많은 이유다.

복숭아 알레르기

복숭아는 토양체질에 알레르기를 일으키는 과일 중의 하나다. 코나 호흡기, 눈 주위에 특히 심한 과민반응을 일으키고, 피부에도 심한 가려움을 유발한다. 다음은 네이버의 블로그에 올라 있는 복숭아 알레르기 증상 례이다. 글의 전후 맥락을 보면 복숭아를 먹고 몇 분 되지 않아 발생한 것 같다. 문맥에 따라 궐문은 괄호에 보충하고, 구두점을 약간 수정, 보충하여 싣는다.

(…전략…) 혜수(가명, 젖먹이 딸)랑 샤워를 하는데 목젖 부분이 까끌까끌한 게 이상하다. 감기가 오려나… 그것도 갑자기? (평소) 알러지비염으로 콧물 재채기(하고) 눈은 조금 가려웠었지만, 목은? 죽염수를 진하게 희석시켜 가그린을 하고, 혜수까지 닦이고 나오니, 혜수 녀석 찌찌~ 하며 잘 준비를 한다.

갑자기 눈이 두 배로 따갑고, 귀도 가렵고, 옆 목도 가렵다. 눈은 비염이려니, 귀는 귀지가 있나, 목엔 땀띠가 났나 보다, 나름대로 원인을 찾으며 안약을 넣고 혜수랑 눕는데, "쩌억~!" 하는 이상한 소리와 함께 두 코가 꽈악 막힌다. 거참 그것도 비염이려니….

입으로 숨을 쉬며 젖을 먹이는데, 식은땀인가, 땀이 줄줄 나고 덥고, 심장박동수가 빨라진다. 쿵쾅쿵쾅… 이상하다. 숨쉬기도 답답하다. 머리도 좀 띵하다. 젖먹이다 말고 일어나서 상황정리를 좀 해본다. 지수, 얼떨떨한 표정. 정확히는 잘 모르겠으나 몸이 이상하다. 호흡곤란으로 내가 어떻게 될지도 모르니, 안 되겠다 싶어 남편 급 콜!

우리 데려다 주고 겨우 5분 앉았다 일어서는 남편. 그래도 짜증내지 않고 잘 와

주었다. 한림대 응급실 가서 접수하고, 상담진료 대충하고(받고) 주사받고, 수납하고 가라는데, 몸이 아무래도 안 좋아 이유 없이 더 앉아 있는데 "으엑~!" 구토가 밀려온다. 얼굴과 손도 붓고 있다. 가슴도 체한 것처럼 아프고 배도 아프다. 이건 지나치다 싶어 다시 의사를 불러 말을 하니 주사 한 방 더 맞고, 피 뽑고, 부기 줄이는 링겔 2통 맞고 (…하략…)

복숭아는 맛있기는 하지만 이렇게 알레르기를 유발할 수 있는 과일이다. 복숭아털이 특히 과민반응을 일으키는 주범인데, 위 블로거의 경우 껍질째 먹은 게 화근이었던 것 같다. 평소 복숭아에 한 번도 알레르기가 없었다는데, 많은 알레르기 반응이 이렇게 도둑같이 찾아온다. 그리고 다음부터는 같은 상황이 되면 오랜 친구처럼 어김없이 찾아온다.
"전엔 한 번도 그런 적이 없었는데, 왜 그러죠?"
이상할 것 아무 것도 없다. 원래 알레르기라는 놈은 그런 놈이다. 복숭아는 금양, 토음, 수양체질에 좋다.

사과 알레르기
말이 났으니 하는 말인데, 만인이 사랑하는 영양소의 보고, "아침에 먹으면 금사과"라는, 우리나라에서 가장 많은 생산량을 자랑하는 국가대표 과일인 사과도 심한 알레르기를 가끔 일으킨다. 사과가 알레르기를? 이 무슨 유언비어? 유언비어가 아니다. 사과 알레르기에 대해 호소하는 한 네티즌의 말을 귀 기울여 보라.

목이 따갑고 가렵고, 입술도 가렵고 따겁고, 그리고 왠지 입술이요, 따끈따근해지는 것 같아요.

그 밖에 기침이 나거나 호흡이 가빠지기도 하고, 체하거나 명치, 가슴에 뭐가 걸려 있는 듯한 느낌 등을 유발하기도 한다.

한의대 다닐 때 방사선과 교수님이 소개한, 사과와 관련된 정말 특이한 증후도 생각난다. 사과가 소화되지 않고 위장에 남아 실타래 같은 덩어리를 형성하여 눈덩이처럼 위속에서 계속 커진다는 병이다.

"X레이 상에서 보면, 위 속에 허연 덩어리 같은 것이 보입니다. 소화되지 않은 사과의 섬유질 덩어리죠. 이런 사람은 결국 수술해서 꺼내야 합니다."

사과는 생각보다 위장 장애가 많은 과일이다. "저녁에 먹으면 은사과"라는 말은 꼭 저녁에 먹어야만 나쁘다는, 사과 먹는 시점에 대한 말이 아니다. 사과가 갖는 많은 이런 부정적인 측면들을 상징하는 말로 새겨야 할 것이다. 물론 이런 알레르기나 소화장애의 증상은 사과가 해로운 체질에 주로 나타난다. 사과는 수체질(소음인)과 목체질(태음인)에 좋다.

망고 알레르기

달콤하고 상큼한 맛의 열대 과일 망고도 상당히 심한 알레르기를 일으킨다(수양·수음체질과 목양체질에 좋다). 역시 웹사이트에 올라 있는 사례를 보자(역시 약간 수정, 구두점 보완).

내가 중국을 여행할 때의 일이다. 중국의 남부 지역에서는 망고가 많이 생산되고 있었다. 내가 망고에 알레르기가 있다는 것을 깜박 잊은 채 망고를 먹은 것이 큰 화근이 되었다. 혼자서 기차를 28시간 타고 여행하는데 기차를 타기 전에 이미 입가에서 물집이 생기기 시작했다. 그러나 망고가 원인이라는 생각을 미처 하지 못하고 기차 안에서, 다른 음식을 먹지 않은 빈속에, 싸가지고 간 망고 하나를 더 먹었다. 급기야 얼굴이 붉어지더니 눈까지 부어올랐다. 온 얼굴에 두드러기가 나고 붉어져 얼굴 모습이 말이 아니었다. 일주일 동안의 여행을 마치고 인천공항에 도착했을 때 나의 모습은 아내도 못 알아 볼 정도로 완전히 다른 모습으로 변해 있었다.

그 후에 아내와 함께 세계적으로 유명한 파키스탄의 훈자 지방을 여행할 때에, 그 곳의 망고가 어찌나 크고 맛있게 생겼던지 아내는 망고를 사먹고 싶어 했다. "나는 망고에 알레르기가 있으니 망고는 제발 사지 말라"고 말했지만 아내는 먹음직스러운 망고의 유혹에 못 이겨 망고를 사고 말았다. 그것도 가장 큼직하고 잘 익은 것으로.

호텔에 돌아오자마자 아내는 망고를 잘라 혼자서 맛있게 먹고 있었다. 아내가 맛있게 먹는 모습을 보고 내가 군침을 흘리자 아내는 "너무 맛이 있으니 당신도 알레르기가 다시 생기는지 실험삼아 조금만 먹어 보세요"라며 조그마한 조각을 떼어내어 내 입에 넣어 주었다. 조그마한 조각 하나만 먹었는데에도 그 다음날 내 입가에는 여지없이 조그만 두드러기가 생기고 붉게 부어오르기 시작했다. 준비해 간 알레르기 치료약을 급히 먹고 며칠이 지난 후에야 가라앉았다.

키위 알레르기

내친 김에 키위 알레르기에 대해서도 들어보자(수정 및 구두점 보완).

안녕하세요? 전 매우 건강한 사람입니다. 그리고 알레르기도 전혀 없습니다. 그런데 유달리 키위만 먹으면 알레르기가 일어납니다. 요즘엔 키위를 절대 피하고 안 먹고 있습니다. 그러나 저한테 키위 알레르기가 있다는 걸 알기 전에는 조금 먹었었죠.

전 지금도 키위를 먹고 그 미칠 것만 같았던 증상을 잊을 수가 없습니다. 키위를 먹으면 귓속이 매우 간지러워지고, 몸에서 열이 나고, 머리에서 발끝까지 가려워서

앉지를 못할 지경입니다. 하여튼 말로 표현하기가 어렵습니다.

제 몸의 어디와 키위가 맞지 않아서 그런 건가요? 정말 신기합니다. 어떻게 다른 음식은 다 괜찮은데 유독 키위만 알레르기가 있을까요? 이게 가능한 일입니까?

땅콩 알레르기

땅콩 먹은 애인과 키스한 후 사망한 사건도 있다. 사망한 사람에게 땅콩 알레르기가 있었던 모양이다. 이 사건에 놀란 한 네티즌의 질의에 그 자신 땅콩 알레르기가 있는 사람이 답변한 내용이다(수정 및 구두점 보완).

저도 땅콩알레르기가 있는 걸 오늘에서야 처음 알았습니다. 어제 시골에서 직접 생산한 땅콩을 맛있게 먹었거든요. 먹을 때는 너무 맛있어서 정신없이 먹었습니다. 근데 먹다보니 속이 답답해지고 얼굴이 불그스름해지면서 얼굴 피부에서 열이 나는 겁니다. 근데 어제만 해도 언친 줄로만 알았습니다. 그래서 한방소화제를 먹었습니다. 글구 아침에 자고 일어났는데 코가 막히고 누런 콧물이 나오며 재채기를 심하게 하는 거였습니다. 저는 이런 코막힘, 콧물 증상이 생길 때는 항상 전날에 내가 무슨 음식을 먹었는지 되짚어 봅니다. 근데 딱히 그럴만한 알레르기 유발 음식을 먹지도 않아서 이상하다고만 생각했습니다. 저는 라면만 먹으면 알레르기가 심합니다. 라면도 안 먹어서 더더욱 이상하다고만 생각했지요.

그리고 오늘 밤에도 또 땅콩을 먹게 되었습니다. 왜 먹었냐면 집사람이 땅콩을 좋아하거든요. 그 사람은 알레르기가 없는가 봅니다. 땅콩을 피자 오븐기에(참고로 전 피자집을 합니다) 10분 정도 구우면 볶은 땅콩보다 훨씬 맛있거든요. 근데 오늘 밤에도 어제와 똑같은 증상이 어김없이 생기더군요. 얼굴이 벌개지고 열나고…. 그래서 집사람에게 말했더니 "땅콩알레르기로 인해 사망하는 사람도 있다"고 하는 말을 해주더군요. 앞으로는 맛있는 땅콩을 못 먹을 거 같네요. ㅠㅠ.

땅콩버터가 흔하지 않은 우리나라에선 좀 이해하기 힘든 알러지인데요. 미국, 캐나다처럼 땅콩버터가 대중화된 나라에선 땅콩 알러지 문제가 심각한 것 같네요. 암튼 땅콩, 잘 알고 먹어야 합니다.

평소 이런 증상을 겪고도 무엇 때문인지 잘 몰랐을 사람도 있을 것이다. 이런 사례들을 통해 어렴풋이나마 왜 그랬는지 자신의 몸을 이해하는 데 도움이 될 수도 있으리라 생각한다.

모든 알레르기는 증상은 조금씩 다르지만 대개 호흡기나 피부, 눈, 코, 귀, 입 등 감각기관, 그리고 소화기관에 이렇게 나타난다. 이러한 알레르기 증상을 유발하는 과일들이, 평소 알레르기가 많은 체질 중의 하나인 토양체질에 해로운 음식으로 집중돼 있다는 사실은 체질적으로 볼 때 당연하다고 하겠다. 토음체질도 토양체질과 유사한 과일들이 해로우므로 역시 이들에 의한 알레르기를 자주 일으킬 소지가 있다.

여기 소개한 몇 가지 알레르기 유발 과일들 이외에도 수많은 과일들이 알레르기를 일으킬 수 있다. 거의 모든 과일들이 다른 사람들에게는 아무렇지도 않지만, 일부 특정인들에게는 심각한 알레르기 요인으로 작용할 수 있다. 심지어는 지구상의 모든 사람에게 괜찮은 과일이 오로지 자기 혼자에게만 알레르기를 일으키는 경우도 있을 수 있다. 운이 참 지독히도 없는 경우리라. "왜 나만 갖고 그래~!" 아무리 하소연 해봐야 소용이 없다. 피하라! "운명이다!"

토양과 토음 차이

　토음체질은 포도, 복숭아, 땅콩이 이롭고, 멜론, 견과류가 해롭다는 점이 토양체질과 다른 점이다. 견과류에서, 땅콩을 제외한 대부분의 견과류가 이로운 토양체질과 반대로 이들이 해롭다는 점이 이채롭다. 토음체질은 대부분의 견과류가 해로운데, 유독 땅콩만은 이로운 것이다. 이런 면에서 토음체질은 토양체질보다는 금양체질과 더 가깝다고 할 수 있다(금양체질은 땅콩까지 포함한 거의 모든 견과류가 해롭다).

　감, 파인애플, 딸기, 바나나, 파파야, 블루베리, 블랙베리는 금체질 쪽을 참조하고, 배, 롱간은 목체질 쪽을, 복숭아는 금체질 쪽을, 포도는 금체질 쪽을 참조하라.

목체질(태음인)

1. 목양체질

이로운 과일　배, 수박, 사과, 견과(호두, 아몬드, 피스타치오, 마카다미아, 캐슈너트, 밤), 오렌지, 토마토, 망고, 멜론, 도토리, 코코넛, 롱간, 아보카도, 살구

해로운 과일　감, 체리, 청포도, 포도, 바나나, 파인애플, 딸기, 키위, 복숭아, 자두, 앵두, 땅콩, 망고스틴, 파파야, 블랙베리, 블루베리

2. 목음체질

이로운 과일　밤, 배, 멜론, 사과, 수박, 오렌지, 감귤, 견과(호두, 아몬드, 피스타치오, 마카다미아, 캐슈너트, 도토리), 코코넛, 롱간, 아보카도, 살구

해로운 과일　포도, 청포도, 체리, 감, 복숭아, 앵두, 땅콩, 바나나, 딸기, 파인애플, 키위, 블루베리, 블랙베리, 망고스틴, 파파야, 자두, 토마토, 망고

해설

배

목체질(태음인)에 이로운 과일의 대표는 배라고 할 수 있다. 배는 폐를 강화하는 효능이 있다. 목체질은 폐가 가장 약한 체질이기 때문에 항상 폐를 북돋는 음식이 섭취돼야 건강이 유지되는데, 마침 배는 기침을 멈추게 하고 가래를 삭히는 데 빼어난 기능을 갖는다. 그냥 배를 깎아먹어도 좋지만 민간에서는 배와 도라지를 함께 즙을 내서 먹기도 한다. 여기에 꿀을 첨가하여 먹기도 하는데, 이러한 요법은 대체로 목양·목음체질에 잘 맞는다. 참고로 배를 쪄서 감기를 예방하고 치료하는 유용한 방법을 여기 소개한다. 특히 기침감기에 좋다.

감기 탈출 배찜 만들기

준비물: 배, 밤, 도라지, 꿀, 찜기

① 배의 씨 부분을 위에서 오목하게 파낸다. (배의 밑동은 남겨두어, 마치 배에다 샘을 판 것처럼 하되 배의 껍질은 벗기지 않는다.)
② 껍질과 외피를 벗긴 밤과 도라지, 꿀을 배에 판 홈에다 넣는다. (꿀의 양은 단 것을 좋아하면 많이, 싫어하면 적게 넣는다.)
③ 찜기에 넣고 찐다. (찌는 시간은 30분에서 1시간 정도가 적당하다. 오래 찌면 배가 물컹해지고, 적당히 찌면 씹히는 맛이 있으므로 취향에 따라 시간을 조정한다. 압력솥에 하면 시간을 15~20분으로 단축할 수 있으나, 무압력의 자연스런 찜이 더 좋을 것이다.)

④ 찜이 완성되면 수저를 이용해 내용물은 떠먹고, 배의 과육은 파먹는다. 끝.

이 민간 방은 목체질에 가장 잘 맞는 방이며, 배가 이로운 체질인 토체질에도 권할 수 있으나 꿀은 넣지 말아야 한다.

밤

밤은 앞의 배찜에 사용했듯이 폐에 좋다. 『동의수세보원』에서도 태음인(太陰人)의 대표적 처방인 '태음조위탕(太陰調胃湯)'에 말린 밤(乾栗)을 약재로 사용했다. 밤은 폐뿐만 아니라 소화에도 좋다. 목체질이 속이 더부룩하고 체기가 있거나 소화가 잘 되지 않을 때 밤을 먹으면 증상을 완화할 수 있다.

호두와 뇌

또, 밤, 도토리를 포함한 거의 모든 견과류(땅콩 제외)가 목체질(태음인)에 좋다. 이 중 호두는 견과류의 대표주자로 간주된다. 이는 목체질뿐만 아니라 토양체질에도 좋다. 호두는 한약재로도 쓰이는데, 폐를 수렴하여 기침과 숨 가쁨을 진정시키고(斂肺定喘), 신장을 도와 허리 및 무릎을 튼튼히 하며(補腎强腰膝), 대장을 윤택하게 하여 변비로 고생하는 사람들의 통변을 돕는다(潤腸通便).[69] 아몬드나 피스타치오, 마카다미아, 캐슈너트와 같은 다른 견과류도 완전히 같지는 않겠지만 아마 호두와 비슷한 효능이 있을 것으로 추정된다. 특히 변비가 있는 사람들은 종류에 관계없이 대개 이런 견과류가 도움이 된다(함유된 식물성 유지 때문에 윤하의 효과가 있다).

---

[69] 신민교 편저, 『임상본초학』, 도서출판영림사, 1994, 194~195쪽.

영양학적으로는 불포화지방산이 많아 동맥경화와 같은 혈류장애를 개선하고, 항산화물질이 있어 피부노화를 방지하는 효능이 있다.

호두는 또, 특이하게 인간의 뇌와 소스라치게 놀랄 정도로 닮아 있어 과장하면 해부학 교본으로도 사용할만하다. 사람의 뇌가 어떻게 생겼나 궁금한 사람은 호두를 통째 사서 보라. 뇌의 이랑(gyrus)과 고랑(sulcus)이 만들어내는 주름이나, 좌뇌·우뇌의 모습, 그리고 좌뇌·우뇌를 연결하는 뇌량(corpus callosum), 심지어 뇌를 보호하는 두개골(skull)까지 모든 것들이 사람의 뇌를 완전히 쏙 빼닮았다. 한의대 다닐 적에 가장 골치 아프던 브레인 해부학(brain anatomy) 시험 때 왜 이 호두를 가지고 공부할 생각을 못했나, 뒤늦은 후회가 들 정도다. 호두는 재미있게도 두통이나 머리가 맑지 않은 증상에도 효과가 있다. 호두를 먹으면 머리가 좋아지는 것이다! 우연의 일치도 참 이럴 수가 있을까?

한편, 견과류 중 땅콩은 목체질(태음인)에 좋지 않다. 땅콩을 먹으면 얼굴에 뭐가 자꾸 난다는 목양체질이 가끔 있었다.

수박

수박도 목체질(태음인)에 좋은 과일이다(토체질이나 소양인에도 좋다. 토체질 중에 가끔 수박 먹고 속이 거북하다는 사람이 있지만 대체로 아무 문제를 일으키지 않으므로 이로운 과일로 분류한다). 여름철에 더위를 쫓고 땀으로 고갈된 수분을 공급하는 데 이만한 과일이 없다. 소변이 잘 나오지 않을 때 이뇨제로서도 적격이다. 기본적으로는 목체질의 폐를 강화하는 효능을 갖는다. 화채로 만들어 수박이 둥둥 떠다니는 시원한 음료로 즐길 수도 있다.

어떤 사람은 수박껍질도 버리지 않는다. 껍질 안쪽을 나박김치처럼 칼로 얇게 저며 썰어서(파란 겉껍질은 버려주세요) 깍두기 김치로 만들어 먹는다. 소금에

절이지 않고 겉절이처럼 만들면 된다. 쫄깃한 오이 맛 같다고나 할까. 말 안하고 대접하면 아무도 수박인지 알아차리지 못한다고 한다. 취향에 따라서는 빨간 수박속살을 썰어 넣기도 한다.

우리나라 토종수박 중에 무등산수박이라는 특이한 수박이 있는데, 빛고을 광주를 아늑히 감싸고 있는 무등산 운림골 높은 산기슭에서 재배하는 독특한 수박이다. 호피 줄무늬를 갖는 보통 수박과는 달리 진한 녹색의 겉껍질을 가져서 "푸랭이"라고도 불린다. 색깔도 다르지만 그 크기에는 더욱 놀란다. 작아도 10kg, 큰 것은 무려 20kg까지 나간다니 차라리 거대하다고 해야 할 것이다. 껍질이 두텁고, 다 익어도 씨가 흰 색깔인 게 특징이다(안 익었다고 생각마라). 천연의 그윽한 단맛과 깊은 산기슭의 서늘함을 머금고 있어, 그 맛이 참으로 일품이다. 8~9월에 수확하므로 여름이 지나가는 끝자락이라 할 늦여름이나 또는 초가을에 맛볼 수 있다. 옛날에는 임금님 진상품이었다는데 요즘도 그 희귀성과 진미로 여전히 진상급 레벨을 유지하고 있다. 값은? 좀 비싸다.

멜론

멜론도 그 이름에서 알 수 있듯이 성질은 수박과 비슷하다(영어로 수박은 워터멜론—watermelon). 맛이나 질감은 다르지만 그 성미(性味)가 유사하다는 것이다. 내 개인적으로는 물컹한 질감이나 모양이 호박과 유사하다(호박이 목체질에 좋은 채소라는 것을 독자 여러분은 아직도 기억할까?). 멜론은 목체질(태음인)뿐만 아니라, 토양, 수음체질에도 좋다.

멜론 중에 유명한 것으로 시즈오카 멜론이 있다. 머스크멜론의 일종인데 특이한 것은 냉방장치와 최첨단 하이테크 시설이 장착된 온실에서 일본인 특유의 세밀한 방식으로 재배된다는 것이다. 습도를 조절하기 위해 땅으로부터 분리된 토대에 덩굴을 심고, 온도가 항상 최적으로 유지되도록 자동제어한다. 줄기 하나에 열매 세 개만 열리도록 가지치기를 하고, 사람 주먹만 하게 자라면 단 하나만 남기고 나머지 두 개마저도 따버린다. 선택된 그 하나의 열매만이 모든 양분을 흡수케 하려 함이다. (어찌 보면 참 잔인한 짓 같다. 하여튼 일본사람들이란!) 값은? 무척 비싸다.[70]

사과, 오렌지, 토마토는 비·위를 강화하여 비·위가 약한 목양체질에 좋다(목음체질에도 이들 과일은 나쁘지 않다. 자세한 것은 수체질 쪽을 참조). 단, 빈속에 사과 먹고 속이 쓰리다는 목양체질이 가끔 있는데, 이런 경우는 위가 좋지 않은 상태임을 반영한다.

코코넛

코코넛은 야자수나무에 열리는 열매로서, 껍질이 매우 단단하여 톱으로 썰거나 망치로 두드려야 할 정도다. 최외곽의 껍질을 벗기면 두께 2~3cm 내외의 하얀 젤리층 모양의 과육이 그 모습을 드러낸다. 이 과육은 그대로 먹기도 하지만, 주로 과자나 빵, 아이스크림 등의 식재료로 쓰이며, 기름은 식용기름이나 소스에 쓰인다. 이 코코넛에서 짠 기름은 특이하게 식물성인데도 소나 돼지 등 육상동물에 많은 포화지방에 속한다. 말하자면 식물이 돼지기름 같은 것을 가진 것이다. 따라서 육식이 좋은 목체질(태음인)에 맞는 것은 어찌 보면 당연하다 하겠다(토양, 수음체질에도 좋다). 열매 한 가운데 공간에 고여 있는 담백한 수액

---

70 프랜시스 케이스 책임 편집, 박누리 역, 앞의 책, 96쪽.

은 뜨거운 태양 아래 타는 듯한 갈증을 적셔주는 보너스 음료수라 할 수 있다.

롱간

롱간(龍眼, 용안) 역시 한약재로 사용되는 과일이다. 용안육(龍眼肉)이라 하여, 롱간의 과육을 약재로 쓴다. 단단한 껍질을 까면 나타나는 과육의 모습이 영락없는 동물의 눈의 형상을 띠는데, 중국인들은 이를 그들이 좋아하는 상상의 동물이자 권력의 상징인 용의 눈으로 과장하여 부른 것이다.

중국인들의 이런 무협지 식의 과장벽은 다른 한약재에도 자주 등장한다. 예를 들어 또 다른 안신 및 진정(鎭定) 약으로 쓰이는 용골(龍骨)은 땅속에 묻힌 오래된 동물들의 뼈(화석이다!)를 말하는데, 직역하면 이 역시 그들이 좋아하는 용의 뼈가 된다. 진짜 용골이 귀하여 비싸게 팔리자 귀중한 동물화석이 무차별 남획되었으며, 그마저도 고갈되자 아무 동물뼈나 화석처럼 보이게 조작하여 용골로 둔갑, 대량 유통시키기까지 했다. (하긴 진짜 용골을 한약재로 쓰기도 좀 뭐하다. 이건 사실 인류의 귀중한 유산이 아닌가!)

용안육은 안신(安神), 즉 정신을 편안케 하여 수면을 잘 취하게 하는 약재로 쓰이는데, 이제마의 『동의수세보원』에는 태음인, 즉 목양·목음체질의 약재로 등장한다(토양·토음체질 또는 소양인에도 좋은 것으로 생각된다). 이제마도 롱간이 목체질의 약임을 간파했던 것이다. 하여튼 이제마도 통찰력이 참 대단하다.

롱간은 맛이 달콤하고 쫄깃한데 흡사 리쯔를 방불케 한다. 한의원에 오는 어린 아이들이 흰 가운 입은 한의사를 보면 무서워서 다짜고짜 울어 제키는 경우가 많은데, 이럴 때 선배 한의사들은 회유책으로 이 맛 좋은 약재 용안육(아니, 이때는 롱간이지)을 줘서 상황을 반전시켰다고 한다. 이는 우연히도 약재가 갖고 있는 안신의 효능을 드라마틱하게 응용한 것이다. "아가야, 롱간 줄 테니 안심(안신)해라!"

크랜베리

크랜베리는 톡쏘는 신맛이 짜릿하게 느껴지는 매력적인 과일이다. 한약재 중에 보음제로 잘 알려져 있는 산수유(山茱萸)와 색(진홍색), 모양(직경 1cm 정도의 원형), 맛(신맛) 등에서 꼭 빼닮았지만, 산수유는 결코 아니다. 크랜베리는 건강기능성 식품으로서 요로 및 방광의 염증을 예방하는 효과가 있는데, 산수유 역시도 신·방광의 비뇨기계에 중요한 효능을 가지므로 그런 면에서도 두 과일은 우연히 일치한다.

우리말로 덩굴월귤이라고 번역되는 크랜베리는 북아메리카에서는 주로 소스의 원료로 많이 사용된다. 특히 칠면조 요리에 곁들여지는 크랜베리 소스가 유명하며, 파이, 샐러드, 케이크 등에 맛을 더해주는 토핑 재료로도 쓰인다. 유럽에서는 주로 소스나 잼, 과일조림, 리큐르(주정에 과일이나 향신료 등을 침출시킨 혼성주의 일종) 등에 사용된다. 근래 우리나라에서도 크랜베리가 각종 케이크나 빵에 꽤 자주 쓰이는 것을 목격할 수 있다. 우리 가족의 아침식사에 자주 등장했던 요구르트빵에도 군데군데 이 빨간 크랜베리가 알알이 박혀 있었다.

크랜베리를 재배하는 북아메리카의 농장은 상상을 초월할 정도로 거대한 곳이 많다. 따라서 생산량도 엄청나, 신속하고 효과적인 수확 방법이 매우 중요하다. 갈퀴로 넝쿨을 긁어 바닥(대개 습지)에 떨어진 열매를 바로 수확하는 건식 수확 방법도 있지만, 특이한 것은 물을 이용한 습식 수확이다. 광활한 크랜베리 밭에 엄청난 양의 물을 대어 밭 전체를 완전히 물에 잠기게 하고, 그런 다음 기계를 사용해서 덩굴에 매달린 열매를 모조리 떨어뜨리는 것이다. 장대비처럼 억

수같이 떨어져 물 위에 둥둥 떠 있는 크랜베리를, 이제 마실 다니듯 돌아다니면서 간단히 건져내기만 하면 된다. 부유하는 수억만 개의 크랜베리 열매가 널따란 호수를 온통 핏빛으로 물들이고 있는 광경은 온몸을 전율케 하는 일대 장관이라 하지 않을 수 없다.[71] 목양·목음체질(태음인), 토양체질, 수음체질에 이로운 과일로 예상된다(판단유예).

아보카도

아보카도 또한 특이한 과일이다. 사실 맛을 보면 과일이라고 하기도 애매하다. 무슨 애호박맛 같다고나 할까? 뒷맛은 그런데 은근히 고소하여 호박 같은 물컹, 밋밋한 맛을 묘하게 뒤집는다. 이 고소한 맛의 정체가 바로 양념 편에서 밝힌 아보카도에 풍부한 단일불포화지방산, 즉 기름 맛(올레산)인 것이다. 아보카도는 그렇게 식물로선 드물게 고지방의 과일인 것이다. 그럼에도 불구하고 불포화지방산이라서 건강에 좋다고 평가받는다. 주로 샐러드나 샌드위치 등에 넣어 고소한 풍미를 제공한다. 단, 칼로리가 꽤 높은 편이어서 다이어트를 하는 사람들에게는 주의를 요한다. 목체질(태음인)뿐만 아니라, 수음체질에도 이로운 것으로 판단된다.

살구

나는 살구만 보면 고향생각이 난다. 동네 어귀에 커다란 살구나무가 있었는데, 밝은 주황색으로 열매가 익었을 때 그것들을 떨어뜨리려 하늘을 향해 연신

---

[71] 프랜시스 케이스 책임 편집, 박누리 역, 앞의 책, 27쪽.

돌팔매질을 했던 기억이 지금도 떠오른다. 초등학교도 들어가기 전이었던 것 같은데 어찌 그리 강한 이미지로 뇌리에 각인된 건지 항상 수수께끼처럼 느껴진다.

잘 익은 살구를 손으로 잡고 반으로 벌리면 씨가 발라지는데, 이때 씨앗의 울퉁불퉁한 표면이 과육에 부조처럼 조각된 모습이 내겐 참으로 보기가 좋았다. 그 주황색 과육을 씹었을 때 풍기는 새콤한 향기는 맑은 침이 하늘 높이 샘솟게 한다.

살구를 먹으면 대변이 잘 나오는데 이는 완하제로서 기능이 있기 때문이다. 생리통이나 생리전증후군으로 매달 1번씩 고생을 하는 여성들에게도 좋다. 살구씨는 행인(杏仁)이라는 약재로 한방에서 중요하게 쓰인다. 이제마의 『동의수세보원』에 폐가 약한 체질인 태음인의 기침을 다스리는 처방에 등장하고 있다(살구는 수음체질에도 좋다). 행인은 기침뿐만 아니라, 변비가 있는 사람에게도 효과가 있다. 살구 먹고 난 다음 씨를 버리지 말고 모아두었다가 기침이 있거나 변비가 있을 때 달여서 복용해보기 바란다. 씨의 딱딱한 외피를 깨뜨리면 그 안에 말랑말랑한 흰 씨앗이 모습을 드러내는데, 이것이 바로 행인이다.

살구는 한의학과 관련하여 아름다운 설화가 있다. 중국 오나라에 동봉(董奉)이라는 선인이 있었는데 사람들을 치료해주고 돈을 받지 않았다. 대신 특이하게도 살구나무를 심게 했다. 중병인 사람에게는 다섯 그루를 심게 하고, 그렇지 않은 사람에게는 한 그루를 심게 한 것이다. 수많은 사람들이 그에게서 치료를 받고 살구나무를 심어, 어느 덧 그 곳이 울창한 살구나무 숲으로 변했다. 사람들은 이를 일컬어 동선행림(董仙杏林), 즉 동봉선인의 살구나무 숲이라 했는데, 바로 여기서 행림(杏林)이란 말이 나온 것이다. 이 많은 한의계에서 인의를 베푸는 좋은 의사를 칭하는 말로 쓰인다. 한의 서적이나 의료기, 그리고 각종 한의계 행사 등에 이 말이 자주 등장하는 이유다.

수체질(소음인)

1. 수양체질

이로운 과일 사과, 오렌지, 토마토, 망고, 감귤, 포도, 복숭아

해로운 과일 감, 참외, 수박, 딸기, 바나나, 파인애플, 배, 멜론, 자두, 키위, 앵두, 체리, 견과(밤, 호두, 아몬드, 피스타치오, 마카다미아, 캐슈너트, 땅콩, 도토리), 코코넛, 파파야, 롱간, 블루베리, 블랙베리

2. 수음체질

이로운 과일 사과, 감귤, 오렌지, 토마토, 망고, 살구, 밤, 코코넛, 멜론, 아보카도

해로운 과일 감, 참외, 바나나, 딸기, 포도, 청포도, 키위, 파인애플, 복숭아, 자두, 앵두, 체리, 수박, 배, 견과(호두, 아몬드, 피스타치오, 마카다미아, 캐슈너트, 땅콩, 도토리), 파파야, 블루베리, 블랙베리

해설

수체질(소음인)의 과일에서 우선 알 수 있는 것은 이로운 과일의 수가 별로 많지 않다는 것이다. 이들이 흔히 하는 말.

"난 과일도 별로 안 좋아해요. 오렌지나 귤 정도나 좀 먹을까?"

위안인 것은 그래도 주변에서 구하기 쉬운 흔한 과일들이 이 체질에 이롭다는 것이다. 사과, 오렌지, 토마토, 감귤 등. 특히 사과와 오렌지는 우리나라뿐만 아니라 전 세계적으로도 가장 생산량이 많은 과일로서, 이들은 연중 아무 때나 구할 수 있는 전천후 과일들이다. 특히 사과는 그중에서도 제왕이라 할 것이다.

사과

사과, 하면 제일 먼저 떠오르는 말이 무엇일까? 그것은 단연 비타민C! 그런데 이번에 자료조사를 하면서 놀란 것은 생각보다 사과에는 비타민C가 별로 없다는 것이다. 가장 많이 찾는 부사의 경우 100g당 비타민C 함량이 4mg 정도인데, 이는 개량종 딸기 71mg(재래종은 82mg), 레몬 70mg, 감귤 48mg, 오렌지 43mg, 키위 27mg, 토마토 11mg 등 비타민C가 풍부한 다른 과일들에 비하면 턱없이 낮은 수치다.[72] 이 무슨 오해란 말인가? 아주 없는 것은 아니지만, 사과는 비타민C를 많이 함유한 과일은 결코 아닌 것이다. 사과를 비타민C의 대명사라고 하는 것은 전혀 적합하지 않은 명명이다.

---

[72] 농촌진흥청 농천자원개발연구소, 2006 제7개정판 『식품성분표』 I, 도서출판 효일, 2007, 157·177·181·187·191·195쪽.

그럼 사과의 장점은 무엇이 있을까? 먼저 섬유소를 들 수 있다. 사과에는 섬유소인 펙틴(pectin)이 있어 장운동을 촉진시켜주므로 변비에 탁월한 효과가 있다. 특히 수양체질은 대변을 자주 보지 않는 경향이 많으므로 사과처럼 장운동에 좋은 과일이 매우 중요하다. 익숙지 않은 음식이나 갑작스런 정서변화, 그리고 수시로 받는 스트레스에 민감한 과민성대장증상에도 역시 좋다.

위장의 소화기능에도 좋다. 사과에는 축적된 지방을 분해, 제거하는 말산(malic acid) 외에 소화를 돕는 효소들이 많이 들어 있어 비·위가 가장 약한 체질인 수체질(소음인)에 좋은 과일이다(목체질 또는 태음인에게도 좋다).

오렌지, 토마토

오렌지 역시 사과와 쌍벽을 이루는 과일이다. 비타민C, 비타민E, 베타카로틴, 베타크립토키산틴 등 항산화물질이 풍부하며, 그 외 비타민B와 칼륨, 칼슘, 나트륨, 철분 등 미네랄이 고루 함유되어 있어 영양학적으로 매우 높은 수준을 자랑하는 과일이다. 임상적으로 오렌지를 평소 충분히 섭취하면 특히 감기예방과 피부노화방지에 좋은 효과를 내는 것으로 알려져 있다. 단, 당도가 높기 때문에 비만이나 당뇨가 있는 경우 주의를 요한다. 오렌지는 수체질(소음인), 목체질(태음인)에 좋다.

토마토가 이태리 음식에서 빠지는 것을 상상이나 할 수 있을까? 아무도 그런 가능성을 생각할 수 없을 것이다. 스파게티, 피자, 스테이크, 리조또(risotto) 등 거의 모든 요리에 토마토는 소스나 사이드 디쉬, 샐러드로서 들어가지 않는 경우가 거의 없다. 이태리의 토마토는 한국의 고추인 것이다.

토마토 역시 영양학적으로 오렌지와 유사한 효능을 가진다. 항산화물인 비타민C, 베타카로틴이 풍부하며, 토마토에 특히 많은 리코핀(lycopene)은 베타카로틴에 비해 항산화력이 2배에 달하여 항암효과도 좋은 것으로 알려져 있다. 따라서 수체질(소음인)은 토마토를 항상 생활 속에서 즐기는 것이 노화방지나 질병 예방에 유익하다. 단, 토마토 먹을 때 잊지 말아야 할 사항이 있다. 토마토에 설탕을 뿌려먹지 말 것이다. 그럴 경우 설탕을 대사하기 위해 토마토에 함유된 비타민B군이 쓸데없이 소모된다. 어렸을 때 토마토에 설탕을 뿌려먹는 것을 즐겼었는데, 지금 생각하니 좀 어리석은 행동이었다. 토마토는 목양체질에도 좋다.

망고

 망고 주스는 그 전에 가끔 마셔봤지만, 망고라는 실물을 직접 보고 맛을 본 건 5년 전 쯤 태국에 여행했을 때였던 것 같다. 머물렀던 객실의 테이블에 망고가 몇 가지 열대과일들과 함께 놓여 있어 아무 때나 먹고 싶을 때 먹을 수 있었다. 그땐 너무 쉽게 먹을 수 있어 망고를 얕잡아 봤었는데, 요즘 생각하면 "왜 그때 좀 신중하게 음미하면서 먹어보지 못했을까" 하는 후회가 든다. 제주도에서 애플망고가 일부 재배되긴 하나, 망고는 대부분 동남아시아나 대만에서 수입되고 있다. 온대의 나라인 우리나라에서는 역시 싱싱한 생물(生物)의 망고를 접하기가 그리 쉽지 않다.

 잘 익은 노란 망고는 대개 과육이 무르기 때문에 오히려 짓무르기 쉬워 자르기가 쉽지 않다. 럭비공 같은 타원모양의 망고 중앙에는 커다란 씨가 있는데, 이 씨를 비켜가며 세로 방향으로 수직으로 껍질째 자른 다음, 잘린 과육의 단면에 바둑판무늬를 내는 것이 망고 자르는 요령이다(칼끝이 껍질까지 뚫고 나오지 않도록 주의). 이제 껍질이 밑으로 가도록 양끝을 잡고 아래쪽에서 껍질을 위로 적당히 밀면 망고가 위로 튀어나온다. 달콤한 바닐라 향의 망고가 입안에서 버터처럼 살살 녹는 것을 즐기는 것만 남았다. 수양·수음체질(소음인), 목양체질은 가끔 이런 남국의 향연, 망고파티를 열면 어떨까?

그린망고(green mango)란 종에 관계없이 완숙되기 전의 덜 익은 모든 망고를 지칭하는데, 이 설익은 망고의 짜릿한 맛을 결코 잊지 못하는 사람들이 많다. 입이 오그라들 정도로 떫거나 아주 새콤한 자극적인 맛이 중독성을 가질 정도란다. 야채나 생선요리에 넣기도 하고, 샐러드로 만들어 먹기도 하며, 머스터드 기름과 향신료를 넣어 피클로 만들어 먹기도 한다. 새큼한 맛의 향신료 암추르(amchur)는 그린망고를 햇볕에 말려 가루로 빻은 것이다. 그러나 뭐니 뭐니 해도 나무에서 따자마자 껍질을 벗겨 칠리가루나 암염을 뿌려먹는 것이 가장 맛있단다.[73]

건 망고(말린 망고)도 새콤달콤하고 쫄깃하지만, 역시 달콤한 향과 즙이 풍부한 부드러운 생 망고만 못하다는 생각이 든다.

망고는 비타민과 베타카로틴 등 항산화물질이 풍부하여 항암효과가 탁월하다는 연구결과가 많다. 물론 피부미용에 좋은 것은 말할 나위없다. 소화도 무척 잘 되는 과일이어서 소화기능에 약점이 많은 수체질에 적격인 과일이다.

감귤

감귤은 수양·수음체질(소음인), 목음체질에 이롭다. 이 과일은 내가 어렸을 적에만 해도 참 귀한 과일이었는데, 요즘엔 아마도 사과 다음으로 가장 흔한 과일이 된 것 같다. 원래 열대 또는 아열대성 작물이어서 우리나라에서는 한때 제주도밖에는 재배되지 않아 임금님 진상품의 지위에까지 올랐으나, 품종개량과 재

---

73 프랜시스 케이스 책임 편집, 박누리 역, 앞의 책, 59쪽.

배기술의 발달로 이제는 남해안지역에서도 재배가 될 만큼 대량생산이 가능해져 가장 대중적인 과일의 하나가 되었다.

감귤은 영양학적으로 비타민C가 매우 많이 함유되어 있다. 그래서 사람들은 감귤을 많이 먹으면 감기에 안 걸린다고 생각한다. 물론 체질에 맞아야 그런 효과를 볼 수 있는 건 당연하다. 과실의 색이 주황색인 걸 보면 거기에 무슨 성분이 있는지 독자 여러분도 이젠 짐작이 갈 것이다. 항산화제의 대표, 베타카로틴이다.

주위에 감귤을 좋아하는 사람들이 꽤 많은데, 한 자리에서 몇 십 개를 미친 듯이 먹어치우는 사람도 종종 있다. 그런 사람을 식별하는 방법 중에 하나가 손을 검사하는 것이다. 손바닥이 노랗게 착색되어 있으면 감귤 매니아라고 볼 수 있다. 바로 감귤 속의 베타카로틴이 홍수처럼 넘쳐나서 피부에까지 배어나온 것이다. 감귤을 무척 좋아하는 내 여동생도 겨울철에 보면 손바닥이 샛노랗게 되곤 했다. 그땐 영양학적 지식이 없어 놀랐는데, 동생이 감귤 많이 먹어서 그런다고 아무렇지도 않은 듯이 얘기해서 의아해했던 기억이 있다. 그 후로 나도 손바닥 노란 사람들을 보면 "감귤깨나 먹었군!" 하고 무심코 지나갔다. 그런데 인체를 깊이 생각하는 요즘엔, 의학적으로 크게 걱정할 바는 아니라고 하나, 과연 그게 그럴까 하는 생각이 종종 든다. 지나친 건 결코 좋은 게 아닌데.

수양과 수음 차이

수양체질에 해로운 살구, 밤, 코코넛, 멜론이 수음체질에 이롭고, 수양체질에 이로운 포도, 복숭아가 수음체질에 해롭다는 것이 좀 다르다.

과일은 대개 해롭다

수많은 과일들이 맞지 않는 것을 보면, 근본적으로 수체질(소음인)은 과일과는 그다지 인연이 없는 체질이다. 수체질이 과일 안 먹는 데는 나름대로 이유가 있었던 것이다. 이런 체질적인 요인을 무시하고 맹목적으로 과일을 먹으라고 강요하거나, 혹은 억지로 먹으려고 노력하는 것은 득보다는 오히려 해가 될 수 있다. 체질에 유익한 과일 몇 가지만 먹으면 될 것을, 괜히 건강에 좋다는 말만 듣고 이것저것 챙겨먹다 오히려 건강을 더 망치는 것이다. 하여튼 과일이면 무조건 좋다거나, 채소가 가장 좋다거나, 생선이 만병통치라거나, 버섯이 모든 암을 막아준다는 따위의 무전제한 찬양은 어떠한 경우에도 맞지 않는 말이라는 것을 명심하기 바란다. 모든 식품은 체질에 따라 맞는 것이 있고, 맞지 않는 것이 있다.

발효음료 만들기

사과, 오렌지, 토마토, 망고 등 체질에 맞는 과일들이라도 위장기능이 매우 약해진 수체질(소음인)의 경우는 이마저도 소화가 어려운 경우가 있다. 이럴 땐 발효된 효소음료를 이용하는 것도 좋은 방법이다. 수체질은 소화기관의 중추인 비·위를 가장 약하게 타고난 까닭에 이런 발효식품이 좋은 효능을 발휘할 수 있는 체질이다.

사과는 수체질이 담을 수 있는 가장 좋은 발효과일 중의 하나이다. 대량 출하되는 늦가을이나 초겨울에 충분히 구입하여 담아 두면 신년부터 맛있는 발효 사과음료를 즐길 수 있다. 사과 이외에도 매실, 딸기, 파인애플, 바나나 등 대부분의 과일이 발효음료로 즐길 수 있으므로, 각자 체질에 맞는 과일들 중에 좋아하는 것을 선정하여 발효음료를 만들어보기 바란다. 과일뿐 아니라 채소, 열매, 약초, 향신료 등 거의 모든 식물이 다 발효가 가능하다. 이들에 대해서도 얼

마든지 발효법을 응용해볼 수 있다. 여기 과일을 예로 효소음료 만드는 법을 소개한다.[74]

준비물: 과일 10kg, 설탕(황설탕이 좋다) 10kg, 구은 소금 한줌, 항아리 2개(발효용 30~36리터, 숙성용 20~27리터), 한지 및 고무줄(항아리 입구에 씌울 때 필요), 누름돌(항아리 속에 넣은 재료를 누르는 데 사용), 저울(재료의 무게 측정)

① 재료와 설탕을 준비한다. 대개 재료와 설탕 비율은 1:1 정도로 하되, 재료의 수분이 많으면 설탕 비율을 올리고(예, 설탕 11~12kg), 수분이 적으면 설탕 비율을 낮춘다(예, 설탕 7~8kg). 일반적으로 설탕이 많으면 부패는 잘 되지 않으나 발효가 오래 걸리고, 적으면 발효가 빠른 대신에 자칫 부패할 수 있다.

② 과일을 적당한 크기로 자른다(물론 작게 자를수록 좋다). 이때 껍질과 과육, 씨앗은 그대로 다 쓴다. 따라서 무농약, 유기농 제품을 쓰는 것이 좋다. 수분이 많은 과일은 크게 썰어도 되나, 수분이 적고 재질이 단단한 것은 잘게 썬다.

③ 자른 과일 1kg을 항아리에 넣고 그 위에 설탕 1kg을 고루 뿌린다. 그 위에 다시 과일 1kg을 넣고 그 위에 설탕 1kg을 고루 뿌린다. 이렇게 반복해서 과일과 설탕을 각각 10kg씩 다 넣은 다음, 수분 함량이 많은 과일에 한해 설탕 1kg을 더 뿌려주고 이어 구운 소금 한줌을 뿌려준다. (위와 같이 하지 않고 큰 대야에서 일정량씩 재료와 설탕을 버무려서 항아리에 넣는 방법도 있다.)

④ 한지로 항아리 입구를 봉하고 고무줄로 묶은 다음 항아리 뚜껑을 씌운다. 보

---

[74] 박문국, 『효소음료 건강법』, 태웅출판사, 2009, 66~82쪽.

관은 직사광선이 들지 않는, 서늘하고 공기가 잘 통하는 곳이 좋다.

⑤ 하루 한 번 꼴로 재료를 뒤집어주어 곰팡이가 피거나 재료가 부패되는 것을 막는다. 혹 곰팡이가 핀 경우 그 재료를 걷어내고 다시 뒤집어 주면 된다. 이것이 번거로우면 깨끗하게 씻은 누름돌을 재료 위에 올려놓아 재료가 즙액 속에 잠기게 한다.

⑥ 대략 7일 정도면 1차 발효가 되는데, 무더운 여름은 5일 정도, 그리고 겨울에는 15일 정도(아주 추우면 1달까지도 걸린다)로 계절에 따라 차이가 있다(전발효). 따라서 직접 눈과 코, 입으로 발효상태를 판단해야 한다. 비린 풋내(발효가 덜 됨)나 군내(발효가 지나침)가 나지 않고, 새콤한 맛과 달콤한 향이 나면 발효가 잘된 것이다. 과일의 조직은 안의 즙액이 빠져나와 쭈그러지는데, 사과의 경우 약간 스폰지의 양상을 보인다.

⑦ 1차 발효가 완료되면 숙성을 위해 즙액을 촘촘한 소쿠리나 체에 걸러서 다른 항아리로 옮겨 붓는다. 대략 항아리에 2/3 정도까지 차도록 따른 다음 다시 한지로 봉해둔다(2차 발효, 혹은 후발효). 가끔 표면으로 떠오른 과일 찌꺼기나 거품을 망으로 걷어내면서 대략 3개월 정도 숙성시키면 훌륭한 발효음료가 된다. 이때부터 마실 수 있으며, 완전한 숙성은 6개월 정도 걸린다.

⑧ 완성된 발효음료는 병이나 용기에 옮겨 담아 냉암소나 냉장고에 보관하면서 음용한다. 오래 보관할 때는 미생물의 활동을 억제키 위해 설탕을 더 넣어 저어준다.

야채 발효음료 제법도 거의 동일하나, 단지 설탕의 양이 과일보다 적게 들어간다는 점이 다르다. 당근, 무와 같이 수분이 많은 뿌리채소는 재료 무게의 1/2~1 정도의 설탕을 쓰면 되고, 셀러리는 1/3, 파슬리는 1/4, 시금치는 1/4~1/3, 미나리는 1/2 정도의 설탕을 쓰면 된다(채소의 수분 함유 상태에 따라 필요한 설탕의 양이 약간씩 다를 수 있다). 각 체질에 맞는 야채를 선정하여 자신만의 발효음료를 만들어보기 바란다.

과일이나 야채에는 소화효소가 많이 들어 있으므로 소화에 장애가 많은 사람은 치료에 효소음료를 응용할 수 있다. 몇 가지 예를 들면 다음과 같다.

금체질(태양인)에는 파인애플, 키위, 매실, 양배추가 좋고, 토체질(소양인)에는 파인애플, 파파야, 양배추, 보리가, 목체질(태음인)에는 무, 마, 감자, 토마토가, 그리고 수체질(소음인)에는 무, 토마토, 감자가 좋다. 평소 소화기능이 약한 사람들은 이렇게 체질에 맞는 것을 선택해서 발효음료로 만들어 먹으면 소화력이 매우 좋아질 것이다.

발효음식의 좋은 점은 그다지 많은 재료가 필요치 않다는 것이다. 웬만한 요리 하나 하려해도 재료가 대개 대여섯 가지에서 많게는 열 가지, 스무 가지가 드는데, 발효는 달랑 발효할 식품하고 설탕(또는 소금)만으로 충분하다. 나머지는 하늘과 땅의 영령, 미생물들이 죄다 맡는다. 이 얼마나 신령스러운 일인가! 발효는 인간이 하는 요리와는 달리 자연이 하는 요리인 셈이다. 우리에게 필요한 것은 정성과 서두르지 않고 기다리는 넉넉한 마음일 따름.

8체질영양학 6

요오드가 풍부한 식품

요오드

요즘 한의원에서 환자를 보면, 갑상선 질환이 눈에 띄게 부쩍 늘어나고 있다는 것을 알 수 있다. 갑상선 기능항진증(hyperthyroidism)이나 저하증(hypothyroidism)은 물론이고, 갑상선종, 그리고 갑상선암(thyroid cancer)도 급격하게 많아진 것이다. 갑상선은 스트레스에 민감한 기관인데, 정신적 스트레스가 최고조에 달해 있는 복잡한 현대문명 속의 삶이 이렇게 갑상선 질환을 양산한 것 같다. 따라서 갑상선과 밀접한 관련이 있는 요오드에 대한 정확한 지식이 필요하다.

요오드는 체내 대사율을 조절하는 갑상선호르몬(T3, T4)의 주요 성분이 된다. 갑상선(thyroid)이란 마치 보일러의 조절장치와 비슷한 내분비기관이다. 보일러 조절장치를 통해 실내온도가 적정온도 이하로 떨어지면 연료를 점화시켜 온도를 올리고, 적정온도 이상으로 올라가면 연소를 차단하여 온도를 낮추듯이, 갑상선은 그 호르몬 농도를 조절하여 인체의 에너지 요구량에 따라 대사수준을 적정하게 조절하는 것이다. 갑상선은 이밖에 성장과 발달, 뇌기능을 조절하는 작용도 한다.

요오드가 풍부한 식품[75]

금양체질 채소(시금치 등), 바다생선(특히 청어), 갑각류(특히 게, 새우), 홍합, 귀리, 현미

금음체질 채소(시금치 등), 바다생선(특히 청어), 갑각류(특히 게), 홍합, 귀리, 백미

토양체질 채소(시금치 등), 바다생선(특히 대구, 청어), 갑각류(특히 게, 새우), 홍합, 콩, 우유, 분식, 귀리, 백미, 보리

토음체질 채소(시금치 등), 바다생선(특히 대구, 청어), 갑각류(특히 게, 새우), 홍합, 콩, 귀리, 백미, 보리, 땅콩

목양체질 미역, 김, 다시마, 파래, 채소, 메기, 해산물, 콩, 우유, 치즈, 요구르트, 분식, 백미, 오렌지

목음체질 미역, 김, 다시마, 파래, 채소, 메기, 해산물, 콩, 우유, 치즈, 요구르트, 분식, 현미, 오렌지

수양체질 미역, 김, 다시마, 파래, 채소, 해산물, 현미, 계란노른자, 오렌지

수음체질 미역, 김, 다시마, 파래, 채소, 해산물, 우유, 치즈, 요구르트, 현미, 계란노른자, 오렌지

---

[75] 최미혜 외, 『21세기 영양학원리』, 교문사, 2006, 337쪽; 미셸 맥가이어(Michelle McGuire)·캐씨 비어맨(Kathy A. Beerman) 공저, 이상선 외 역, 『영양과학』, 지구문화사, 2008, 501~504쪽.

체질식 설명서
기호식품 및 건강차편

Your breath is sweet, Your eyes are like two jewels in the sky
Your back is straight, Your hair is smooth on the pillow where you lie
But I don't sense affection, No gratitude or love
Your loyalty is not to me, But to the stars above

One more cup of coffee for the road
One more cup of coffee 'fore I go
To the valley below
〈Bob Dylan, "One more cup of coffee"〉

당신의 숨결은 꿀처럼 달콤하고, 저 하늘의 보석처럼 두 눈은 빛나지
당신의 등은 자로 잰 듯 반듯하고, 배게 위의 머리칼은 물결처럼 부드러워
하지만 난 당신에게서 아무런 애정도 못 느껴, 감사하는 마음도, 사랑의 느낌도
당신의 마음은 내게 결코 있지 않아, 저 하늘에 떠 있는 별들에게만 향할 뿐

저 길을 위하여 커피 한잔 더
길 떠나기 전에 커피 한잔 더
저 계곡 아래로 나 떠나가기 전에
〈밥 딜런, "커피 한잔 더"〉

기호식품 및 건강차

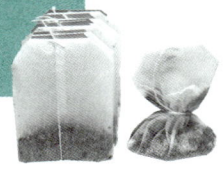

"커피는 체질에 맞지 않으니 마시지 마세요!"

이 말 한마디에 낙망하는 사람들이 많다.

"얇게 타서 조금만 마시면 안 되나요? 커피 안 마시면 일을 당최 못하거든요."

사실 기호식품은 그것이 없어도 생명에는 지장이 없다. 말 그대로 기호로, 즉 재미로 먹는 것이지 생존에 필수적인, 절실한 에너지를 얻기 위함은 아니다. 그럼에도 사람들은 기호식품에 목매달 듯이 달려든다.

"다른 건 몰라도 커피는 진짜 못 끊어요! 커피 없는 세상이란 내겐 죽음이죠."

이런 말을 환자들로부터 자주 들으면서 느끼는 점은 기호식품이 단순히 기호적인 측면에만 머무르는 것은 아니라는 것이다. 그것을 기호하는 사람에게는 강력한 중독성(addiction)을 가지는 마약과 비슷한 것이다. 마약과 비교해서 전혀 밀리지 않는 강도를 지니는 것임에도, 어떤 것은 철저히 금지대상이고, 어떤 것은 엄청난 자본으로부터 지원까지 받는 기호식품으로 대접받는다는 사실은 상식적으로 쉽게 이해가 가지 않는다. 물론 그렇다고 중독성이 심각하여 심신을 파탄으로 이끄는 필로폰 같은 치명적인 약물과 동급으로 커피를 비교할 수는 없다. 하지만 마리화나 같은 낮은 급의 마약에 비한다면 커피는 그보다는 훨씬 더 중독성이 강한 마약이라고 할 수도 있다. 미국에선 많은 수의 고교생이 마리화나를 상습적으로 사용하지만, 그들이 성인이 되면 별 어려움 없이 마리화나를 끊는다는 말을 들은 적이 있다. 마리화나 끊기는 이렇듯 간단하지만, 커피 끊기는 그에 비한다면 훨씬 더 어려운 일에 속한다. 커피는 향정신성 의약품에 속하는 것이나 다름없다.

커피는 자본주의를 이끄는 상품들 중에서도 막대한 지위를 갖는 최상위의 상품에 속한다. 마약처럼 중독성이 있어 한번 고객은 영원한 고객을 보증하기 때문이다. 커피로 하여 흐릿한 정신이 박하사탕처럼 산뜻하게 맑아지는 근사한 체험을 한 사람이 어찌 그 환상적인 느낌을 애써 경원시할 수 있겠는가? 법적으로 제재를 받기는커녕, 오히려 진한 향기와 로맨틱한 분위기로 칙사처럼 극진하게 대접받는 건데 말이다. 이것은 맛보는 자의 선택(Taster's choice)이요, 태어나면서부터 주어진 불멸의 천부인권이다!

커피는 이래서 거의 전 인류가 즐기는 기호식품이 되었다. 커피는 사실 의학적으로 볼 때 상당히 심각한 부작용과 건강상의 문제를 야기하지만, 거의 제재되지 않고 무차별적 광고의 파상공격 속에 오히려 시시각각으로 우리의 몸과 감관을 엄습한다. 커피는 심장을 흥분시켜 심계항진(tachycardia)을 부르고, 손이 바르르 떠는 진전(tremor)을 야기하며, 소변이 자주 마렵게 하는 빈뇨를 유발하고, 속 쓰림, 위염, 위궤양 등 소화장애를 초래하며, 편안한 잠을 결코 이룰 수 없는 불면(insomnia)의 고통을 일으킨다. 정말 부작용이 대단한 '약물'인 것이다.

그런데 다른 한 편에서는 이러한 부작용이 전혀 다른 나라 얘기처럼 들리는 사람들이 있다.

"난 커피 아무리 마셔도 아무렇지도 않는데, 왜 체질에 안 맞다는 거죠?"

이런 사람들은 하루에 몇 잔씩 마셔도 아무렇지도 않다. 심지어 열 잔도 넘게 마시는 사람도 종종 있다. 하지만 위와 같은 부작용이 있건 없건, 커피가 해로운 체질들은 커피를 마시지 말아야 한다. 당장 불편한 증상은 일으키지 않더라도 결국 우회해서 더 큰 문제를 일으킬 것이기 때문이다. 위궤양이나 간경화, 대장암, 심장병 등을. 비록 아무도 커피가 이런 병들을 일으켰다고는 꿈에도 생각 못 하겠지만.

체질의학적으로 보면 커피는 목체질(태음인)에 가장 좋고, 다음으로 토양체질에 어느 정도 맞다(토양체질에 불면, 진전 등 흥분성 반응을 일으키는 사람이 가끔 있다). 그 밖의 다른 체질들에는 대개 안 좋다. 따라서 목체질이 아니면 커피는 즐겨하지 않는 것이 좋다.

커피를 일례로 들었지만, 커피뿐 아니라 사실 모든 기호식품이 다 마찬가지다. 기호식품은 체질에 맞는 경우에만 섭취하는 것이 정도인 것이다. 특히 매일 수차례, 그리고 단 하루도 빠지지 않고 상습적으로 섭취하는 기호식품의 특성상 더더욱 그렇다. 체질에 맞지 않는 기호식품의 지속적인 섭취는 생각보다 훨씬 더 중대한 건강상의 문제를 야기할 수 있기 때문이다. 기호식품은 약이나 마찬가지란 생각을 항상 가슴 깊이 새겨야 한다.

금체질(태양인)

1. 금양체질

이로운 기호식품 코코아(무가당), 다크초콜릿(dark chocolate), 모과차, 감잎차, 메밀차, 매실차, 솔잎차, 유자차, 카모마일(camomile), 루이보스티(rooibos tea), 현미차

해로운 기호식품 커피, 녹차, 인삼차, 율무차, 옥수수차, 가공음료수, 이온음료수, 국화차, 홍차, 자스민차(jasmine), 생강차, 치커리차, 계피차, 칡차, 결명자차, 둥굴레차, 로즈마리차

2. 금음체질

이로운 기호식품 코코아(무가당), 다크초콜릿(dark chocolate), 감잎차, 메밀차, 생강차, 모과차, 매실차, 유자차, 카모마일, 루이보스티, 레몬차

해로운 기호식품 커피, 녹차, 율무차, 이온음료, 가공음료수, 홍차, 국화차, 인삼차, 칡차, 구기자차, 대추차, 두충차, 결명자차, 박하차, 옥수수차, 둥굴레차

해설

코코아, 초콜릿

코코아나 초콜릿 모두 카카오나무의 열매를 원료로 하는 식품이다. 원래 마야나 아즈테크 문명의 중미지역 원주민들이 재배하던 것으로 애초에는 음료의 형태로 즐기던 것이었다. 하지만 그것은 아무나 먹을 수 있는 것은 아니었다. 높은 신분의 사람들만 마시던 신들의 음식이었다. 아마 카카오가 주는 높은 칼로리의 에너지와 카페인 유사 물질이 주는 정신적 고양의 환각적 느낌이, 이 카카오를 신성한 것으로 여기게 한 것으로 생각된다. 그런데 그들이 즐긴 카카오는 요즘과 같이 감미료나 밀크를 넣은 달콤하고 고소한 것이 아니었다. 예를 들어 마야인들이 즐기던 것은 카카오 열매를 가루 내어 물에 타고, 거기에 옥수수가루나 고춧가루를 넣어 거품을 낸 것이었다.[76]

"고춧가루를 넣어요? 야~ 그걸 무슨 맛으로 먹지?"

지금 감각으로는 이해할 수 없겠지만, 중요한 것은 그들이 엄연한 카카오의 원조라는 사실이다. 따라서 우리는 마땅히 그들에게 경의를 표해야 할 것이다.

금체질(태양인)은 코코아나 초콜릿이 좋다. 문제는 시판되는 코코아나 초콜릿에 첨가되는 설탕이나 밀크 등의 다른 첨가물들이다. 이들 첨가물은 대개 금체질에 맞지 않다. 그래서 한 금양체질 환자에게,

"설탕은 넣지 말고 코코아만 타서 드세요, 블랙커피 마시듯이."

---

[76] 21세기 연구회 저, 홍성철·김주영 역, 『진짜 세계사, 음식이 만든 역사』, Cookand(주)베스트홈, 2008, 51쪽.

이렇게 얘기했더니 며칠 후 그 환자가 와서 말하길,

"그거 써서 도저히 못 먹겠던데요."

이렇게 말한다. 어떤 맛인가 해서 나도 맛을 봐봤다. 과연 썼다. 그냥 쓴 정도가 아니라, 쓰디쓴 한약의 대표격인 황련(黃連)을 방불케 할 정도로 지독하게 썼다. 심지어는 오심구토가 날 지경이었다. 이거 참, 이론과 실제의 괴리라니! 하는 수없이 감미료를 찾아야만 했다. 그래서 생각한 것이 포도당분말.

"포도당가루를 사다가 타서 드세요!"

며칠 후 환자가 와서,

"포도당가루를 어디서 팔죠? 아무리 찾아봐도 없던데."

한의사를 하다보면 거간노릇까지 해야 할 때가 있다.

"을지로 방산시장 같은 데 가서 알아보세요. 거기 식자재 도매상들이 많으니까."

며칠 후 그 환자,

"포도당가루 넣어도 별로 달지 않던데요."

짜증이 났지만 이를 억누르고,

"포도당을 넣을 때 많이, 다량으로 넣어보세요."

"그렇게 해봤지요. 그래도 단맛이 약해요."

더 강한 감미료를 찾아봐야 했다. 메이플시럽, 올리고당, 꿀, 물엿 등등. 하지만 다들 금체질에 맞지 않았다. 그러다 발견한 것이 바로 아가베시럽. 용설란의 일종인 멕시코 원산의 아가베 선인장에서 추출한 감미료다. 이것이 금체질에 개중 낫다.

"아가베시럽을 넣어 드셔보세요."

"네? 아가…, 뭐라고요?"

"아가베시럽요."

"그건 또 어디서 팔아요?"

"아마 유기농식품매장에서 찾으면 나올 거예요."

며칠 후 그 환자 아가베시럽을 사서 코코아에 탔더니 좀 났단다.

초콜릿도 역시 이런 첨가물의 문제가 있다. 가장 보편적으로 나와 있는 밀크초콜릿은 금양체질에 맞지 않다. 아몬드나 땅콩 같은 견과류를 첨가한 것도 역시 금체질에 맞지 않다. 다크초콜릿(dark chocolate)이라는 것이 하나의 대안일 수 있지만, 이것도 눈에 불을 켜고 찾아야 겨우 찾을 수 있다. 이마저도 다른 첨가물들이 상당히 들어 있기 때문에 완전히 만족스럽지는 않지만, 그래도 기존의 초콜릿보다는 낫다. 코코아와 초콜릿은 토체질(소양인)에도 좋다.

모과차, 감잎차

모과차도 금체질(태양인)에 추천할 수 있는 기호식품이다. 모과가 나오는 계절에 싱싱한 모과를 사다가 차로 만들어 먹으면 좋을 것이다. 작게 잘라 냉동실에 보관하거나, 햇볕에 잘 말려 냉장보관하면 오래도록 모과차를 즐길 수 있다. 각기병으로 인한 부종 또는 무릎이나 허리 등 신경통에 좋고, 위장의 기능을 도와 토사곽란(吐瀉癨亂)—구토와 설사를 동시에 하는 것—이나 복통설사에도 좋다. 간을 보하므로 만성피로와 음주 후 숙취에 좋고, 기침, 가래, 목감기에도 좋다.[77]

감잎차도 금체질에 좋다(토체질 또는 소양인에도 좋다). 5~6월 경 어린잎을

---

77 신민교 편저, 『임상본초학』, 도서출판영림사, 1994, 668~669쪽.

채취해서 깨끗이 씻은 후 그늘에서 말린다. 잎이 마르면 찐 다음, 바람이 잘 통하는 그늘에서 말린 후 보관하며, 필요할 때 뜨거운 물(섭씨 70도 정도)에 우려내어 마시면 된다. 감잎에는 비타민C가 풍부한데, 열에 잘 파괴되지 않는 장점이 있다. 감기 예방과 치료에도 좋고, 소변이 잘 나오지 않는 증상에도 좋으며, 그리고 고혈압 등 순환계 질환에도 좋다. 단, 탄닌 성분이 있으므로 변비가 심한 사람은 주의를 요한다.

메밀차

메밀차는 비교적 최근에 나온 차 중의 하나로 금체질(태양인)에 좋다. 순수하게 메밀 100%인 것을 구입하는 것이 좋으며, 맛을 내기 위해 둥굴레차나 녹차 등을 섞은 것은 금체질에 바람직하지 않다. 농산물시장에서 메밀을 구입하여 직접 볶아 쓰는 것이 가장 안전할 것으로 생각된다.

메밀의 루틴(rutin)이라는 성분은 혈행을 순조롭게 하여 고혈압이나 동맥경화, 중풍 등 순환계의 질병을 예방하는 효과가 좋은 것으로 알려져 있다. 따라서 일반 메밀에 비해 루틴 함량이 매우 높은 품종인 타타리 메밀을 구하는 것도 순환계가 약한 사람에게는 좋은 방법이 된다.

메밀은 금체질 중에 위장 장애가 많아 소화가 잘 되지 않는 사람에게도 좋다.
"메밀은 성질이 차서 소화에 좋지 않다고 들었는데요."

약이나 음식을 차다, 덥다 하는 식으로 판단하는 것은 그리 정확한 이론이 아니다. 그런 식의 규정은 전통한의학에나 일부 해당되는 논의다. 비·위가 냉한 사람에게 비·위를 덥히는 인삼, 백출, 황기 등을 쓰되, 비·위를 차게 하는 생지황, 석고, 황련 등은 쓰지 않는다는 류의 고식적(姑息的) 이론으로부터 파생된 것이다. 하지만 이것도 모든 사람에게 적용되는 말은 아니다. 고작해야 사상으로 소음인, 8체질로 말하면 수양 또는 수음체질에나 해당되는 얘기다. 즉, 수체질을 벗어나서는 아무런 의미도 없는 얘기인 것이다.

메밀의 성질이 차다는 얘기는 메밀이 잘 맞지 않는 목체질(태음인)이나 수체질(소음인)에 소화장애를 일으켰을 때 대충 핑계 대는 설에 불과하다. 하지만 임상을 해보면 메밀이 꼭 한증(寒證)의 증상만을 일으키는 것이 아니라는 것은 쉽게 목도할 수 있다. 앞의 곡물 편에 메밀 알레르기에 대해서 봤듯이, 메밀 먹고 온몸에 두드러기가 나고, 가려운 증상은 따진다면 분명 열증(熱證)의 증후가 아닌가. 메밀 먹고 흔히 말하는 한증이 날 수도 있고, 반대로 이와 같이 열증이 날 수도 있다는 사실은 메밀이 일방적으로 차다라고 규정하는 것이 얼마나 불명확한 이론인가를 명백히 증명하는 것이다.

"그럼 무슨 원리로 음식의 성질을 판단하나요?"

음식의 성질을 규정하는 데에는 여러 가지 원리가 있지만, 체질의학에서는 음식이 어느 장부로 들어가는가 하는 것으로 판단한다. 여기서 들어간다는 말은 음식이 갖는 기가 특정 장부에 더해져서 그 장부의 기를 강화한다는 말이다. 여기 메밀의 예를 든다면 메밀은 간·담으로 들어가 이들 장기를 강화하는 것이다. 그래서 메밀의 효능 중에 간의 해독능력을 강화하고 간세포의 증식을 촉진한다는 기능이 있다.

메밀은 또 대소변을 쾌통하게 하는 작용도 한다. 따라서 변비가 있거나 소변이 시원찮은 금체질은 메밀로 좋은 효과를 볼 수 있다. 이제마는 『동의수세보원』사상인 변증론(四象人 辯證論)에서 태양인의 완실무병(完實無病)—즉 온전히 건실하여 병이 없음—의 조건으로 소변왕다(小便旺多), 즉 소변이 시원하게 많이 나오는 상태를 들었다. 태양인에 속하는 체질 중의 하나인 금음체질은 대변왕다(大便旺多), 즉 대변이 신속히, 그리고 많이 나오는 상태 또한 완실무병

조건임을 깨달아야 한다. 금음체질은 건강이 최고조에 이르면 대변이 태산처럼 많이, 그리고 잘 나온다고 한다. 메밀은 소변과 대변 모두를 왕다하게 만드는 효능이 있는 것이다.

한편, 메밀 먹을 때 금기 사항으로 돼지고기나 양고기, 조기를 같이 먹지마라는 말이 있다. 같이 먹으면 풍이나 탈모를 유발할 수 있다는 것이다. 우연히도 이들은 모두 금양체질과 금음체질에 맞지 않는 음식들이다. 당연히 먹지 말아야 할 것이다.

매실차

매실도 금체질(태양인)에 좋은 기호식품이다. 잘 익은 매실을 끓여 차로 먹거나, 앞에 소개한 발효제법으로 매실 발효음료를 만들어 꾸준히 복용하는 것도 좋은 건강법이 된다. 1차 발효 후 거를 때 나오는 매실 건더기를 모아두었다가 매실차로 이용할 수도 있으며, 취향에 따라서는 매실 장아찌를 담아 먹는 것도 별미를 선사한다.

한약재로 쓰는 매실을 오매(烏梅)라고 하는데, 이는 봄철에 미성숙한 과실(靑梅, 청매)을 채취하여 섭씨 40도 내외의 저온으로 가열한 것이다. 황갈색을 띠며 주름이 생길 때까지 가열한 다음, 추가로 며칠 더 방치하면 흑색으로 변하므로 까마귀 오(烏)자를 써서 오매라고 한 것이다. 기침을 멈추고(斂肺), 설사를 멎게 하며(澁腸), 갈증을 가시고(生津), 기생충으로 인한 복통을 가라앉히는(安蛔) 효능이 있다.[78] 민간에서는 매실 엑기스나 고를 만들어 체하거나 소화가 안

---

[78] 위의 책, 581~582쪽.

될 때 응급 치료제로 요긴하게 애용되고 있다.

솔잎차

솔잎차에 사용하는 솔잎은 4~5월의 봄에 나오는 새순이 좋다. (혹자는 생장이 정지하여 동면을 시작한 겨울철의 솔잎이 성미가 온순하여 좋다고 한다. 하지만 대개 약재로 쓸 때는 막 세상에 싹을 틔운 어린잎이 약성이 강하여 더 선호된다.) 채취한 솔잎은 흐르는 물에 깨끗이 씻어 그늘에서 완전히 말린 다음 가루로 분쇄하여 보관하고 원하는 시기에 끓여서 마시면 된다.

허준(許浚)은 『동의보감』 탕액편 권3의 나무 부문(湯液篇 卷三 木部)에서 솔잎의 효능에 대해 이렇게 말했다: 바람과 습한 기운으로 인해 헌 데를 치료하고(主風濕瘡, 감염성 피부병의 치료효과를 말한 것으로 생각된다), 모발을 나게 하며(生毛髮), 오장을 편안케 하고(安五臟, 소화에 좋다는 의미로 새겨진다), 배고픔을 느끼지 않게 하며(不飢, 말 그대로 식욕을 느끼지 못하게 한다는 뜻), 장수하게 한다(延年). 솔잎은 현대적으로는 감기 및 고혈압, 당뇨 예방에 좋다고 알려져 있다. 금양체질에 좋지만, 유감스럽게도 금음체질에는 좋지 않은 것으로 생각된다.

유자차

유자차를 즐기기 위해서는 재료가 되는 유자청을 만들어 두어야 한다. 유자를 알맞게 썰어 설탕이나 꿀에 재운 다음, 항아리나 병에 밀봉하여 서늘한 곳에 5~6개월 정도 두면 완성된다. 하지만 금체질(금체질)에는 설탕이나 꿀이 체질에 좋지 않으므로 대신 앞의 아가베시럽을 이용하는 것이 좋다. 이렇게 하여 만들어진 유자청을 조금씩 덜어서 차로 끓여 마시는 것이다.

유자(柚子)는 『동의보감』(湯液篇 卷二 果實部)에서 위 속의 나쁜 기운을 없애고(去胃中惡氣), 술독을 풀어주며(解酒毒), 술 마시는 사람의 입 냄새를 제거한다(治飮酒人口氣)고 했다. 요약하면 위장을 치료하고, 간의 해독작용을 돕는 것으로 해석된다. 간이 가장 약한 체질인 금체질에 합당한 효능이라고 생각한다.

카모마일

금체질(태양인)에 좋은 기호식품이 하도 궁하여 외국에서 잘 알려진 차를 수소문한 결과 카모마일과 루이보스티가 이 체질에 좋은 것으로 생각된다(수음체질에도 좋은 것으로 예상된다).

카모마일은 부드러우면서도 편안하고, 강하지는 않지만 깊은 향이 난다. 차가 우러난 색깔도 아주 엷은 노란색이어서 역시 느낌이 편안하다. 이런 특징 때문에 정서를 안정시키고 마음을 평화롭게 하는 효과를 가져, 잠을 잘 이루지 못하는 사람들에게 특히 좋은 티로 추천된다. 당연히 카페인은 없다.

"이태리에서는 그래서 카모마일을 아침에는 절대로 안 마셔요!"

밀라노에서 10년 이상을 활동한 아내의 말이다. 아침부터 졸릴 일 있냐는 말이다. 그 나라에서 카모마일은 수면제로 통한단다. 우리 집에 있는 카모마일의 포장상자에도 "sogni d'oro!(좋은 꿈꾸세요!)"라는 말이 쓰여 있다.

하지만 꼭 수면제로만 생각할 필요는 없을 것 같다. 금체질에게 카모마일은 정서를 안정시킬뿐더러 피로회복에도 좋을 것으로 생각된다. 물론 불면이 있는 사람에게는 잠도 잘 오게 할 것이다. 카모마일은 허브티로서뿐만 아니라 화장품, 비누, 미용용품 등 다양한 용도로 사용되고 있다.

루이보스티

루이보스티는 2010년 월드컵 개최지인 남아프리카공화국이 원산지인, 루이보스 나무의 잎을 발효시킨 차이다. 카페인이 없어 성인뿐만 아니라 어린이, 아기까지 마실 수 있다. 내 딸이 막 젖을 뗐을 때 아내가 딸에게 주던 것이 바로 이 루이보스티였는데, 아마도 누군가가 아기에게 좋은 티라고 해서 그랬을 것이다.

루이보스티는 항산화물(superoxide dismutase, SOD)을 함유하여 피부미용, 노화방지에 효과가 있고, 알레르기 치료에도 좋아 아토피피부염이나 알레르기성 피부 질환, 또는 호흡기 알레르기가 있는 아이들에게 한때 유행했었다. 금체질(태양인)이 타 체질에 비해 알레르기가 많은 점을 보면, 이 체질에 좋을 것이라는 예상이 어느 정도 가능하다. 끓는 물에 티백을 넣고 불을 약하게 줄여 1~2분 더 끓인 다음에 음용한다. 찬물에 티를 먼저 넣지 않도록 주의한다. 토체질(소양인)에도 좋을 것으로 예상된다.

해로운 것들

현대 기호식품의 대표인 커피가 가장 해로운 체질이 바로 금체질(태양인)이다. 일반적으로 커피 대신 선택되는 녹차도 좋지 않다. 그 외에 인삼차, 율무차, 둥굴레차, 국화차, 홍차, 오미자차, 생강차, 계피차, 칡차, 결명자차 등등 흔히 좋다고 알려진 수많은 차들이 거의 다 좋지 않다.

게다가 이온음료수도 좋지 않고, 흔히 식품첨가제가 듬뿍 들어 있는 가공음료수도 대부분 좋지 않다. 앞에 유익한 몇 가지 차들을 제외한 차에 대한 욕심은 아예 끊는 것이 현명하다.

금양과 금음 차이

생강차, 레몬차가 금음체질에는 이로운 것이 금양체질과 다르다.

생강차와 관련된 특이한 임상례는 수면 중에 손이 굳어지면서 마비되는 증세를 앓던 한 금음체질 여성(72)에게서 들었다. 자다가 주먹이 쥐어지면서 마비되는 증세가 있었는데, 생강 달인 물을 먹고 많이 완화됐다는 것이다. 근무력증(myasthenia gravis)이나 루게릭병, 파킨슨병과 같은 신경·근육계의 난치 질환이 많은 금음체질에 이 생강 요법을 추천한다.

토체질(소양인)

1. 토양체질

이로운 기호식품 보리차, 감잎차, 구기자차, 이온음료수, 커피, 두충차, 코코아(무가당), 초콜릿, 국화차, 백련차, 루이보스티, 자스민차, 치커리차, 복분자주스

해로운 기호식품 인삼차, 벌꿀차, 대추차, 생강차, 계피차, 탄산음료수, 칡차, 옥수수차, 모과차, 결명자차, 솔잎차, 율무차, 녹차, 홍차, 둥굴레차

2. 토음체질

이로운 기호식품 보리차, 감잎차, 다크초콜릿(dark chocolate), 코코아(무가당), 이온음료수, 구기자차, 두충차, 유자차, 백련차, 루이보스티, 복분자주스

해로운 기호식품 인삼차, 대추차, 벌꿀차, 계피차, 생강차, 탄산음료수, 커피, 녹차, 홍차, 결명자차, 옥수수차, 국화차, 율무차, 모과차, 칡차, 솔잎차, 둥굴레차, 카모마일

해설

보리차, 구기자차

    토체질(소양인)에 좋은 음료는 보리차가 으뜸이다. 토체질의 뜨거운 위를 잘 식혀주기 때문이다. 토체질은 음료를 마실 때 될 수 있는 대로 차게 먹는 것이 좋다. 보리차도 냉장 보관하여 먹던지, 아니면 얼음을 넣고 먹는 것이 좋다(일부 토체질 중 장이 예민한 사람은 아주 찬 것에 대변이 가늘어지는 등 과민성대장 증상을 보일 수 있다. 그런 사람은 너무 차게 먹지 말 것). 보리는 또, 당뇨가 있는 토체질의 경우에 필히 섭취해야 하는 음식이다.

    구기자가 몸에 좋다며 음료수에 넣어 차처럼 마시는 사람들이 많다. 약간 구수한 맛과 단맛이 있어 맛도 나쁘지 않다. 보리와 구기자를 같이 끓여 마시는 경우 보리의 구수하고 시원한 맛이 더해져서 더욱 맛이 좋은데, 토체질의 경우에는 이 둘의 조합이 잘 맞는 궁합이다.

    구기자는 토체질(소양인)에 신(腎)의 음(陰)을 보하는 용도로 쓰이는 한약재이다. 신음이 부족해지면 신과 상생지간인 간음(肝陰)도 부족해져 머리가 어지럽고 눈이 건조해지는 증상이 생길 수 있으며, 정(精)이 고갈되어 요추에 시린 통증이 발생할 수 있다. 이러한 신음허의 증상에 구기자가 좋다. 한의학에서 신(腎)이라는 장기는 비뇨기계뿐만 아니라 생식기계와도 관련이 많아, 구기자는 남자의 음위(陰痿, 발기부전)와, 여성의 혈고(血枯, 월경이 말라 안 나옴)에도 좋다.[79]

---

[79] 위의 책, 244쪽.

이온음료

"여기 이온음료란 게 뭔가요? 알칼리성 음료가 토체질(소양인)과 목체질(태음인)에 좋다던데 그걸 말하나요?"

그렇다고 볼 수 있다. 이온음료란 나트륨이온(Na+), 칼륨이온(K+)과 함께 포도당 등의 영양 성분을 넣어 체액과 비슷한 삼투압의 조건을 갖게 한 음료수를 말한다. 체액은 대개 약알칼리의 조건을 갖기 때문에 이온음료도 그와 비슷한 약알칼리성을 띠는데, 토체질(소양인)의 경우 위산의 분비가 많은 편이어서 그를 중화시키는 이온음료가 도움이 된다. 기존 체질식에는 목체질(태음인)에도 좋다고 되어 있다(목체질의 경우는 명확한 기제를 설명하기 어렵다. 임상적 경험으로 그렇게 판단한 것으로 보인다). 수분 손실이 많은 운동선수, 열사병의 위험이 많은 사람, 그리고 무더운 여름에 땀을 많이 흘리는 사람에게 도움이 된다. 하지만 평소 체액 손실이 별로 없는 경우에는 그다지 필요한 음료가 아니다.

두충차

두충(杜冲)은 주로 두충나무의 껍질을 약으로 사용하는 토체질(소양인)의 약이다. 신장이 허약하여 허리가 아프고(腎虛腰痛), 허리와 무릎에 힘이 없으며, 눈이 아찔아찔하고, 소변이 자주 마려운 증후에 좋은 약재이다. 또 임신 중 피를 소량 똑똑 흘리거나, 태아가 움직이면서 안정되지 못할 때 태아를 안정시키는 효능(安胎)을 발휘한다. 남자의 성기능저하에도 좋다.[80] 차로 쓸 때는 껍질뿐만 아니라 잎도 같이 쓴다.

---

[80] 위의 책, 198~199쪽.

자스민차, 치커리차

자스민차는 향이 무척 강한 차다. 처음 자스민차를 마실 때, 여성들의 화장품 중에 이 냄새를 모방한 것이 많을 거라는 생각이 퍼뜩 들었다. 당연히 차뿐만 아니라 향신료나 향수 등 냄새를 제거하는 용도로도 널리 쓰인다. 자스민차는 일반적으로 자스민의 잎과 꽃을 말려 뜨거운 물에 우려먹는다. 개인적으로 카페인이 들어 있지 않아서 자스민차를 좋아한다. 그 이름이 주는 로맨틱한 느낌 또한 이 차를 좋아하는 이유다. 건조하고 민감한 피부에 탄력을 주어 피부미용에 좋으며, 출산 후 모유 생성과 통증의 완화에도 도움이 된다. 또한 스트레스성 위장 장애나 우울증에도 효과가 있다. 토양체질, 목양·목음체질(태음인)에 좋은 것으로 판단된다.

치커리차는 치커리의 뿌리를 말려서 사용한다. 한약재를 달이듯이 물에 넣고 오래 끓여 우러난 물을 수시로 마신다. 고혈압과 당뇨, 고콜레스테롤혈증, 변비, 소화불량 등에 효과가 있는 것으로 밝혀져 유럽에서는 커피 대용의 건강차로 오래 전부터 애용되고 있다. 토양체질, 목양·목음체질(태음인)에 좋은 것으로 생각된다.

탄산음료수

탄산음료수란 우리나라에선 콜라나 사이다가 대표적인 것들로서, 음료 안에 이산화탄소를 고압에서 용해시켜 주입한 음료들이다. 탄산기체가 기화하면서 위에 가하는 톡 쏘는 맛이 차가운 음료에 섞여 독특한 청량감을 주는데, 이러한 탄산음료는 산성의 pH를 가지므로 산성음료로 분류된다. 이는 위산의 분비가 활발한 토양체질의 강한 산성 환경에 더하여 다시 산도를 강화하는 결과를 초래하기 때문에, 다른 성분에 상관없이 대부분의 탄산음료는 토양체질에 해로운 것으로 간주된다. 탄산가스가 위벽에 가하는 물리적 자극 역시 위장이 활발한 토양체질에게는 오히려 불리한 요소이다. 토양체질은 건강을 위해선 가능한 한 위장을 항진시키는 요인은 배제해야 하기 때문이다. 토음, 목양, 목음체질에도 탄산음료는 해롭다.

백련차

토체질(소양인)의 기호식품으로 한 가지 특기할 만한 것은 백련차라는 것이다. 연꽃은 크게, 붉은 꽃을 피우는 홍련(紅蓮)과 흰 꽃을 피우는 백련(白蓮)으로 나뉘는데, 백련이 홍련보다 더 귀하고 독성이 없는 순순한 성미를 지녔다고 여겨져 차의 재료로서 더 선호된다. 이 백련의 꽃과 잎, 열매 등을 가공하여 차로 마실 수 있게 가공한 것이 바로 백련차다.

아는 토음체질 여성 한 분이 심한 하혈로 오랫동안 고생했는데 병원에선 아무리 정밀검사를 해도 뚜렷한 원인을 찾지 못했다고 한다. 계속적인 실혈 때문에 빈혈증세까지 나타나 심하게 어지럽고 기운을 차릴 수가 없는 지경에 이르자, 우연히 백련차가 출혈에 좋다는 말을 듣고 백련차를 구해 마시게 되었다. 그랬더니 그렇게도 고질적으로 괴롭히던 하혈이 딱 멈추는 게 아닌가! 연(蓮)의 지혈효과는 알아줘야 한다.

피곤한 명자씨

한방차로서 결명자(決明子)차 또한 많은 사람들이 애용하는 것이다. 특히 눈이 자주 충혈되거나 잘 건조되어 불편함이 많은 사람들은 결명자차를 거의 공식처럼 끓여 마시는 것을 본다. 약명에서 보듯이 눈을 밝게 하는 약재라는 것이 널리 알려져 있기 때문이다(말만 들어도 그 효능을 짐작케 하니 작명이 참 잘 된

약재의 하나다). 하지만 토체질(소양인)에는 그것이 좋지 않다.

환자 중에 계속 피로를 호소하는 사람이 있었다. 내게 한약도 지어먹고, 음식도 잘 지키고, 꼬박꼬박 한의원에 와서 체질침도 맞는데 계속 피곤하다는 것이다.

"원장님, 정말 왜 이렇게 피곤한 거죠? 진짜 거짓말 안 하고 하루 종일 졸려서 미치겠어요!"

나도 참 이해가 안 갔다. 왜 그럴까? 이럴 땐 처음으로 돌아가 그 사람이 뭘 먹고 있는지부터 다시 하나하나 따져봐야 한다.

"음식은 잘 지키고 있어요?"

"그럼요, 원장님이 하라는 대로 체질에 해롭다는 것은 하나도 안 먹고 철저히 지키고 있어요!"

"그래요? 다른 건강식품 같은 것도 전혀 안 먹어요?"

"네!"

"혹시 음료수는 뭘로 먹어요?"

"보리차를 먹고 있어요."

"그 외 다른 것은 안 먹는다는 거죠?"

"아! 눈이 피로해서 결명자를 보리차에 같이 넣어 마시고 있어요. 그건 괜찮잖아요!"

"결명자? 누가 그걸 먹으라 했어요? 당장 그걸 중단해보세요!"

"그래요? 음식표에 나와 있지 않아서 괜찮은 줄로 알고 먹었던 건데. 결명자가 눈에 참 좋다고 하잖아요."

"그건 목체질(태음인)에 맞는 약재여요. 체질에 맞을 때 하는 얘기라구요!"

며칠 후 그 사람이 한의원에 와서 말했다.

"말씀대로 결명자를 끊었더니 피로가 많이 가셨어요!"

나도 결명자가 그렇게까지 큰 영향을 끼칠 줄을 몰랐다. 이 환자는 토음체질이었다. 나는 이에 놀라 토양체질에게도 결명자차를 확인해보았다. 결과, 토양체질 역시도 결명자차가 좋지 않았다. 토음체질 환자를 통해 결명자가 토양·토음체질(소양인) 모두에 좋지 않음을 확인하게 된 것이다. 그리고 한갓 기호식품이 그렇게 막강한 영향력을 행사할 수 있다는 것도 뼈저리게 깨달았다.

음료수 하나도 체질에 맞지 않으면 몸에 큰 영향을 끼칠 수 있다. 가끔 먹는 거야 그리 문제가 안 되겠지만, 음료수나 기호식품처럼 매일 수시로 먹는 경우는 소량이라도 누적되어 결과적으로 몸에 심각한 문제를 초래할 수 있다. 차나 기호식품 선택에 특별히 신중해야 하는 이유다. 혹시 음식도 잘 지키고 운동도 꾸준히 하는데 건강이 좋지 않은 사람은 평소에 자주 섭취하는 기호식품을 점검해보라.

감잎차, 루이보스티, 코코아, 초콜릿에 대해서는 앞의 금체질 쪽을 참조하고, 커피, 국화차는 목체질 쪽을 참조할 것.

목체질(태음인)

1. 목양체질

이로운 기호식품 커피, 이온음료, 율무차, 국화차, 칡차, 결명자차, 인삼차, 옥수수차, 둥굴레차, 녹차, 홍차, 보이차, 자스민차, 치커리차

해로운 기호식품 코코아, 초콜릿, 모과차, 감잎차, 탄산음료수, 메밀차, 매실차, 솔잎차, 두충차, 구기자차, 루이보스티

2. 목음체질

이로운 기호식품 커피, 율무차, 이온음료, 국화차, 칡차, 인삼차, 결명자차, 옥수수차, 자스민차, 녹차, 홍차, 보이차, 둥굴레차, 치커리차, 대추차

해로운 기호식품 코코아, 초콜릿, 모과차, 탄산음료수, 감잎차, 메밀차, 구기자차, 매실차, 두충차, 루이보스티

해설

커피

커피는 석유 다음으로 세계 무역 2위의 규모를 차지하는 어마어마한 상품이다. 이 세계 2위의 교역상품인 커피가 가장 좋은 체질이 바로 목체질(태음인)이다.

커피가 이렇게 막강한 지위를 갖게 된 것은 역시 커피에 함유된 카페인이라는 중추신경의 각성 성분 때문일 것이다. 인간을 이성적 동물이라고 할 때 이 이성이란 바로 뇌에서 나오는 것이 아닌가. 인간 정신의 원천인 뇌를 맑게 해준다는 것은 인간이라는 동물의 상태를 최고의 수준으로 고양시켜 준다는 의미와도 같다. 잠이 좀 오지 않는다 하여 어찌 이 커피를 사양할 수 있겠는가? 가슴이 좀 두근거린다 하여 어찌 이 커피를 외면할 수 있겠는가? 그래서 커피가 해롭다는 갖가지 연구결과가 나와도 커피 수요는 늘면 늘었지 결코 줄어들지 않는다. 몸을 희생해서라도 고귀한 정신을 고양시켜주고 싶은 것이다.

목체질이라면, 좋다, 마셔라! 하루 몇 잔이라도 좋다. 그냥 블랙으로 마셔도 좋고, 당뇨나 비만이 아니라면 설탕을 듬뿍 넣고 먹어도 좋고, 취향에 따라 고소한 맛을 더해주는 밀크를 넘치게 넣어도 좋다. 카푸치노도 좋고, 에스프레소도 좋고, 아메리칸 스타일도 좋고, 유로피안 스타일도 좋다. 고상하게 최고급 원두커피를 내려서 마셔도 좋고, 좀 튀게 옛날 다방커피만을 고집해도 좋고, 더욱 튀게는 "자판기 커피가 원두커피보다 더 좋다"며 화학조미료와 도시의 미세먼지가 적절히 가미된 자판기 커피를 마셔도 좋다(조미료와 먼지 함량이 너무 높은 것은 곤란하겠지?). 커피는 토양체질에도 좋으나, 가끔 예민한 토양체질은 잠이 오지 않거나 가슴이 뛰거나 손이 떨리는 사람이 있다. 이런 사람은 굳이 마실 필요가 없을 것이다.

국화차

국화는 감국(甘菊)이라는 명칭으로 한약재로서 쓰인다. 국화나 산국화(들국화)의 아직 개화하지 않은 꽃봉오리를 쓴다. 은은하고 청순한 향이 심신을 안정케 하는 효과를 지녔다.

약재로서 감국은 먼저 감기에 효과적인데, 특히 외감풍열(外感風熱)—열성 감기—로 인해 춥고, 열이 나며, 어지럽고, 눈이 아픈 증후군을 다스린다. 또한 눈이 충혈되고 부으면서 아픈 증후(目赤腫痛)에도 좋고, 눈이 어지럽고 꽃이 어리는 듯한 증후(眼目昏花)에도 좋다. 고혈압과 유사한, 두통, 어지럼, 눈의 충혈, 이롱 등의 증후(肝陽上亢)에도 역시 도움이 된다. 토양체질은 체내에 열이 잘 축적되는 경우가 많아 안면이 상기되고 눈이 충혈되며, 머리가 아픈 등의 증상이 잘 나타날 수 있는데, 이런 경우 국화차는 좋은 효과를 보여준다.[81] 목체질(태음인)에도 좋고, 토양, 수음체질에도 좋다.

칡차

칡은 갈근(葛根)이라는 한약재로 쓰인다. 여름철 햇볕이 좋은 산이나 언덕에 가면 이 칡덩굴이 "만수산 드렁칡이 얽혀진 듯"이 주위의 모든 것들을 칭칭 감고 올라가고 있는 것을 볼 수 있다. 7~8월에 피는 어여쁜 자줏빛 칡꽃의 달콤한 향이 주변에 흐르기라도 하면 금세 낭만적인 느낌이 몸을 감싼다. 『시경(詩經)』에 칡은 남녀상열지사(男女相悅之詞)의 메타포를 지닌 소재로 자주 등장한다. 칡덩굴이 뱀처럼 나무를 감아 옭아매는 모습이 성행위를 연상케 하고, 연지 같은

---

81 위의 책, 532~533쪽.

붉은 꽃이 여성의 피할 수 없는 유혹의 손길처럼 느껴지기 때문이다. 칡의 덩굴에 사로잡힌 나무는 결국 목이 졸려 말라죽게 된다. 팜므파탈(femme fatale)적 여인의 치명적 느낌이랄까?

칡의 뿌리는 강렬하게 수기(水氣)를 빨아들이는 성질이 있어 대지의 물을 독차지한다. 그 뿌리로부터 빨아들인 수기를 저 높은 나무까지 감아 올라간 덩굴과 널따란 수많은 잎들에까지 발산시키는 힘을 보면 가히 가공할 만한 칡의 수분대사능력을 짐작할 수 있다. 이런 성질이 칡이라는 약재의 효능을 이해하는 데 꽤 공헌한다.

우선 쌉쌀한 칡즙을 마시면 갈증을 멎는다. 칡이 수기를 끌어올려 진액을 생성케 해주기 때문이다(生津止渴). 여름철 더위 먹고 땀을 많이 흘려 지쳤을 때 좋다. 요즘은 좀 보기 어렵지만 전에는 이글거리는 아스팔트 위에서 리어커에 칡즙 짜는 기계를 설치하고 즉석에서 칡즙을 짜주는 아저씨들을 종종 볼 수 있었다. 그다지 위생적이는 못했지만 더위에 시달린 민초들의 해갈에는 도움을 준 것 같다.

칡의 이러한 수분대사 작용은 설사를 멎게 하는 데도 기여한다. 위장관 내의 수분을 흡수하여, 대변과 함께 배출되는 수분의 양을 줄임으로써 설사를 멎게 하는 것이다. 소화의 중추 장기인 비(脾)의 양기를 끌어올려 넘쳐나는 습을 제거함으로써 설사를 멈추게 하는 것이다(升陽止瀉).

칡은 원래는 『황제내경(黃帝內經)』과 함께 한의학의 대표 고경인 『상한론(傷寒論)』이라는 서물에서 갈근탕(葛根湯)이라는 유명한 방의 주약으로 등장함으로써 명성을 얻은 약이라고 할 수 있다. 갈근탕은 한사(寒邪)―한랭한 사기, 요즘 말로 하면 감기 바이러스 같은 것―에 상하여 땀이 나지 않고, 오싹오싹 추우며, 머리가 아프고, 목덜미와 어깨 등이 당기며 아플 때에 쓴다. 이때 주작용을 하는 군약(君藥)인 갈근의 약리적 작용을 해기(解肌)라고 하는데, 이는 체표에 울체된 한사를 풀어 발산시킴으로써 피부와 근육이 강직된 증상을 치료하는 해열작용의 효능을 말한다.

칡은 열성의 피부 질환에도 좋은데, 과거에 홍역이나 풍진 초기에 발진이 잘 돋지 않고 속으로 들어가는 증에 발진을 돋게 하는(透疹) 목적으로 칡을 썼다. 발진이 돋아야 열이 내리면서 그 병이 낫는 것이다. 요즘에는 홍역이나 풍진 등에 미리 백신을 써서 예방하므로 이런 질병에 쓸 일은 별로 없지만, 다른 열성 피부 질환에 그 증이 맞을 경우 칡의 사용은 현대에도 여전히 유효하다.

칡은 일반인에게는 주독(酒毒)을 잘 풀어주는 약으로도 알려져 있다. 칡뿌리도 그런 기능이 있지만, 특히 칡의 꽃(葛花, 갈화)은 뿌리보다 그 효능이 몇 배 더 탁월하다는 평가를 받는다. 갈화해정탕(葛花解酲湯)은 그 명칭에서도 알 수 있듯이 칡꽃을 군약(君藥, 처방에서 가장 주된 기능을 하는 약)으로 하는 대표적인 술독 푸는 약이다. 여러 주당클럽에 가입하여 술독에 빠져 사는 우리 목체질(태음인)들은 칡꽃의 도움을 받는 것도 그리 나쁠 것 같지 않다.

칡꽃은 약재로 쓸 때는 아직 개화하지 않은 꽃봉오리를 쓰고, 차로 마실 때는 개화한 꽃을 쓰는 것이 좋다.[82]

결명자차

결명자(決明子)는 눈에 좋은 한약재이다. 일반인들이나 환자들 중에 눈이 불편하여 고생하는 사람들이 무척 많다. 눈이 건조하고 껄끄러운 사람(안구건조

---

82 위의 책, 537~538쪽.

증), 눈이 충혈이 잘 되고 붓고 아픈 사람, 안구 핏줄이 잘 터지는 사람, 눈이 시린 사람, 눈을 뜨기 어려운 사람, 밝은 빛을 보지 못하는 사람, 눈에 날파리 같은 것이 날아다니는 사람(飛蚊症, vitreous floaters, 안구 유리체에 부유물이 떠다니기 때문에 일어나는 증상), 눈에 불꽃이 아른거리는 사람(眼花), 바람만 쐬면 눈물이 나는 사람 등등. 차라리 시력이 저하된 경우는 안경으로 교정할 수 있고, 심한 백내장이라면 수술할 수도 있다. 그런데 위의 증상들은 대개 치료할 수가 없는, 현대의학적으로 원인이 잘 알려지지 않은 것들로서 그냥 불편을 안고 살아갈 수밖에 없는 질환들이다.

"그럼 방법이 없단 말이에요? 이렇게 살란 말이냐구요!"

눈 질환의 불편은 정말 크다. 그래서 큰 좌절을 안겨준다. 어느 것 할 것 없이 오관이 다 중요하지만, 그래도 역시 가장 중요한 것은 눈이다. 심봉사가 눈 못 뜨고 헤맬 때 우리는 얼마나 가슴 답답함을 느꼈는가! 심봉사가 눈을 떴을 때 우리 가슴이 얼마나 환해졌는가!

위의 눈과 관련한 증상들 하나하나가 치료하기가 그리 쉬운 것들이 아니다. 그렇다 해도 8체질치료로 시도해보면 종종 잘 치료되는 증상들이 있다. 안구건조증이나 충혈, 시린 눈 등이 그런 것들이다. 하지만 역시 중요한 것은 질병에 걸리기 전에 예방하는 것이다. 그 예방법 중의 하나가 바로 결명자다.

"그래요? 당장 결명자 끓여먹어야지!"

눈에 불편이 많은 환자들을 보면 결명자를 먹지 않는 사람이 별로 없을 정도다. "눈=결명자"의 등식이 상식화되어 있는 것이다. 하지만 결명자는 아무에게나 듣는 약이 아니다. 그것이 잘 듣는 체질이 따로 있는 것이다. 눈이 불편하다고 무턱대고 먹었다가 오히려 부작용만 심할 수도 있다. 앞에서 결명자 먹고 계속 졸리고 피곤해서 맥을 못 췄다는 환자 얘기를 듣지 않았는가! 내가 일러주지 않았더라면 그 사람은 그것 때문이지도 모르고 지금도 계속 결명자차를 끓여 먹고 있었을 것이다.

일반적으로 한의학에서는 눈에 발생하는 많은 질환들을 간(肝)과 연관 지어 생각한다. 간주목(肝主目), 즉 간이 눈을 주관한다는 『내경(內經)』이래의 줄기찬 의설 때문이다. 문제는 눈에 발생하는 질환을 대개 열증(熱證)으로만 보는 일방적 경향이다. 눈 질환의 가장 특징적 증상이 벌겋게 충혈되는 증상이기 때문이다. 때문에 진단은 대개 간화(肝火), 즉 간에 열이 있다는 것으로 내려진다. 이것을 허(虛)와 실(實)로 나눈다면—허증(虛證)으로 보는 경우도 간혹 있지만—대개는 실증(實證)으로 본다. 치료처방은 당연히 이 간의 실열(實熱)을 내려치는 약들이 주가 된다. 그 간열을 치는(淸肝) 약들 중에 대표가 바로 결명자인 것이다.

따라서 결명자는 간이 가장 강한 체질인 목체질(태음인)에 좋다. 간의 실열을 쳐서 균형이 깨진 장부의 균형을 다시 바로잡아 주기 때문이다. 하지만 다른 체질들에게 결명자는 득보다는 실이 많다. 눈에 좋다고 함부로 먹을 것은 못 된다.

둥굴레차

둥굴레는 구수한 맛이 풍부하여 한국인들이 좋아하는 풍미를 지닌, 한국적 차로서 적격인 약재다. 이 역시 옥죽(玉竹)이라 하여 보음(補陰)—음의 부족을 보충함—계열의 한약재로 쓰이는데, 주로 위장의 열이 성해 음이 고갈됐을 때 이 음을 보충해서 진액을 생성케 함으로써 갈증을 멎게 한다. 땀을 많이 흘리고, 소변을 자주 보며, 성교를 하지 않는데도 정액이 저절로 유출—유정(遺精)이라 함—되는 등 일체의 허약 증상이 있는 사람들에게 효험이 있다.[83] 목체질(태음인), 수체질(소음인)에 좋다.

홍차

홍차(black tea)는 유럽인들이 많이 즐기고, 녹차는 우리나라나 중국, 일본 사람들이 주로 즐긴다. 영국은 특히 커피보다 홍차를 더 즐길 정도로 홍차 사랑이 지극한 나라이다. 커피가 먼저 득세하고 있었음에도 홍차가 그 자리를 밀쳐내고 대세를 잡은 정말 특이한 역사를 갖고 있다.[84]

홍차는 녹차를 발효시킨 것이다. 그러니까 대체적인 원류는 같은 것이다. 하지만 자세히 따져보면 우리가 즐겨먹는 녹차와 홍차의 품종은 좀 다르다.

차는 잎의 모양으로 보면 크게 두 가지로 나눌 수 있다. 하나는 대엽종(大葉種), 다른 하나는 소엽종(小葉種). 말 그대로 대엽종은 입이 큰 차나무 종이고, 소엽종은 입이 작은 차나무 종이다. 보이차나 홍차 같은 발효차는 대개 대엽종을 쓰고, 우리가 흔히 발효시키지 않고 건조시켜 원래 상태 그대로 즐기는 녹차는 대개 소엽종(일본차도 여기에 속함)이다. 물론 같은 대엽종이라도 지역마다 그 품종이 조금씩 다르며, 소엽종도 사정은 마찬가지다. 게다가 홍차와 같은 발효차의 경우는 같은 종일지라도 발효 제법에 따라 그 성미(性味)가 상당히 달라질 수 있다.

홍차는 인도 아삼지역(Assam)의 홍차(아삼종), 다르질링지역(Darjeeling)의 홍차(중국의 기문종을 정착시킨 것), 그리고 스리랑카 실론섬(Ceylon)의 홍차(인도

---

[83] 위의 책, 235~236쪽.

[84] 우스미 류이치로 저, 김수경 역, 『커피가 돌고 세계사가 돌고』, 북북서, 2009, 67~97쪽.

의 아삼종을 정착시킨 것)가 유명하다. 특히 스리랑카의 실론섬에서 재배, 제조한 홍차를 흔히 실론티라고 하는데 그 중에도 우바(Uva) 홍차가 세계적으로 호평받고 있다.

일반적으로 차의 종주국은 중국으로 알려져 있지만 뜻밖에도 녹차를 포함한 전체 차의 생산량은 인도가 세계 최고다. 홍차 생산 역시 인도가 세계 최고이며, 우리에게 실론티의 나라 스리랑카는 그 다음인 2위에 랭크돼 있다. 홍차는 목체질(태음인), 수양체질에 좋은 것으로 생각된다(녹차도 마찬가지다. 녹차에 대한 자세한 내용은 수체질 쪽 참조).

율무차

율무는 한방에서 의이인(薏苡仁)이라는 한약재로 쓰인다. 이제마의 『동의수세보원』에서는 태음인의 대표처방인 태음조위탕(太陰調胃湯)에 군약(君藥)으로 쓰여 태음인의 소화장애를 다스린다. 즉, 음식이 체하여 더부룩하고, 막힌 감이 있으며, 설사를 할 때에 쓴다(食滯, 痞滿, 泄瀉).[85] 8체질로는 이 목체질(태음인)에 좋은 약재이다.

약리학적으로 율무는 이뇨작용이 있어 이를 복용하면 소변이 잘 나오게 된다. 소변이 붉고 잘 나오지 않을 때, 또는 소변 볼 때 따끔거리고 아플 때 쓰면 좋다.

또, 몸이 일기예보를 하는 사람들, 즉 날씨가 흐리거나 비가 오려고 날씨가 찌뿌둥해지면 관절이나 근육 여기저기가 쑤시고 저리고 붓고 아픈, 신경통·관절통 환자들에게 좋다.

---

[85] 이제마, 『동의수세보원』, 태음인의 처방에 제시한 방의(方義)에 따른 것이다.

폐질환에도 좋은데, 폐에 농양이 생기는 질환(肺癰)이나, 열로 진액이 소모되어 피부가 거칠어지고 위축되며, 기침을 하고 숨이 차는 질환(肺痿)에 좋다. 폐의 염증을 치료하는 효능이 있는 것이다.

장옹(腸癰)에도 좋다고 하는데, 이는 요즘 말로 급·만성 충수염(흔히 맹장염이라는 것)이나 화농성 복막염[86] 등에 해당되는 병이다. 하지만 이런 병들은 증후가 급하므로 빨리 병원을 찾는 것이 더 좋다. 치료보다는 예방적 조치로 평소 율무차를 즐기는 것이 좋다.

요즘에는 당뇨병이나 비만에도 효과가 있는 것으로 밝혀졌다. 특히 비만에 탁월한 효용이 인정되어 임상가에서도 자주 쓰는 약재이다. 청소년기나 성인이 되어서도 여드름이 심한 사람에게도 역시 율무는 좋은 치료제가 된다.

이온음료, 자스민차, 치커리차도 목체질(태음인)에 좋다(자세한 것은 토체질 쪽을 참조할 것). 인삼차, 대추차, 녹차는 수체질 쪽을 참조할 것.

해로운 기호식품들인 코코아, 초콜릿, 모과차, 유자차, 메밀차, 매실차, 루이보스티, 카모마일은 금체질 쪽을 참조하고, 감잎차, 탄산음료수, 두충차, 구기자차는 토체질 쪽을 참조하라.

---

[86] 복막에 발생한 화농성 염증질환. 대개 맹장의 염증이 터져 복막으로 진행된 것으로, 심한 복통이나 구토를 일으키며 배가 부풀어 오르거나 뱃가죽이 땅기고 열이 심하다.

수체질(소음인)

1. 수양체질

이로운 기호식품 인삼차, 계피차, 생강차, 벌꿀차, 대추차, 옥수수차, 현미차, 녹차, 홍차, 둥굴레차

해로운 기호식품 보리차, 구기자차, 이온음료, 감잎차, 커피, 국화차, 코코아, 초콜릿, 복분자주스, 두충차, 솔잎차, 칡차, 모과차, 카모마일, 루이보스티

2. 수음체질

이로운 기호식품 인삼차, 계피차, 생강차, 대추차, 벌꿀차, 옥수수차, 현미차, 커피, 둥굴레차, 카모마일, 국화차, 자스민차

해로운 기호식품 보리차, 초콜릿, 코코아, 이온음료, 감잎차, 백련차, 솔잎차, 두충차, 구기자차, 모과차, 칡차, 녹차, 홍차

해설

인삼, 알고 복용하자

인삼은 너무도 유명해서 설명하는 것이 오히려 췌언이 될 정도지만, 실상 인삼의 이용만큼 무지하게 왜곡된 약재도 없다. 특히 홍삼이라는 이름으로 탈바꿈하여 "모든 체질에 다 좋다"는 말도 안 되는 엉터리 광고로 무차별 살포되는 바람에 국민건강이 심각하게 위협받고 있다. 지금도 인터넷에 무수히 올라오는 홍삼의 지독한 부작용으로 인해 말할 수 없이 고통받고 있는 수많은 동포들의 처참한 목소리가 들리는 듯하다. 인삼같이 중요한 약재를 몇몇 업체의 극단적 이윤추구에 고스란히 맡겨놨다는 사실 자체가 우리 보건정책의 한심한 작태를 웅변한다. 인삼 하나 쓸 때마다 숙고에 숙고를 거듭하는 우리 한의사들을 무색케 하는 웃기는 일이 아닐 수 없다.

홍삼은 인삼이다. 가공인삼의 한 종류일 뿐이다. 인삼은 체질적으로 수체질(소음인)에 가장 좋은 약재이다(목체질 또는 태음인에도 좋다). 그 이외의 체질, 특히 토체질(소양인)과 금체질(태양인)에는 심각한 부작용을 초래할 수 있다. 머리가 아프던지, 가슴이 답답하던지, 기분 나쁜 열감이 상체와 두부에 엄습하던지, 전신 피부나 얼굴, 특히 눈이 띵띵 붓던지, 아니면 심한 과민반응이 일어나 전신에 참을 수 없는 가려움이나 두드러기가 생기던지, 코피가 나던지, 목구멍이 아프던지, 심하면 귀나 눈이 멀던지, 폭풍같이 피곤하여 하루 종일 잠만 자던지, 혈압을 올리던지, 당뇨를 일으키던지, 심장병을 유발하던지, 위암을 불러오던지, 간경화를 초래하던지, 콩팥을 망가뜨리던지⋯⋯ 일일이 셀 수 없는 수많은 증상과 질병을 일으킬 수 있다(이것들은 환자들의 사례나 인터넷상에 올라 있는 대표적인 부작용들을 열거한 것이다). 그리고 당장 이러한 부작용은 없더라도 축적되면 역시 돌이킬 수 없는 재앙으로 되돌아올 수 있다.

"그래요? 홍삼은 누구한테나 좋을 걸로 알고 있었는데."

어안이 벙벙하여 믿기지 않는 사람들은 아무 포털사이트라도 좋으니 검색창에 "홍삼 부작용"이라고 한번만 쳐보라. 모든 체질에 다 맞다는 그 만병통치약 홍삼을 먹고 겪은 수많은 사람들의 부작용 간증 사례가 줄줄이 사탕처럼 쉬지 않고 까마득히 올라온다. 경악스럽고 무시무시한 그 부작용에 아마도 큰 충격을 받거나, 혹은 납량특집을 본 듯한 공포에 온몸이 사시나무 떨 듯 전율할 것이다.

홍삼은 좋은 약이다. 하지만 홍삼이 맞지 않은 금체질, 토체질은 먹으면 결코 안 된다. 이 중에서도 가끔 홍삼 먹고 좋았다는 사람은 있지만 그것은 일시적인 현상에 불과한 경우가 많다. 장복하면 결국 언젠가는 큰 탈이 나고 마는 것이다.

한의원에 있으면, 환자 본인들도 물론 많이 복용하지만, 유아기나 아동기의 어린 자녀들에게도 홍삼을 계속 먹이는 부모들을 많이 발견한다. 위와 같은 사례를 본다면 정말 위험천만한 일이 아닐 수 없다. 진실로 자식을 위한다면 반드시 체질을 알고 먹이시길. 홍삼은 수체질(소음인), 목체질(태음인)에 좋다.

한편, 홍삼제조업체는 이러한 부작용의 사례가 결코 적지 않다는 것을 알고 있으면서도 눈 딱 감고 모른 체하며 넘어가고 있다. 웃기는 것은, 그리고 가증스러운 것은 이러한 부작용의 사례를 은폐하고 은근슬쩍 넘어가기 위해 쓰는 그들의 술수다. "명현반응"이라는 그럴싸한 말로 둘러대는 것이다. 그것이 "호전반응"이라는 것이다. 참~ 사람 잡는 호전반응이 아닐 수 없다. 여러분은 이런 대남방송 같은 사이비선전에 결코 넘어가지 말도록.

꿀

벌꿀도 수체질(소음인)의 한약재로 쓰인다. 다만, 주약이라기보다는 보조약으로, 한약재를 수치(修治)—약재를 가공하는 것을 말함—할 때 약성을 부드럽게 하고 보기(補氣)의 효(效)를 돕기 위해 쓴다. 예를 들어 황기(黃芪)라는 약재를 가공할 때 밀자법(蜜炙法)을 쓰는데, 이것은 이 약재에 꿀을 바르면서 볶는 것이다.

민간에서는 감기에 걸리거나 인후가 아플 때 쓰기도 하고, 평소 위장이 약한 경우 위를 튼튼히 하기 위해 상복하기도 한다. 술을 많이 먹고 다음날 숙취가 심해 헤맬 때 아내가 아침에 꿀물을 타주면 빨리 술독이 해소되는 것을 경험하는데, 이는 꿀에 풍부히 함유된 과당 등의 영양이 허해진 몸속에 신속하게 에너지를 공급해 피로를 회복시켜주기 때문이다. 한의학적으로는 꿀이 가지는 보기의 효능이 그 사람에게 에너지를 충전시켜 준 것이라 할 수 있다. 꿀은 또, 변비에 쓰기도 하는데, 복용하기보다는 좌약처럼 항문을 통해 주입하여 쓴다. 꿀이 귀해 웬만한 평민은 구경하기도 어려웠던 옛날에 이 귀중한 꿀을 항문에 넣을 정도면 돈이 많은 사람이거나, 혹은 돈은 없지만 지독한 변비로 고생하던 사람이었을 것이다. 요즘에는 글리세린 같은 기름성분으로 된 좌약이 나와 있어 이런 용도로 꿀을 쓰는 일은 드물어졌다. 꿀은 수양·수음체질(소음인)과 목양체질에 좋다.

녹차

수양체질에게는 녹차, 보이차, 홍차와 같은 녹차 계열의 차가 대개 좋다(수음체질에는 좋지 않다). 녹차에는 커피처럼 카페인이 함유되어 있는데, 이것이 심신을 맑게 하는 효과를 준다. 수양체질에 커피는 맞지 않으므로 그 대신 녹차가 추천된다(목체질 또는 태음인에도 좋다).

녹차는 이뇨작용도 갖는다. 녹차 마시면 화장실을 자주 가게 되는 것은 이 때문이다. 소변이 시원하게 잘 나오지 않는 사람은 녹차의 도움을 받을 수 있다.

녹차는 현대적인 연구에서 암에 탁월한 효과가 있음이 밝혀졌다. 녹차를 마시면 암을 예방하고 치료도 기할 수 있는 것이다. 녹차는 떫은맛이 나는데, 이것은 그 속에 함유된 카테킨(Catechin)류의 폴리페놀 성분 때문이다. 녹차 카테킨에는 4가지가 있지만 그 중에 에피갈로카테킨-3-갈레이트(EGCG)라는 성분이 가장 활성이 높아, 이것이 강력한 항암작용을 한다는 사실이 밝혀졌다. 종양세포의 조직 침투와 종양세포에 공급되는 혈관생성을 막는 작용을 하는 것이다. 종양세포 자체도 억제하지만, 종양세포의 영양공급원이 되는 보급로도 동시에 차단하는 것이다. 몬트리올의 한 분자의학연구소의 연구팀은 실험을 통해 EGCG가 백혈병, 유방암, 전립선암, 신장암, 피부암, 구강암의 종양세포의 증식을 크게 감소시킨다는 사실을 확인했다.[87]

녹차의 카테킨이 암의 진행 과정에 미치는 영향은 다음과 같다고 한다: 발암물질에 직접 작용하여 발암물질의 기능을 없앤다; 발암물질에 의한 세포의 돌연변이를 막고, 또한 돌연변이를 일으킨 세포를 복원하여 정상세포로 돌린다; 세포가 암화되는 것을 억제한다.

그런데 녹차의 이러한 항암효과는 발효시킨 녹차, 즉 홍차나 우롱차, 보이차에서는 크게 감소하는 것으로 밝혀졌다. 따라서 항암효과를 기한다면 발효 녹차보다는 그냥 녹차를 즐기는 것이 더 좋을 것이다.

---

[87] 다비드 세르방-슈레베르 저, 권지현 역, 『항암』, 문학세계사, 2008, 171~173쪽.

일본의 한 연구팀에 의하면 녹차 카테킨은 (특히 우리 한국 사람에게 많은) 위암의 억제에 큰 효과가 있다고 한다. 녹차 카테킨이 위 속의 세균인 헬리코박터 파일로리균을 사멸시키는 작용을 하는 것이다. (따라서 당연히 위염, 위궤양에도 효과가 있다.) 녹차 카테킨은 이 외에 혈중 콜레스테롤을 저하시키고, 장내 세균의 균형을 조절하며, 당분 및 지방질의 흡수를 막는 데에도—이 시대 지고의 코드인 다이어트에 좋다는 말—좋은 효과를 발휘한다.

실험 결과 녹차는 단독으로 음용해도 좋지만, 다른 항암효과가 좋은 식품, 특히 현미와 함께 마시면 항암효과가 더욱 높아진다고 한다.[88] 따라서 수양체질은 녹차와 현미를 함께 섞어 마시면 암 걱정은 크게 덜고 살 수 있을 것이다.

계피차

계피(桂皮)는 계피나무의 껍질을 말한다. 한약재로 쓰는 계피는 특히 육계(肉桂)라고 해서 나무 몸통의 껍질(樹皮)을 쓴다.

"이게 그 '푸른 하늘 은하수 하얀 쪽배에 계수나무 한 나무 토끼 한 마리~' 할 때 그 계수나무 맞나요?"

아니다. 계피나무는 녹나무과이고 계수나무는 계수나무과로 분류 자체가 틀리다. 아이들 자장가로 즐겨 부르는 "이태백이 놀던 달에 박혀 있던 계수나무"는 다른 것이다.

계피는 중세 그리고 근세 유럽에서 향신료로서도 높은 지위를 누리던 귀한 약재였다. 요즘은 흔해져서 그런 호사스런 지위는 누리지 못하지만, 여전히 요리

---

[88] 니시노 호요쿠 편저, 최현숙 역, 『암억제 식품사전』, 전나무숲, 2007, 260~271쪽.

나 의료에서 중요한 약재로 자리하고 있다. 계피를 한입 깨물면 신비로운 향과 함께 알싸하게 뜨거운 기운이 입안에 파동처럼 좍 퍼지는 것을 느낄 수 있다. 대표적인 신온(辛溫)의 향미다. 이 기운은 비·위에 순식간에 활력을 준다. 비·위가 항상 말썽인 수양, 수음체질에 딱 맞는 약재이다. 축 쳐진 수체질의 비·위를 불현듯이 각성시키는 것이다. "이놈아 비실비실 하지 말고 정신 차려!" 그래서 소화가 시원치 않거나, 체하거나 복통, 설사 등에 쓸 수 있다.

뿐만 아니라 계피는 감기에도 좋다. 장중경(張仲景)의 『상한론(傷寒論)』에는 계지탕(桂枝湯)[89]이라는 유명한 방이 나오는데(여기서는 계피가 아니라 계지 즉 계피나무의 가지를 쓴다), 이는 열(熱)이 나고 머리가 아프며, 땀이 저절로 흘러나오고(자한, 自汗), 몸이 으실으실하여 바람과 추위를 싫어하며, 코를 훌쩍거리고 헛구역질을 하는 증후에 쓰는 약이다.[90] 이는 한의학에서 태양병(太陽病) 상풍표허증(傷風表虛證)이라고 하는 중요한 증후이다. 정확히는 이렇게 계지를 써야겠지만, 계피를 써도 위와 같은 증후의 감기에 어느 정도 효과를 볼 수 있다.

그런데 이 증후에서 처방을 쓰는 중요한 포인트는 땀이 난다는 것이다. 감기에 걸려 열이 날 때 땀이 나는 경우도 있고, 땀이 나지 않는 경우도 있는데, 이 계지탕은 다른 여타의 증상들과 함께 땀이 날 때 쓰는 처방인 것이다. 이는 바로 수체질(소음인)이 면역이 떨어져서 몸을 보위하는 위기(衛氣)가 부족해졌을 때 발생하는 감기증상의 중요한 특징의 하나이다. 계지탕은 아무에게나 좋은 것이 아니라, 수체질에 좋은 것이다. 수체질이 아니면 이 처방을 써도 별 효과를 보지 못

---

[89] 계지(桂枝), 작약(芍藥), 감초(甘草), 대조(大棗)로 구성된다. 전부 수체질약이다.

[90] 太陽中風, 陽浮而陰弱。陽浮者, 熱自發 ; 陰弱者, 汗自出。嗇嗇惡寒, 淅淅惡風, 翕翕發熱, 鼻鳴乾嘔者, 桂枝湯主之。(張仲景, 『傷寒論』)

하거나 오히려 부작용만 일으킬 수 있다. 반대로 체질에 맞추면 아무리 심한 감기라 해도 빠른 시일 내에 회복할 수 있다. 한의학사에서 가장 중요한 이론서의 하나인 이 『상한론』의 첫 번째를 장식하는 처방이 바로 이 계피나무를 썼다는 사실은 일개 약재로서 사실 대단한 영광이라고 할 수 있다. 계피를 결코 우습게 보지 말 것이다. 금음체질에도 이로운 것으로 예상된다(판단유예).

대추차

대추차는 아마도 전통차 중에서 사람들이 가장 좋아하는 차 중의 하나가 아닌가 생각한다. 전통찻집에서 사람들이 차를 시킬 때 주문 순위에서 항상 상위에 랭크돼있음을 본다. 인사동에 가면 전통찻집이 많은데, 지대방이나 경인미술관(에서 경영하는 찻집)에서 대추차를 자주 즐긴 적이 있었다. 25년 전쯤 직장 다닐 적에 자주 들렀던 곳인데 아직도 그곳은 많은 사람들에게 사랑받고 있는 것 같다.

대추도 수체질(소음인)의 보기약(補氣藥)에 속하는 약재다(목음체질에도 좋다). 보기 음식의 대표인 삼계탕에 대추가 들어가는 것은 이런 효능이 있기 때문이다.

또, 대추의 효능 중에 조화제약(調和諸藥)이라는 말이 있다. 성미가 각양각색인 여러 약재들이 섞여서 조제되는 한약의 특성상 자칫 약재들이 서로 화합하지 못하고 상충할 수가 있는데, 대추는 이런 약재들이 충돌하지 않고 조화를 이뤄 소기의 약효를 발휘하게끔 한다. 그래서 전통 한의학에는 대추가 약방의 감초처럼 자주 들어가 있는 것을 발견한다. (감초 역시 제약을 해독하고 조화시키는 효능을 갖는다.) 하지만 대추건 감초건 두 약은 모두 수체질에 속하는 약이다. 따라서 아무 체질에나 쓰는 것은 바람직하지 않다.

대추는 정서를 안정시키는 기능도 있다. 특히 대추씨를 그런 목적으로 많이 쓰는데, 불면에 쓰는 대표약재인 산조인(酸棗仁)이라는 약재가 바로 그것이다. 불면이나 불안, 초조 등의 신경증이 있는 사람은 대추차를 끓여먹으면 좋을 것이다.

옥수수차도 그 고소한 맛 때문에 많은 가정에서 상용하는 음료수의 하나이다. 대개 보리차에 옥수수를 섞어 먹는 경우가 많은데 이는 수체질에 맞지 않는 궁합이다. 그냥 옥수수차만 먹던지, 아니면 체질에 맞는 다른 재료, 예를 들면 볶은 현미 같은 것을 섞어 마시면 좋을 것이다. 수체질(소음인), 목체질(태음인)에 좋다.

생강차는 양념편의 수체질 쪽을 참조하고, 현미차는 곡식편의 서론 부분과 수체질 쪽을, 둥굴레차, 보이차, 홍차는 본편의 목체질 쪽을 참조할 것.

해로운 기호식품

수양체질의 해로운 기호식품은 대개 토양체질과 금양체질에 이로운 기호식품들로 구성되어 있다. 수양체질의 장부구조가 토양체질과는 완전히 반대이고, 금양체질과도 일부 반대 관계에 있기 때문으로 풀이된다. 본편의 토체질과 금체질 쪽을 참조할 것.

수양과 수음 차이

수양체질과 다른 것이 있다면 커피와 카모마일이 수음체질에 이롭고, 녹차, 홍차는 해로운 것으로 예상된다는 것이다.

수음체질 중에 위장이 매우 약하여 항상 체하거나 토하거나 속에 가스가 차는 사람이 한의원에 다니는데, 그녀는 빈속에 녹차나 홍차와 같은 녹차계열의 차를 먹으면 속이 쓰리다고 했다. 반면 커피는 나쁘지 않고, 둥굴레차나 카모마일은 속을 매우 편하게 한다고 했다.

8체질영양학 7
각 체질에 좋은 콜레스테롤 함유 식품

콜레스테롤

콜레스테롤은 인체의 부신이나 생식기관에서 분비되는 스테로이드 호르몬의 주성분이며, 인체를 구성하는 수십조 개의 무수한 세포들의 세포막의 중요한 구성 성분이 되고, 또 간에서 생성되는 담즙산(bile acid), 그리고 피부의 비타민D 생성의 필수적인 성분이다.

이 콜레스테롤이 요즘 크게 주목을 받는 이유는 현대인의 건강을 가장 위협하는 질병 중의 하나인 심혈관계 질환의 원인으로 꼽히는 고혈압과 동맥경화의 핵심적 유발인자로 지목되고 있기 때문이다. 그래서 요즘 추세가 콜레스테롤 섭취를 무조건 줄이라는 권유 일색이지만, 그럼에도 불구하고 콜레스테롤은 우리 인체에 꼭 필요한 영양소이다. 체질에 맞는 식품을 통해서 콜레스테롤을 섭취하는 것이 필요한 이유이다.

각 체질에 좋은 콜레스테롤 함유 식품[91]

금양체질 생선류(건정어리, 가자미, 청어, 연어, 꽁치, 고등어, 참치), 작은새우, 게살, 뱅어포, 큰새우, 굴, 연어알젓, 청어알젓

금음체질 생선류(건정어리, 가자미, 청어, 연어, 꽁치, 고등어, 참치), 게살, 뱅어포, 연어알젓, 청어알젓

토양체질 우유, 생선류(건정어리, 가자미, 청어, 꽁치, 참치, 대구), 작은새우, 게살, 돼지고기, 돼지고기간, 돼지내장, 쇠고기, 쇠고기간, 소내장, 소뼈, 소시지, 베이컨, 뱅어포, 큰새우, 굴, 청어알젓, 대구알

토음체질 생선류(건정어리, 가자미, 청어, 청어알젓, 연어, 연어알젓, 참치, 대구), 작은새우, 게살, 돼지고기, 돼지고기간, 돼지내장, 소시지, 베이컨, 뱅어포, 큰새우, 굴, 오징어, 대구알

목양체질 우유, 요구르트, 치즈, 버터, 생선류(조기, 굴비, 명태), 크림, 돼지고기, 돼지고기간, 돼지내장, 쇠고기, 쇠고기간, 소내장, 소뼈, 소시지, 베이컨

목음체질 우유, 요구르트, 치즈, 버터, 생선류(조기, 굴비, 명태), 작은새우, 큰새우, 굴, 크림, 돼지고기, 돼지고기간, 돼지내장, 쇠고기, 쇠고기간, 소내장, 소뼈, 소시지, 베이컨

수양체질 계란, 계란노른자, 닭고기, 닭간, 닭내장

수음체질 우유, 요구르트, 치즈, 버터, 쇠고기, 쇠고기간, 소내장, 소뼈, 닭고기, 닭간, 닭내장, 뱅어포, 계란, 계란노른자

---

[91] 최미혜 외, 『21세기 영양학원리』, 교문사, 2006, 74쪽; 모수미 외, 『식사요법』, 교문사, 2002, 272쪽.

체질식 설명서

술편

술은 몸에 좋지 않다. 하지만 눈과 귀와 입이 모두 틀어 막힌 이런 암흑 세상에서 술 없이 살라고 하는 건 너무 가혹한 것 같다. 독일의 철학자 리케르트(Heinrich Rickert)는 말했다: "진실은 술 속에 있다. 오늘날 진실을 이야기할 기분이 되기 위해서는 취해야 한다." 술은 그래도 가끔만, 그리고 적당히 마시는 것이 좋다. 채근담에 이런 말이 있다: "꽃은 반쯤 핀 것을 바라보고, 술은 반쯤 취하게 마신다. 그 속에 아름다운 향취가 있다."

술

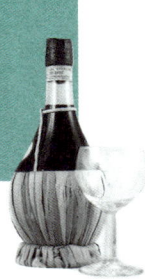

우리나라는 세계에서 거의 1등 가는 음주국가이므로 술에 각별히 관심이 많다.
"내 체질에는 어떤 술이 맞아요?"

이런 질문은 환자를 보다보면 매우 흔히 접하는 질문 중의 하나이다. 하지만 체질에 맞는 술을 규정하기란 그리 쉬운 일이 아니다. 그리고 체질에 맞는다는 표현도 어폐가 있다. 술에 있어선 체질에 맞는다기보다는 덜 해롭다는 표현이 더 적절하다. 술은 어떠한 경우에도 몸에 좋은 경우는 거의 없으니까.

"어느 체질이 술이 가장 쎄요?"

이런 질문도 많이 듣는 질문 중의 하나이다. 굳이 말한다면 목체질(태음인)이 다른 체질에 비해 술이 센 사람의 비율이 높다. 하지만 목체질도 술을 전쟁처럼 목숨 걸고 마구 마시는 사람이 있는가 하면, 술을 전혀 한 방울도 못하는 사람, 혹은 술을 철천지원수처럼 싫어하는 사람도 있으므로 일률적으로 술을 잘 마신다고 말할 수는 결코 없다. 아마도 일반적으로 알려진 알코올분해효소의 유무가 주량에 관한 한 더 맞는 말인 것 같다. 알코올분해효소가 있느냐 없느냐는 체질과 무관하다.

결론을 말하면 술에 대해 절대적으로 센 체질은 없다. 그것은 체질과 관계없는 개인적인 특성이다. 체질마다 어떤 사람은 술이 세고, 어떤 사람은 술이 약하다. 어떤 사람은 마누라처럼 술을 끼고 살고, 어떤 사람은 독약을 마신듯 술에 죽어버린다. 그러니 묻지 마라. "어느 체질이 술을 잘 먹어요?"

알코올학 개론

술에 대해 이야기하려면 술의 종류에 대해 개략적인 것은 알아야 한다. 우리나라가 세계 최고의 술 소비국가지만, 술에 대한 이해는 매우 박약한 것이 사실이다. 게다가 세계에 내놓을 수 있는 좋은 술도 그리 많지 않다. 사실을 말하면 상당히 창피한 수준이라고 할 수 있다. 요즘 막걸리가 뜨고 있지만, 프랑스의 와인이나 스코틀랜드의 위스키의 품질관리 수준에는 한참 못 미치는 것을 부정할 수 없다.

"매일같이 회식이다, 동창모임이다 해서 술을 그렇게 자주 먹지만, 술에 대해 너무 모르는 것 같아요. 술에 대해 좀 알려주세요, 제발!"

술에는 크게 세 가지가 있다. 양조주(fermented liquor), 증류주(distilled liquor), 그리고 혼성주(compounded liquor). 양조주는 과일이나 곡물을 효모로 발효시킨 술을 말하며, 증류주는 양조주를 증류한 것이고, 혼성주는 증류주에 다른 성분, 즉 양조주나 향신료(식물), 과즙을 섞은 것이다.

양조주

먼저, 양조주는 크게 과일을 발효시킨 과일양조주와 곡물을 발효시킨 곡물양조주가 있다.

과일양조주는 대표적으로 포도를 발효시킨 와인이 있고, 사과를 발효시킨 사이다가 있다(우리나라 탄산음료수인 '사이다'와는 전혀 관계없다).

샴페인은 1차 발효가 끝난 와인을 병입(bottling)하고, 그 안에 추가로 당분과 효모를 첨가한 와인으로서, 병 안에서 이어진 2차 발효로 기포(탄산가스)가 발생하여 발포성을 갖게 된 스파클링 와인(sparkling wine, 발포와인)의 일종이다. 크게 보면 역시 과일양조주에 속한다.

곡물양조주는 보리를 발효시킨 맥주가 대표적이고, 옥수수나 밀, 쌀을 발효시킨 우리 전통술 막걸리도 이에 속한다.

알코올발효란?

그런데 여기서 술이 만들어질 때 일어나는 알코올발효란 게 뭔지 정확하게 알아야 과일양조주와 곡물양조주의 차이를 알 수 있다. 알코올발효가 잘 이뤄지려면 다음 세 가지의 조건이 충족되어야 한다. 첫째는 효모가 이용할 수 있는 당이 풍부해야 하고, 둘째는 산소공급이 차단되어야 하며, 셋째는 섭씨 5~25도의 적정 온도가 유지되어야 한다.

기본적으로 알코올발효란 산소가 부족한 상태에서 효모가 당을 에틸알코올(술)로 변화시키는 과정을 말한다. 당이란 말하자면 효모의 먹이인 셈이다. 당이 있어야 술이 만들어지는 것이다. 여기서 당이란 포도당이나 과당과 같은 단순당(단맛이 난다)을 말한다. 과일은 대개 단순당이 주된 성분이므로 문제가 간단한데, 곡물은 그렇지 않다. 곡물에 들어 있는 탄수화물은 대개 전분(澱粉, starch)이라는 복잡한 형태로 저장되어 있어 단순당이 아닌 복합당(단맛이 없다)인 것이다. 효모는 이 복합당으로는 알코올발효를 할 수 없다(효모라는 놈은 단것만 좋아한다!). 따라서 복합당을 단순당으로 분해하는 과정이 선결되어야 한다. 그것을 당화(糖化)라고 한다. 그러니까 과일양조주는 대개 당화의 과정이 필요 없는데, 곡물양조주는 당화의 과정이 반드시 필요한 것이다.

당화에는 크게 두 가지의 부류가 있다. 하나는 당화효소를 만들어내는 곡물을 이용하는 것으로, 주로 보리나 수수의 싹을 이용하는 것이다. 특히 보리의 싹을 맥아(麥芽)라고 하는데, 이는 식혜를 만들 때 쓰는 바로 그 엿기름을 말한다. 맥아에는 이렇게 탄수화물을 분해하여 단순당으로 만드는 당화효소가 풍부하게 존재하여, 곡물 속의 전분과 같은 복합당을 단순당으로 분해할 수 있는 것이다. 당화를 통해 단순당이 만들어지면 이제 효모가 그것을 원료로 알코올발효를 수행하여 주당들이 좋아하는 술을 만들어낸다. 이 방법으로 제조한 대표적인 것이 바로 시원한 맛의 맥주이다.

또 다른 당화의 방법은 곰팡이가 내는 당화효소를 이용하는 것이다. 우리나라나 일본의 청주가 이 방법을 통해 만드는 대표적인 것으로, 누룩(곰팡이가 띄워진 곡식 덩어리 또는 가루)의 당화작용을 통해 쌀(또는 옥수수, 밀)의 전분을 단순당으로 만든다. 이 단순당을 가지고서 효모가 알코올발효를 하여 술을 만드는 것이다. 중국 황주의 제법도 이에 속한다.

미인주(美人酒)라는 특이한 방법으로 담근 술도 있다. 이것은 옛날에 여자들이 쌀이나 수수 같은 곡식을 씹어서 뱉어내어 담근 술이다. 곡식을 씹을 때 분비되는 타액 속의 탄수화물 분해효소인 아밀라아제를 당화제로 이용한 셈이다. 꼭 미인일 필요는 없으나 구강 청결 상태는 필히 양호해야 할 것 같다. 충치나 치주염, 구내염, 구강궤양 등이 만연한 여자가 씹은 것이라면 얼마나 끔찍한 일인가! 아무리 절세의 미인이 빚은 거라도 극구 사양하고 싶다.

결국 곡물을 이용한 것이건, 곰팡이를 이용한 것이건, 타액을 이용한 것이건 어쨌든 곡물양조주는 당화와 알코올발효의 2단계 과정을 거쳐 만들어지는 것이다.

샴페인 탄생 비화

와인 제조에 있어서 발생하는 기포는 사실 제조업자들에게 골칫덩이였다. 발효가 끝난 후 찌꺼기를 제거하면서 동시에 기포를 제거하는 방법을 썼는데 이때 와인 손실이 많았기 때문이다. 그런데 이 문제를 한 신부의 발명으로 해결하여 오히려 대박 상품으로 전환시킨 것이 바로 샴페인이다. 이는 동 페리뇽(Dom Perignon, 1638~1715)이라는 신부가 창안한 코르크 마개 덕분이다. 성당 신부가 코르크를 발명해? 요즘 감각으로는 좀 이상하지만, 과거에는 와인의 생산을 거의 수도원에서 도맡아서 했다. 봉건 영주가 수도원에 독점적 양조권을 부여했기 때문이다. 수도원은 자체 수요(요즘도 신부님들 중에 술 잘하는 분들이 많다)를 충당하고 남은 와인을 판매하여 막대한 이득을 남겼다. 속된 말로 술장사로 돈 좀 만진 것이다. 염불에 관심 없고 잿밥에만 관심 있는 경우였을까?

동 페리뇽 신부는 샹파뉴(Champagne, 샴페인은 영어식 발음) 지방의 한 사원에서 포도원 관리와 와인 제조를 책임지고 있었다. 따뜻한 봄날, 그는 와인 병을 점검하던 중 우연히 건드린 와인 병의 마개가 튀어 오르면서 와인이 분수처럼 하늘로 치솟는 것을 발견했다('우연'이 발명의 동인이다). 우와~! 그는 그 병에 든 와인 맛을 봐봤다. 맛이 기가 막혔다. 폭죽 소리에 놀래고, 톡 쏘는 기상천외한 맛에 또 한 번 놀랬다. 그는 그때까지 제거하려고만 했던 기포를 오히려 보존하기로 했다. 하지만 그 보존 방법이 생각보단 쉽지 않았다. 시행착오를 거듭했다. 그러다, 역시 우연히! 수사들이 물통 마개로 코르크를 사용하는 것을 목격했다. 무릎을 탁 쳤다. 이거다! 그는 약간의 개량을 통해 코르크를 병마개로 대신 써봤다. 효과 만점이었다.

샹파뉴 지방의 와인은 기후가 좋지 않아 원래 싸구려 취급을 받던 것이었다. 하지만 이젠 전세가 완전히 역전됐다. 프랑스뿐만 아니라 전 세계가 열광하는 상품이 된 것이다. "뻥!" 하는 폭음과 함께 터지는 샴페인은 이젠 축제에서 결코 빠질 수 없는 기쁨과 환희의 상징이 되었다. 경제위기 때 다른 나라 사람들이 우리 보고 샴페인을 너무 일찍 터뜨렸다고 조롱했는데, 그래도 프랑스 사람들은 우리에게 그런 말 하면 안 되겠지?

증류주

증류주는 앞에서 설명한 양조주를 다시 증류하여 만드는 것이므로, 기본적으로는 양조주의 연장태이다. 즉, 양조주가 없으면 증류주는 불가능한 것이다. 증류란 양조주를 가열할 때 증발하는 알코올 성분을 응축시켜 농축하는 것을 말한다. 알코올의 끓는점은 섭씨 78도로 물의 끓는점인 섭씨 100도보다 훨씬 낮다. 따라서 알코올이 물보다 빨리 증발하므로 이런 성질을 이용하여 물과 분리함으로써 알코올을 농축할 수 있는 것이다. 이렇게 증류를 통해 얻은 원액을 용기에 넣어 밀봉하고 일정 기간(짧게는 수년에서 길게는 수십 년) 발효를 유지시키는 숙성과정을 통해 증류주가 얻어지는 것이다.

위스키: 증류주에는 여러 가지가 있는데, 먼저 곡물양조주를 증류하여 숙성시킨 것으로 위스키(whiskey)가 있다. 몰트위스키(malt whiskey)는 오로지 맥아로만 만든 위스키를 말하며, 그레인위스키(grain whiskey)는 옥수수나 보리 등의 곡물로 만든 위스키를 말한다. 블렌디드 위스키(blended whiskey)는 몰트위스키와 그레인위스키를 혼합하여 만든 위스키다. 우리가 접하는 위스키는 대부분 이 블렌디드 위스키라고 보면 대차 없다.

브랜디: 브랜디(brandy)는 과일양조주인 와인이나 사이다를 증류하여 숙성시

킨 술을 말한다. 꼬냑은 바로 이 포도로 만든 브랜디의 대표이다. 아르마냑이라는 술도 대표적인 포도브랜디의 일종. 둘 다 프랑스 포도브랜디의 대표적인 산지의 이름을 딴 것이다. (앞에서 말한 발포성 양조주인 샴페인 역시도 프랑스 산지의 이름을 딴 브랜드이다. 산지인 샹파뉴—샴페인—지방에서 제조한 것이 아니면 샴페인이란 명칭을 쓸 수 없다는 판결이 최근 있었다.) 한편, 사과로 만든 양조주인 사이다를 증류한 사과브랜디는 칼바도스가 대표적이다.

그 밖의 증류주: 진(gin)라는 것도 증류주에 속한다. 이것은 주정(酒精, spirits)에 주니퍼베리(노간주나무 열매)나 코리앤더, 계피 등의 향료식물을 침출시켜 증류하거나, 아예 간단하게 주정에 향료식물의 엑기스를 첨가한 것이다.

참고로 우리나라 주세법 상 규정하는 주정이란 "전분이 함유된 물료(物料) 또는 당분(糖分)이 함유된 물료를 발효시켜 알코올분 85도 이상으로 증류한 것" 또는 "알코올분이 함유된 물료를 알코올분 85도 이상으로 증류한 것"을 말한다.
이때 주정의 원료는 대개 쌀이나 보리, 옥수수, 고구마, 타피오카(tapioka, 열대작물인 카사바의 뿌리에서 채취한 녹말로서 동남아시아 국가들의 중요한 녹말 자원) 등을 쓰는데, 이들을 미생물에 의해 발효시킨 다음 증류하여 주정을 생산하는 것이다. 말하자면 주정이란 술을 만드는 데 쓸 원료가 되는 지극히 고농도의 에틸알코올인 셈이다(절대로 주정을 바로 마시면 안 된다. 목구멍에 화상을 입고 피를 토하거나, 심하면 유명을 달리할 수 있다).
이러한 주정에 주니퍼베리 같은 향이 좋은 열매나 식물을 담가 그 향미를 우려내서 다시 증류한 것이 바로 진이다. 이 술은 대개 숙성을 시키지 않기 때문에 무색투명하고 맛이 산뜻하며 드라이하다(그래서 통상 "드라이 진"이라고 일컬어진다).92 값싼 서민의 술이라 할 수 있다.

우리나라 사람들이 가장 즐기는 대중주인 소주도 일면 진과 비슷한 방식의 증류주이다. 다른 점은 주니퍼베리 같은 향료 식물을 쓰지 않고 단지 주정에 물을 타 희석시켜 조미료를 첨가하여 제조한다는 것이다. 소주의 그 달짝지근한 맛은 바로 조미료 맛인 것이다.

"우리 국민주의 실상을 아니 좀 찜찜하네요."

럼(rum)이란 술은 사탕수수의 당밀을 발효시켜 증류한 것이다.

보드카(vodka)는 옥수수, 감자 등의 전분을 발효, 증류하여 얻은 것을 활성탄으로 여과한 것이다. 무색, 무취, 무미로서, 거의 에틸알코올 자체만의 술이다. 사람으로 치면 옷이 완전히 발가벗겨진 나신 같다는 느낌이 드는 술이다. 술꾼의 천국 러시아다운 술이라 하지 않을 수 없다. 하여튼 보리스 옐친처럼 대통령이 알코올중독자인 나라니 말해 무엇 하리오.

멕시코의 명주 데킬라는 용설란이라는 선인장의 수액을 발효, 증류시켜 만든 술이다. 아가베시럽의 주인공인 선인장이 바로 이 용설란이다.

백주는 수수, 조, 쌀 등을 발효, 증류시켜서 도자기에 숙성시킨 중국의 전통주를 말한다.

"우리 전통 소주인 안동소주는 어떤 건가요?"

안동소주는 막걸리를 증류하여 만드는 것으로 곡물 증류주라 할 수 있다. 요즘 사람들이 흔히 마시는 대중주인 소주와는 격이 다른, 정통 위스키의 반열에 속하는 것이다. 숙취가 없는, 상당히 깨끗한 술이란 평가를 받는다. 이러한 고급

---

92 "드라이하다"란 말은 순화되지 않아 야성적인 맛이 느껴진다는 뜻인 것 같다.

전통주를 계속 발굴하고, 또, 이를 뛰어넘는 세계적 명주를 개발하는 것도 우리 문화를 격상시키는 중요한 일의 하나라는 참신한 발상이 필요하다.

혼성주

양조주와 증류주 외에 혼성주란 것도 있다. 이것은 말 그대로 섞은 술이다. 양조주와 증류주를 혼합하거나, 증류주에 향료 식물이나 과일의 즙 등을 섞은 술을 말한다.

강화와인은 와인과 브랜디를 섞은 것이고, 칵테일은 양조주나 증류주에 음료나 과일을 섞은 것이다. 우리가 흔히 집에서 담그는 과일주(매실주 등)나 약초주(인삼주 등) 등도 이 혼성주에 속한다고 할 수 있다(뱀술도 이에 속한다고 할 수 있을까?).[93] 성질 급한 검사들이나 정신 산란한 정치인들이 즐긴다는 폭탄주(위스키+맥주)도 역시 혼성주라 하겠다. 주머니가 가벼운 우리 서민들은 폭탄주II인 "쏘맥" 혼성주로 대신하여 애환을 달랜다.

그럼 구체적으로 체질별 이로운 술과 해로운 술에 대해 알아보자(여기 술편의 술에 대한 전문적인 내용은 주로 이종기의 『이종기 교수의 술이야기』를 참조하고, 원융희의 『세계의 술멋맛』도 일부 참조했다).

---

[93] 이종기, 『이종기 교수의 술이야기』, 다홀미디어, 2009, 24~35·239~241쪽.

금체질(태양인)

1. 금양체질
이로운 술 화이트와인(청포도 원료), 매실주, 막걸리, 청주
해로운 술 소주, 레드와인, 꼬냑, 맥주, 산사주, 복분자주

2. 금음체질
이로운 술 레드와인, 화이트와인, 꼬냑, 매실주, 막걸리, 청주
해로운 술 복분자주, 소주, 산사주, 맥주

해설

원래 권도원 박사가 제안한 체질식에는 술에 대한 구체적인 내용이 거의 없다. 구체적으로 언급된 술은 맥주 단 하나로 수양체질과 수음체질에 해로운 것으로만 기록되어 있을 뿐이다. 어느 체질에 대해서도 이로운 술이라고 추천된 것은 단 하나도 없다. 술은 오로지 부정적으로만 규정되는 것이다. 여기 금체질(태양인)에 대해서도 "모든 술"이 해롭다라고 전칭으로 기술되고 있다.

나도 특정 술이 어느 체질에 이롭다고 긍정적으로 말하기는 어렵다고 생각한다. 역시 술은 인간에게 해로운 물질인 것이다. 따라서 여기 내가 이롭다고 제안한 것이라도 과하면 해롭다. 여기 이롭다는 말은 정확하게는 "덜 해롭다"라고 새기는 것이 더 옳을 것이다. 이 말을 명심하고 이 술편을 이해해 나가기 바란다. 마시되 덜 해로운 것을 마시고, 마신다면 반드시 적정선에서 그칠 줄 아는 절제의 미덕을 발휘해야겠다. 어쨌든 술은 우리 삶에서 완전히 배제될 수는 없는 것이니까.

와인이란?

금양체질에 이로운 술은 화이트와인을 들 수 있다. 그렇다면 와인이 뭔가에 대해 알아봐야 할 것 같다.

와인은 알다시피 포도라는 과일을 발효시킨 양조주의 대표다. 와인은 색깔에 따라 짙은 적색의 레드와인(적포도주), 투명한 빛의 화이트와인(백포도주), 그리고 이 둘의 중간 정도인 로제와인(핑크와인)으로 분류된다. 레드와인은 적포도의 과육과 과피의 색소를 추출하여 함께 발효시킨 것이고, 화이트와인은 청포도의 과육만을 사용하여 발효시킨 것과 적포도를 사용하여 발효시킨 것이 있으며, 로제와인은 적포도를 껍질째 으깨어 화이트와인의 제조방식으로 발효시키거나, 아니면 이미 발효된 레드와인과 화이트와인을 적절하게 배합하여 만든 것이 있다. 레드와인은 맛이 묵직하면서 깊이가 있고, 화이트와인은 맛이 산뜻하면서 가볍고, 로제와인은 그 둘의 중간 정도이다. 물론 생산량이나 선호도에 있어서는 레드와인이 압도적이다. 하지만 금양체질은 레드와인이 해롭다. 대신 투명한 화이트와인이 이롭다. 이것은 당연한 것이기도 하다. 금양체질에 적포도는 해롭고 청포도가 이롭기 때문이다.

금양체질은 이렇게 레드와인은 맞지 않고 화이트와인만 맞지만, 금음체질은 레드건 화이트건 포도로 만든 와인은 거의 다 맞다. 그리고 포도를 원료로 하는 증류주인 꼬냑(Cognac)도 맞다. 꼬냑은 과일양조주인 와인을 증류하여 얻은 포도브랜디의 한 종류다.

포도브랜디

꼬냑은 원래 프랑스의 포도 주산지 중의 하나인 꼬냑이라는 지역 명칭을 의미한다. 꼬냑에서도 처음에는 다른 지역들처럼 와인을 생산했다. 그런데 이곳 와인의 품질이 보르도 산에 미치지 못해 와인이 남아돌아가게 되자 궁여지책으로 우선 저장이라도 하기 위해 업자들이 와인을 증류하여 자작나무나 오크나무 통에 보관했다. 시간이 지나 우연히 보관된 술을 꺼내서 마셔본 결과 그 맛과 향이 놀랍게 변해 있었다. 이것이 사람들에게 큰 인기를 얻게 되자, 그 후 꼬냑 지역의 양조업자들은 아예 와인을 포기하고 브랜디로 방향을 선회했다. 이것이 꼬냑이라는 유명 브랜디 탄생의 비화다. 유명 술의 탄생이란 게 거의 다 이런 우연에 의해 성립됐다는 것이 재미있다. 새옹지마의 교훈은 인간세 어디에나 존재한다.

포도브랜디로는 꼬냑 외에 아르마냑(Armagnac)이라는 것도 유명한데, 이 역시 아르마냑이라는 포도 산지에서 생산되는 포도브랜디를 말한다. 따라서 아르마냑도 금음체질에 나쁘지 않을 것이다.

"꼬냑 병에 보면 VSOP니 XO니 하는 표기가 있던데 그것은 뭘 의미하죠?"

그것은 브랜디의 숙성기간을 의미한다. 꼬냑이건 아르마냑이건 브랜디는 증류를 마친 날로부터 주령을 매기는데, 대략 다음과 같다.

VO(very old, 매우 오래됨): 12~15년, VSO(very special old, 매우 특별히 오래됨): 15~20년, VSOP(very special old pale, 매우 특별히 오래되고 맑음): 25~30년, XO(extra old, 최상으로 오래됨): 40~45년, Extra Napoleon(나폴레옹 황제급의 최상위 레벨): 70~86년.[94]

그러니까 XO 또는 나폴레옹이라고 표기된 꼬냑이나 아르마냑은 최상급 포도브랜디의 반열에 속하는 것이다.

지금까지 유명 브랜드에 대한 것만 설명했지만, 꼭 그런 것만 고집할 필요는 없다고 생각한다. 저렴한 것이라도 질이 좋은 술은 얼마든지 있다. 좋은 술에 대한 자신만의 기준을 세우는 것이 필요하다.

---

[94] V: very(매우), S: special(특별한), O: old(오래된), P: pale(맑은), X: extra(최고의), E: especially(특히). 원융희 저, 『세계의 술멋맛』, 문왕사, 2009, 143~144쪽.

와인과 체질식

"와인은 대개 식사 때 같이 곁들이는 경우가 많은데 와인과 어떤 요리가 어울리죠?"

일반적으로 레드와인은 대개 육류 요리에 어울리고, 화이트와인은 대개 생선 요리에 어울린다고 한다. 하지만 이것은 체질에 대한 관념이 전무한 서양 사람들의 기준이므로 좀 수정되어야 한다.

우선 목체질(태음인)은 와인 자체가 체질에 맞지 않으므로 와인과 요리의 궁합이 존재하지 않는다. 그리고 토양, 수음체질의 경우도 마찬가지이다. 하지만 어쩔 수 없이 와인을 마셔야 할 경우는 역시 일반론을 따르는 것이 좋다(목체질—태음인—과 수음체질은 육식이 맞는 체질이므로 당연히 레드와인을 선택하는 것이 좋고, 토양체질은 육식을 먹을 땐 레드와인을, 생선을 먹을 땐 화이트와인을 선택하는 것이 바람직하다).

토음체질의 경우는 화이트와인이 맞는 체질이므로 크게 고민할 것이 없다. 생선요리를 먹을 때 화이트와인을 택하면 된다. 돼지고기를 먹을 땐 어떡하느냐구? 그래도 화이트와인을 택하라(육식할 땐 반드시 레드와인 마셔야 한다는 법은 없다). 수양체질의 경우는 대부분의 생선이 맞지 않으므로 화이트와인보다는 레드와인이 좋다. 체질에 좋은 닭고기에 레드와인을 겸하면 된다.

금음체질은 화이트와인이건 레드와인이건 와인이라면 다 맞지만, 육식이 맞지 않고 생선이 맞는 체질이므로 일반론을 따른다면 선택은 화이트와인 쪽으로 좁혀진다. 하지만 같은 생선이라도 기름기가 많은 생선의 경우는 레드와인을 마시는 것도 나쁜 선택은 아닐 것이다.

여기 금양체질의 경우는 육식보다는 생선이 맞고, 레드와인보다는 화이트와인이 맞으므로 선택의 여지가 없이 한 가지 궁합으로 고정된다. 즉, 생선 요리를 먹을 때 화이트와인을 같이 하는 것이다. 특히 회를 먹을 때 화이트와인을 곁들이면 금양체질에게는 둘도 없는 천생의 궁합이라 할 수 있다.

매실주

매실주는 금양·금음체질(태양인) 모두에 맞다. 매실주 담그는 법은 그다지 어렵지 않으므로 집에서 직접 담가서 즐긴다면 더욱 좋을 것이다. 술에 매실을 바로 넣어 담그는 방법도 있고, 설탕을 이용해서 매실을 발효시킨 다음 술을 넣은 방법도 있다. 매실에 대해서는 기호식품의 금체질 쪽을 참조할 것.

와인 상식

와인은 자연식품인 포도를 발효시켜 만드는 술이므로 그 원재료인 포도의 질이 매우 중요하다. 좋은 포도가 아니면 그것으로 담근 와인은 애초에 들여다 볼 가치도 없는 것이기 때문이다. 그래서 그 산지가 중요하다. 기후와 토양의 조건은 포도의 질에 결정적으로 작용한다. 포도 재배에 좋은 기후는 쾌청한 날씨가 지배적이어서 일조량이 풍부해야 하고, 토양은 사력질이어서 물 빠짐이 좋아야 한다. 물론 그 토양과 기후에 맞는 적절한 품종의 선택 역시도 와인의 품질에 큰 영향을 끼친다. 와인은 이렇게 포도의 품종에 따라서, 산지의 토양과 기후에 따라서, 제조방법에 따라서 그 질이 각양각색이므로 그 종류가 헤아릴 수없이 많은 것이다. 따라서 대표적인 브랜드에 대한 사전지식이 좀 필요하다.

"와인을 보면 샤토라는 말이 많이 나오는데 이게 무슨 뜻이죠?"

샤토(Chateau)란 포도를 재배하는 일정 면적 이상의 포도밭을 가지고, 수확한 포도로 와인을 제조하여 저장하는 시설을 갖춘 와이너리(Winery), 즉 포도주 양조장을 말하는 것으로서, 주로 프랑스 보르도(Bordeaux) 지방 특유의 포도원을 의미한다. 이 포도원의 명칭이 대개 와인의 상표가 된다.

각 나라에는 저마다 유명한 포도 산지와 와이너리가 있는데, 프랑스의 경우에는 앞에서 언급한 보르도 지방과 부르고뉴(Bourgogne) 지방이 와인의 산지로서 세계적인 명성을 자랑한다. 보르도 지방은 그중에서도 메독(Medoc) 지역이 특히 유명한데, 이곳은 세계 레드와인의 심장부로 널리 알려져 있다. 예로 메독의 샤토 마르고(Margaux)라 하면, 세계 최고 수준의 레드와인과 동의어라 할 만큼 막강한 브랜드 파워를 지닌다.

"금양체질에 좋은 화이트와인은 어디가 유명하죠?"

보르도의 소테른(Sauternes) 지역이 뛰어난 화이트와인 산지로 유명하다. 그곳의 포도원인 샤토 디캉(Chateau d'Yquem)의 화이트와인이 세계적으로 유명하다. 그리고 부르고뉴 지방의 샤블리(Chablis) 지역도 화이트와인으로 세계 최고의 명성을 자랑한다.

"해마다 년 말쯤이면 보졸레 누보(Beaujolais Nouveau)라는 포도주가 나오던데 그게 정확히 뭔가요?"

보졸레는 프랑스 부르고뉴 지방의 한 지역 명칭이고, 누보란 새롭다는 뜻의 프랑스어이다. 그해 9월에 수확한 햇포도를 가지고 와인을 만들어 단기간 숙성시킨 후 11월 셋째 주 목요일부터 출시하는 보졸레 지역의 최신상품 와인을 말한다. 그해 포도를 최단기간에 숙성시켜, 최단시간에 배달하여, 최단기간에 소비해버리는 전광석화 같은 와인이다. 보통 출시된 지 2~3주 안에 바닥날 정도로 불티난다. 갓 발효된 신선한 와인을 가장 신선한 상태에서 마셔야 한다는 강박관념을 심어주는 것이 이 보졸레 누보의 판매 작전. 모든 운송수단을 동원하여 전 세계로 배달되는데, 트럭이나 기차는 물론, 모터사이클, 비행기, 심지어는 풍선기구까지 동원하는, 007작전 같은 난리법석을 연출한다.

보졸레 누보는 눈으로, 코로, 입으로 오감을 총동원해서 점잖게 폼 잡으면서 '음미하는' 그런 일반 와인이 아니다. 어찌 보면 막걸리처럼 한 번에 벌컥벌컥 마셔젖히는 서민적인 와인이다. 충분히 숙성한 일반 레드와인과는 달리 탄닌과 페놀 성분의 떨떠름한 신맛이 없고, 대신 새 과일의 맛이 충분히 나며, 레드와인과 화이트와인의 맛이 어우러진 묘한 특징이 있다. 배수가 좋지 않은 땅 때문에 나타난 포도 질의 결함을, 새로운 와인 제조공법의 과감한 도입과 적극적인 마케팅 전략으로 극복한 보졸레 지역 포도원들의 놀라운 성공 사례다. 끊임없는 연구·개발(R&D)은 언제 어디서나 중요하다는 평범한 교훈이 빛나는 대목이다.

"와인을 좀 안다는 사람들이 말끝마다 빈티지, 빈티지 하던데 그게 뭐죠?"

포도는 농산물이므로 해마다 작황이 다르다. 아무리 명산지라도 그해 천재지변이 있었다면 작황이 좋을 리가 없다. 그래서 생산년도가 중요한 것이다. 이 생산년도 표기를 단순히 빈티지(vintage)라고 하는데, 사람들은 특히 품질이 빼어난 포도로 양조한 명품 포도주를 빈티지라고 특별한 의미로 새기는 것이다. 그러니까 명품 와인이란 품종, 기후, 토양, 제법 등과 함께, 이 빈티지까지 완벽하게 만족돼야만 탄생하는 진귀한 산물인 것이다.

"와인에 등급이 있던데 그건 어떻게 매겨지는 거죠?"

프랑스 같은 와인의 종주국에서는 와인의 품질을 유지하기 위해 엄격한 원산지 표시법을 시행한다. 원산지 표시 라벨 자체가 기본적으로 그 와인의 품질을 보증하는 것이다. 네 가지의 라벨이 있는데, 그중 A.O.C.(Appellation d'Origine Controlee, 원산지 통제 명칭에 관한 규정)가 최고 품질의 와인을 보증하는 라벨이다. 여기에는 토양 및 경작지의 위치, 포도품종, 재배방법, 수확량, 양조방법, 숙성법까지 규정하고 있다.

"이렇게까지 엄밀하게 품질관리를 하다니, 프랑스 와인의 명성이 결코 하루아침에 얻어진 게 아니군요!"

요즘 우리 전통주 막걸리가 상종가를 치고 있지만, 사실 이것은 잠시 빤짝하는 유행에 그칠 수도 있다. 지금은 시들하지만, 한때 우후죽순같이 생겨나던 와인바를 생각해보라. 정신 바짝 차리고 품질관리를 하지 않는다면 예전처럼 아무도 거들떠보지 않는 하급술로(지금도 결코 상급술이라고 할 수는 없지만) 전락할 것이다.

막걸리

막걸리는 요즘 최고의 시절을 구가하고 있다. 와인을 훌쩍 넘어, 한국 술의 대명사 소주의 지위까지 넘보고 있다. 이런 시절이 또 올까 싶을 정도다.

막걸리는 쌀이나 밀가루, 옥수수를 이용한 일종의 곡물양조주에 속한다. 요즘은 쌀막걸리가 대세지만, 내가 중학교에 다닐 적만 해도 쌀막걸리는 귀했다. 귀한 것이 아니라, 아예 법으로 금지됐다. 식량 문제에 대비해 쌀을 막걸리에 사용하는 것을 허용하지 않았기 때문이다. 그래서 쌀막걸리를 맛보려면 몰래 밀주를 만들어야 했다. 그러다 재수 없으면 걸려서 된통 벌금을 물었다. 그러다 내가 고등학교 1학년 땐가, 어느 땐가 쌀막걸리 제조가 공식적으로 허용됐다. 동아일보 1977년 11월 8일자는 "쌀막걸리 14년 만에 나온다"는 제하에 다음과 같이 보도한다.

〈주세법 개정안 경제 각의 결정〉

내년 1월부터 쌀만을 원료로 막걸리가 생산되어 전국적으로 공급됨으로써 애주가들은 만 14년 만에 다시 쌀막걸리를 즐길 수 있게 됐다. 이로써 지난 63년 쌀막걸리 생산이 중지된 이후 지금까지 밀가루 80%, 옥수수 20%를 원료로 한 막걸리를 마셔온 애주가들은 질 좋은 막걸리 맛을 보게 됐다.

 이듬해 쌀막걸리가 다시 허용된 날, 반에서 좀 논다는 애들과 평소 막걸리를 애호해 온 녀석들은 쌍수를 들고 환영했다. 야간자습 시간에 이들은 학교 담장을 타고 넘어가 쌀막걸리를 한잔하면서 해금을 축하했다(원래 학생이 이러면 안 되는데).

 앞의 기사에서도 보듯이 막걸리는 쌀뿐만 아니라 밀가루나 옥수수로도 제조가 가능하다. 하지만 여기서는 쌀막걸리를 기준으로 알아보겠다. 쌀은 곡식이므로 술로 만들려면 당화과정이 필요하다. 당화는 무엇으로 했을까? 바로 누룩이다. 한여름에 밀을 거칠게 빻아 솥에 찐 다음, 자연 상태에 그대로 두기만 하면 누룩이 된다. 곰팡이와 효모가 어디선가 날아와서 밀가루반죽을 누렇게 띄우는 것이다. 누룩이란 이렇게 누렇게 뜬 것을 이른 말이다.

 막걸리에 쓰는 밥은 꼬들꼬들하게 지은 꼬두밥(고두밥)을 쓴다. 꼬두밥은 쌀을 물에 끓여서 짓는 것이 아니라, 중탕으로 쪄서 짓는 것이다. 이제 꼬두밥에 누룩을 넣어 잘 섞어둔다. 이 누룩의 당화작용과 발효작용으로 꼬들꼬들하던 밥이 흐물흐물 죽이 되고 마침내 물처럼 된다. "술 익는 마을마다 타는 저녁놀"이라는 박목월의 시에서 술이 익는다는 것은 바로 이 과정을 말하는 것이다. 원래 누룩만으로도 막걸리가 되지만, 발효가 더 잘 되도록 하기 위해 효모를 추가로 넣어주는 경우가 많다. 또는 이미 만들어진 막걸리를 밑술로 약간 첨가해주기도 한다. 막걸리에는 효모가 살아 있기 때문이다.

 막걸리가 완성되는 기간은 주위 온도가 낮을수록 오래 걸리고 높을수록 짧게 걸리는데, 대개 섭씨 20~25도일 때는 4~7일 정도 걸리고, 20도 이하이면 발효가 더뎌 10일 이상 걸린다. 발효가 완료되면—이건 오감을 동원하여 감으로 알아야 한다—위에 맑은 액이 뜨는데 이것이 소위 청주가 된다. 이때 용수(대나무로 엮어 만든 기다란 원추형의 용기로 틈새가 있어 체와 같은 기능을 한다)를 박아 그 안에 고인 청주를 떠내고, 남은 액을 고운 체에 거르면 우윳빛 액이 얻어지는데 이것이 바로 막걸리다. 최종 건더기인 술지게미는 거름으로 쓰거나 버린다.

"민속주점에 가면 동동주라는 것이 있던데 그건 어떻게 만드는 거죠?"

기본적으로 막걸리와 크게 다르지 않다. 발효가 끝난 데서 위에 뜬 청주를 따로 분리하지 않고 밥알이 동동 떠 있는 상태 그대로 떠서 먹는 것이 동동주이다.

"약주란 것도 있던데."

약주는 위의 막걸리를 더 숙성시켜 거기서 다시 맑은 물을 걸러낸 것을 말한다. 전통주인 안동소주는 막걸리를 증류하여 얻은, 정통 증류주라는 것은 이미 말한 바와 같다.

이렇게 여러 가지 술이 있지만, 서민들은 그 무엇보다도 막걸리를 선호했다. 소량밖에 만들어지지 않는 청주, 약주 등에 비해 막걸리는 맛도 좋고 양도 많아 배까지도 든든히 채울 수 있었기 때문이다. 하여튼 옛날엔 항상 배가 고팠으니까 말이다. 오죽했으면 술지게미로 배를 채우기까지 했을까! 먹을 게 없으면 술도가에서 술지게미 얻어다 온 가족이 그걸 먹고 어른, 아이 할 것 없이 술에 취해 헤롱헤롱 했다는 짠한 얘기가 옛날에는 항담에 흔한 얘기였다.

토체질(소양인)

1. 토양체질
이로운 술 맥주, 복분자주
해로운 술 레드와인, 꼬냑, 화이트와인, 산사주, 소주

2. 토음체질
이로운 술 화이트와인, 복분자주
해로운 술 소주, 레드와인, 꼬냑, 산사주

해설

맥주

맥주의 원료는 크게 보리, 홉(hop), 그리고 맥주효모의 셋으로 구성되어 있다. 따라서 각각의 원료에 대한 체질적합성을 알아봐야겠지만, 그것들을 따로 먹는 경우는 없으므로 맥주 그 자체의 체질적합성만 따져도 문제는 없다. 이런 일반적인 맥주는 토양체질에 좋다고 할 수 있다.

그런데 토양체질 중에 맥주 먹고 설사한다는 사람들이 의외로 많다. 아마 맥주와 같이 먹는 안주의 영향일 수도 있다는 생각이 든다. 맥주에 나오는 안주의 대표가 바로 치킨인데, 치킨은 토양체질에 가장 해로운 육식이다. 오징어도 곧잘 나오는데, 이 역시 토양체질에 잘 맞지 않고, 맥주 안주의 단골인 땅콩 역시도 이 체질에 맞지 않다. 체질에 맞는 안주를 선택해서 먹든지, 아니면 안주 없이 맥주만 시원하게 마시는 것이 좋을 듯하다. 그래도 설사를 한다면? 다른 주종을 택하던지, 소량만 마시든지, 아니면 아무래도 술 자체가 맞지 않는 경우로 생각되므로 차라리 이번 기회에 금주하는 것이 좋을 것이다.

맥주 제법

맥주는 다음과 같이 만든다. 먼저, 보리에 적당한 수분을 주고 온도를 맞춰서 싹을 틔운다. 이것을 맥아(麥芽)라고 하는데, 흔히 엿기름이라고 부르는 것이다. 맥아는 여기 맥주뿐만 아니라 여러 가지 발효식품에 자주 이용되는데, 이유는 맥아에 함유된 풍부한 당화효소 때문이다. 이 효소로 인해 보리에 있던 전분이 단순당으로 바뀌는 것이다(당화). 부원료로 옥수수를 넣어주기도 하는데 역시 맥아의 당화효소로 인해 단순당이 생성된다.

이 단순당의 즙(당즙)에 홉을 넣고 섭씨 100도로 끓인다. 이는 살균효과를 얻고, 동시에 홉의 향미를 추출하기 위함이다. 맥주의 독특한 향과 쓴맛은 바로 이 홉으로부터 기인한 것이다. 홉은 덩굴식물의 연한 녹색 꽃으로 흡사 작은 솔방울처럼 귀엽게 생겼다. 홉에는 약리적으로 여성호르몬 성분이 있어 생리불순에 효과가 있고, 또 진정작용이 있어 숙면을 취할 수 있게 한다. 체코에서 생산되는 홉이 세계적으로 정평이 나 있고, 북한산 홉도 수준급으로 호평받는다. 국산은 그다지 좋은 품질이 아니다.

이제 살균 처리한 당즙을 발효조로 보내 효모를 첨가하여 발효를 시작한다. 발효조 내부 공기 속의 산소와 당즙을 이용하여 대량 증식된 효모는 산소가 고갈되면 드디어 알코올발효를 시작한다. 1주일 정도 발효를 거친 다음(전발효), 1~3개월 정도 숙성에 들어간다(후발효). 이 전발효와 후발효는 맥주뿐만 아니라 모든 술의 제조과정에서 공통적으로 들어가는 과정이다. 이것은 양조주건, 증류주건 마찬가지다. 발효의 전 과정이 다 중요하지만, 특히 후발효가 중요하다. 이 후발효의 숙성과정을 통해 알코올의 거친 맛이 부드럽게 순화되고 맛과 향이 스며들어 술의 진가를 나타내기 때문이다.

이것은 술이 아닌 다른 발효식품 제조과정에서도 마찬가지다. 과일로 발효음료를 만들건, 채소로 발효음료를 만들건 모두 동일하게 전발효를 이룬 다음 후발효를 통해 숙성을 거치는 것이다. 이 숙성과정이 얼마나 잘 이뤄지느냐가 술이나 발효식품의 성패를 좌우한다고 할 수 있다.

맥주발효에 사용되는 효모에는 두 가지가 있는데, 섭씨 20도 가량에서 발효를 잘 일으키는 상면효모와, 섭씨 7도 내외에서 발효를 잘 일으키는 하면효모가 있다. 독일식의 하면발효를 이용한 맥주가 요즘의 대세지만, 영국은 아직도 상면발효를 이용한 맥주가 지배적이다. 일반적으로 하면발효 맥주를 라거(Lager)라고 하고, 상면발효 맥주를 에일(Ale)이라고 하는데, 당연히 라거는 냉장보관하여 차갑게 마셔야 제 맛이고, 에일은 상온에서 마셔야 제 맛이다.

"아하 몇 년 전 우리나라 모 메이커에서 '라거맥주'라고 대대적으로 광고를 한 적이 있었는데, 라거란 게 바로 여기서 온 말이군요."

우리나라 맥주는 대부분 독일식 맥주 제조방식을 따르므로 사실은 모든 사의 맥주가 거의 다 라거라고 할 수 있다. 다들 라거인데 마치 그 회사 맥주만이 특별히 라거인 것처럼 떠든 것이다. 코미디라 할 수 있다.

"세계 각국의 대표 맥주에는 뭐가 있나요?"

먼저 맥주의 나라 독일의 뢰벤브로이(Löwenbräu)가 있고, 영국 맥주로는 기네스북으로 유명한 기네스맥주 회사(Guinness Beer)의 스타우트(Stout, 흑맥주)가 유명하다. 그 밖에 체코의 필즈너(Pilsner)와 버드바(Budvar, 미국 버드바이저의 시조로 알려짐), 벨기에의 야생맥주 램빅(Lambic), 네덜란드의 하이네켄(Heineken), 덴마크의 칼스버그(Carlsberg), 그리고 미국의 버드바이저(Budweiser)와 밀러(Miller) 등이 있다.

이 중 특히 램빅은 전혀 현대적인 양조기법을 쓰지 않고, 수백 년 동안 청소 한 번 하지 않아, 거미줄과 켜켜이 쌓인 먼지투성이가 난무하는 발효실에서 대형 목재 발효조에 맥즙을 그냥 방치하다시피 하여 빚어내는, 철저하게 전통적인 양조방식만을 고수하는 골동품 같은 맥주란다. 수많은 세월 동안 터줏대감처럼 세대를 이어온 효모와 미생물들이 한데 어우러져 펼쳐내는 위대한 자연의 심포니라 하지 않을 수 없다. 변화무쌍한 야생의 맥주 램빅, 나는 이것이 한 번 먹고 싶다.

끝으로, 우리나라에는 알다시피 카스, 하이트, 라거, 그리고 최근에 출시된 클라우드 등이 치열한 각축전을 펼치고 있다. 다들 잘 알고 있을 것이므로 이들에 대해서 굳이 해설할 필요는 없을 것이다. 각자 취향에 따라 선택할 것.

* * *

내가 대학 다닐 때 종로2가에 그랜드비어라는 유명한 생맥주 집이 있었다. 지금은 사라진 한국 서점의 메카 종로서적 뒤쪽에 있었는데, 3층쯤 되는 건물 전체가 다 생맥주만을 팔았었다. 내가 맨 처음 그곳을 들른 것은 대학 신입생 때. 우연히 종로를 거닐다, 당시 이미 졸업반이던 두 사람의 고려대학 선배들을 만난 것이 계기가 되었다. 때는 1981년 봄. 갓 대학 신입생이 되어, 고등학교 동문회의 신입생 환영회에서 단지 잠깐 봤을 뿐인데 그들은 나를 알아봤다(나는 사실 몰라봤다). 그때만 해도 그렇게 사람이 사람에게 관심이 많던, 끈끈한 인간관계가 존재하던 때였다.

"야! 너 순고(순천고를 이렇게 부른다)지! 어디 가냐?"

내가 미적거리자 다짜고짜 나를 끌고 한 건물로 들어갔다. 커다란 생맥주집이었다. 이들은 어딘가에서 같이 테니스를 치고서 타는 갈증을 생맥주로 막 풀려던 참이었다. 그 건물이 바로 그랜드비어(Grand Beer). 난생 처음 그곳을 들어섰을 때, 나는 어안이 벙벙했다. 그 커다란 건물 전체가 다 맥주집이라니. 셀 수 없이 수많은 사람들이 일제히 왁자지껄하면서 하얀 거품 넘치는 1000cc 커다란 잔을 하늘높이 부딪쳐 입에다가 벌컥벌컥 맥주를 퍼붓는 것이었다. "세상에, 어쩜 저렇게 큰 잔을 입에다 부어댈 수가!" 사방이 커다란 생맥주잔이 난무하는 인산인해의 아수라장이었다. 나는 혼이 나갔다. 내 앞에도 1000cc 잔이 놓였다. 맥주잔은 첫눈에도 너무도 커 보였다. 나는 그 한 잔을 다 비우기 위해 혼신의 힘을 다 했다. "아니, 도대체 왜 이렇게 많이 담는 거야!" 아무리 마셔도 바닥이 보이지 않았다.

"형, 역시 맥주는 이렇게 땀 쫙~ 빼고 첫 한 모금 들어갈 때가 최고야!"

한 선배가 다른 선배에게 말했다. 그들은 그렇게 운동하고 자주 그곳 그랜드비어에서 한잔하는 사이인 것 같았다.

그곳 그랜드비어에는 벽면이 온통 어마어마한 사람들이 잠실운동장 같은 거대한 홀에서 저마다 커다란 잔에 맥주를 채워 마시고 있는 장대한 포스터로 도배질되어 있었다. 그 장쾌한 광경은 그때 내 머리에 깊이 각인되었다. 그것은 바로 맥주의 본고장 독일 사람들이 옥토버페스트(Oktoberfest, 뮌헨에서 매년 10월에 열리는 세계적인 대규모 맥주 축제)에서 우주적 스케일로 맥주의 향연을 펼치는 바로 그 모습을 연상케 하는 것이었다. 이 독일맥주문화의 정수, 옥토버페스트를 주도하는 일류 맥주회사의 하나가 바로 뢰벤브로이이다. 그랜드비어는 말하자면 독일의 옥토버페스트를 한국의 서울 한복판에다 옮겨다 놓은 것이었다.

그 뒤 나는 그곳에 종종 들러 혼자서도 생맥주잔을 기울일 정도로 그 문화에 익숙해졌다. 촌놈이 어느덧 대한민국의 센터에서 그렇게 폼 잡고 있었던 것이다. 그러나 영원할 것 같던 그랜드비어는 어느덧 전설 속으로 사라졌다. 이제 그곳은 시대를 살았던 사람들의 기억 속에서만 살아 있을 뿐이다.

복분자주

복분자(覆盆子)란 장미과에 속한 산딸기의 일종이다. 내 어렸을 적에 산과 들에 마냥 뛰어다닐 때, 초여름의 뜨거운 햇살받아 덩굴 속 탐스런 빠알간 알갱이로 빛나던, 새침한 새악시같이 새콤한 열매였다. 날카로운 가시 피해가며 조심조심 따먹던, 어린 내겐 간식거리 과일에 불과했던 복분자가, 한약재(약재로 쓸 때는 미성숙 과실을 쓴다)로서는 뭇 남성들이 선망하는 보양제(補陽劑), 즉 양기를 보하는 약이다. 그래서 소변이 잦거나, 소변을 지리거나, 정액이 누설되거나, 조루가 있을 때 쓰면 효험이 있다.

그런데 내겐 복분자, 하면 왠지 왕년에 우리나라의 간판 액션스타 이대근 씨가 생각난다. 복분자라는 이름이 한자로 "요강을 뒤집는 열매"라는, 다소 『고금소총(古今笑叢)』류의 코믹하면서도 선정적인 의미를 내포하고 있어, 마치 이대근 씨가 나오는 코믹 에로물인 "뽕" 같은 영화에 나오는 한 장면을 연상케 하기 때문이다. 옹녀의 강한 음기에 눌린 강쇠가 너무 무리하는 바람에 힘에 부쳐 코피를 쏟자, 고심 끝에 비장의 카드 복분자를 달여 먹고 결국 옹녀를 정복한다는 그 전설의 변강쇠 스토리 같은…….

상인들은 복분자에 내포된 이러한 골계적 요소를 놓치지 않았다. "이거 한 번만 잡숴봐, 끝내줘! 오줌 누면 요강이 뒤집어져!" 정력이라면 사족을 못 쓰는 한국 남자들, 그리고 그러한 남성들의 강쇠화를 선망하는 한국 여성들을 겨냥하여 다양한 복분자 상품들을 쏟아냈다. 그중 하나가 바로 복분자로 만든 술, 복분자주! "술을 즐기면서 동시에 정력을 보강한다!", 이 얼마나 환상적인 그림인가. 물론 당연히 여성에게도 복분자가 좋다고 부추긴 것은 말할 나위 없다. 요조숙녀도 옹녀가 될 수 있다! 어떤 면에서는 여성들이 이런 음담을 더 좋아하는 것 같다. 까르르 웃으면서 요강처럼 뒤집어지는 것이다. 이러한 선남선녀들의 열망을 반영이라도 하듯, 한때 대한민국 복분자의 메카 전북 고창에 가보면 온통 들판이 복분자 재배지 일색일 정도로 파다했다. 복분자 열풍이 얼마나 대단했는지를 보여주는 한 단편이다. 하지만 지금은 애석하게도 그 열풍이 조금은 꺾인 느낌이다. 정력제란 게 다들 그렇게 과장된 일면이 있는 건데, 사람들은 기대에 차지 못하면 금방 싸늘한 반응을 보인다. "그럼 그렇지!" 하면서 또 다른 묘약을 찾아 끼웃거린다.

일전에 한의원에 한 목사님이 와서 복분자에 대한 체험담을 말했다.

"복분자 먹고 나는 효험 많이 봤어요. 맨날 피곤해서 맥을 못 췄는데, 복분자 먹고 피로가 싹 가셨거든요."

체면상 정력에 대한 효과는 직접적으로 말하지 않았겠지만, 아마 그것도 효험을 좀 봤을 것이다. 이런 사례를 통해보면 그래도 복분자가 허튼 약재가 아님은 확인할 수 있다. 복분자주는, 다른 체질은 별로겠지만 토양·토음체질(소양인)에는 효험이 있을 것이다.

화이트와인은 토양체질에는 그다지 좋지 않지만 토음체질에는 나쁘지 않은 편이다(자세한 것은 금체질 쪽을 참조할 것).

목체질(태음인)

1. 목양체질
이로운 술 소주, 산사주, 고량주
해로운 술 화이트와인, 레드와인, 꼬냑, 맥주, 매실주, 복분자주, 막걸리, 청주

2. 목음체질
이로운 술 소주, 산사주, 고량주
해로운 술 레드와인, 꼬냑, 화이트와인, 매실주, 복분자주

해설

술과 체질적합성

소주(燒酒)는 앞의 개론 부분에서 잠깐 알아봤듯이 여러 가지 식품들이 들어가 얻어진 술이다. 쌀이나 보리, 옥수수, 고구마, 타피오카와 조미료 등이 주정의 원료로 쓰인다.

"각각의 원료들이 맞는 체질은 목체질뿐 아니라 다른 체질도 있는데, 소주가 목체질(태음인)에 맞다는 것은 무슨 근거에서 하는 말이죠?"

물론 그런 질문이 가능하다. 각각의 식품들의 체질적합성과 그 식품들이 합하여졌을 때 나타나는 체질적합성의 차이를 어떻게 해석해야 하느냐, 하는 것이다. 개개의 식품들이 배합되어 하나의 식품을 성립시켰을 때, 그 개별 식품들을 통해 그 결과식품의 체질적합성을 알아낸다는 것은 쉬운 일이 아니다. 하지만 어차피 개개 원료를 우리가 따로따로 섭취하는 것이 아닌, 항상 전체로서 섭취하는 것일 바에야, 나는 개별 원료들은 잊어도 된다고 생각한다. 원료들 각각의 체질적합성을 따지기보다, 그 원료들의 합체인 소주를 하나의 개별식품으로 인정하여 그것만의 체질적합성을 판단하는 것이 보다 현실적이라는 것이다. 이는 소주뿐만 아니라 다른 술들에도 마찬가지일 것이다. 원료들과는 별개로 그 술 자체의 체질적합성만 판단해도 무방하다는 것이다.

그래서 여기 소주나 다른 술들의 체질적합성은 그 술에 쓰인 원료들은 무시하고, 시중에 흔히 시판되는 최종 상품들만 가지고서 판단한 것이다. 체질이 이미 확정된 환자들로부터 각각의 술에 대한 반응을 물어보고, 그것이 부족하면 오링테스트와 같은 방법도 실시해서 신빙성이 상당히 높은 것들만 제시한 것이다. 이 외에도 수많은 술들이 있지만 명확하지 않은 것들은 모두 다 제외했다. 우리나라 대표 술의 하나인 소주는 목체질에 가장 적절한 술이라 할 수 있다.

산사주

산사주(山査酒, 시중에 "산사춘"이라는 이름으로 나와 있다) 역시 다양한 체질적합성을 갖는 것들의 복합체지만, 최종결과물인 산사주만을 가지고 체질적 합성을 판단했다.

산사열매는 한약재로 무척 많이 쓰는 약재 중의 하나이다. 가장 많은 용도는 소화를 촉진하는 것이다. 한약 처방에 빠지지 않고 들어가는 것으로서 삼선(三仙)이라는 것이 있다. 이는 인체의 소화를 돕는 세 개의 신선 같은 약재라는 말로서, 산사, 신국(神麴), 맥아라는 세 약재의 세트를 일컫는 것이다. 다들 알다시피, 한약은 일반적으로 여러 약재들을 합방하여 쓴다. 질병이란 게 대체로 단순한 증상이나 병리를 보이기보다는 복합적인 증상들과 병리들을 나타내므로, 이를 효과적으로 다스리려면 여러 약재들의 효능이 어우러진 복합처방이 필요한 경우가 많다. 그러다 보니 이 다양한 약재들의 체내 흡수가 관건이 된다. 기껏 좋은 효능의 귀한 약재들을 공들여 썼는데, 그 공능을 완전히 발휘하기도 전에 흡수도 되지 못하고 배설되는 경우가 많은 것이다. 이런 문제를 타개하기 위해 소화를 돕는 약재들이 방에 첨가되는 경우가 많은데, 그중 대표적인 것이 바로 산사, 신국, 맥아의 3총사, 삼선인 것이다. 여기 삼선의 선두에 산사가 있음을 주목하라. 산사는 이렇게 소화불량이나 식체(食滯)에 많이 쓰는데, 특히 고기 먹고 체하거나 소화가 안 돼 속이 더부룩할 때 효과가 좋다.

산사는 또, 어혈(瘀血), 즉 인체의 특정 부위에 정체된 병리적 혈분(血分)이 있는 경우 이를 풀어 혈액순환을 촉진하는 효능이 있다. 약리실험에 의해 혈압을 낮추고 혈중콜레스테롤 수치를 떨어뜨리는 효과가 있다는 결과가 보고되는데, 이는 바로 산사의 어혈 제거 기능과 관련이 있는 것이다. 타박상이나, 산후 어혈 복통과 같은 부녀자의 자궁 질환 등 각종 어혈증상에 효험이 있다.

산사로 담은 대표적인 술인 산사춘(山查春)이 무엇으로 만들어졌는지 알아봤다. 주재는 찹쌀, 누룩, 산사열매(山查子), 산수유(山茱萸)로서, 뜻밖에도 산수유가 들어 있었다.

산사주에 들어가는 산수유는 보음제(補陰劑)의 대표 약재 중 하나이다. 음에 속하는 간혈(肝血, 한의학에서 혈은 간에 저장되는 것으로 인식)과 신정(腎精, 한의학에서 정이란 생식기능의 원천으로 신에서 나온다고 인식)을 보하는 약이다. 따라서 산수유는 간(肝)과 신(腎)의 기능이 부족해서 발생하는 정과 혈의 손상의 증후를 다스린다(補益肝腎). 즉 머리가 맑지 않고 눈이 어지러우며, 허리나 무릎이 시리고 약하며, 발기가 잘 되지 않는 증후에 좋다.

산수유를 먹어보면 알겠지만 그 강한 산미(酸味, 신맛)에 정말 진저리를 칠 정도다. 오미자(五味子)와 더불어 맛이 최고로 신 약에 속한다. 이와 같이 신맛이 강한 약은 수렴고삽(收斂固澁)작용을 하는 경우가 많은데, 이는 흩어지려는 것을 끌어당기고, 빠져나가는 것을 회수하는 기능을 말한다. 우리가 신 것을 먹었을 때 어떤가? 몸을 안으로 잡아당겨 잔뜩 움츠리지 않는가? 이렇게 몸이 그 중심을 향하여 움츠려드는 것을 우리 동양인들은 신맛의 수렴고삽작용으로 인식한 것이다. 그래서 소변이 자주 마렵거나(小便頻數), 성행위를 하지 않았는데도 정액이 저절로 누설되는 증상(遺精, 滑精)을 다스리며, 이외에 가만있어도 땀이 나거나(自汗), 잘 때만 도둑처럼 땀이 나거나(盜汗), 또는 다량의 땀이 비정상적으로 온몸에서 줄줄 흘러 위중한 상태에 빠지려고 하는 것(大汗欲脫)을 다스린다. 여자의 경우 자궁에서 피가 똑똑 새거나 혹은 다량으로 왈칵 쏟아지는 비정상적인 출혈인 붕루(崩漏, 부정자궁출혈)에도 효험이 있다. 결국 수렴고삽작용이란 정액이나 땀, 피와 같은 체액이 병리적으로 유출되는 제 증상을 막는 작용을 말하는 것이다. 더 넓게는 오래된 기침인 해수와 같은 증상도 기가 유출되는 것으로 간주하여 수렴고삽의 대상으로 본다.

이러한 산수유의 적증들은 사람들이 흔히 "몸의 기가 빠져 나간다"거나, "몸이 허하다"거나 하는 말들로서 우회되어 표현되는데, 남자들에겐 특히 정력 쇠퇴의 징표로서 인식된다. 산수유를 건강식품으로 가공하여 대대적인 광고를 때리는 업체가 산수유를 마치 정력제의 최고봉인 것처럼 표방하는 이유가 바로 이것이다.

이제마의 『동의수세보원』에도 산수유가 나온다. 소양인(少陽人)의 주방(主方)인 육미지황탕(六味地黃湯, 전통의 육미지황환을 소양인에 맞게 약간 약재를 바꿨다)에 필수적인 약이다. 이제마는 산수유를 소양인의 약재로 본 것이다.

종합하면, 산사춘은 일부 재료(산수유)가 목체질에 맞지는 않지만 그 밖의 다른 재료들, 즉 누룩, 찹쌀, 산사가 목체질에 맞아 전체적으로 목체질에 유리한 술로 판단된다.

고량주

수수로 만드는 중국 전통술로서 목양, 목음체질에 좋은 편이다. 고량주는 독한 것은 58도짜리도 흔한데, 그렇게 도수가 높은 것은 음주 후 다음날 고생이 심할 것 같지만 의외로 고급 고량주는 소위 뒤끝이 없어 두통 등의 숙취가 거의 없다. 개인적으로 매우 좋은 술이라고 생각한다.

수체질(소음인)

1. 수양체질
이로운 술 *레드와인, 꼬냑, 산사주*
해로운 술 *맥주, 복분자주, 화이트와인, 소주*

2. 수음체질
이로운 술 *산사주, 소주*
해로운 술 *맥주, 복분자주, 레드와인, 꼬냑, 화이트와인*

해설

산사주는 수양·수음 두 체질(소음인)에 다 맞는 술이다(자세한 것은 목체질 쪽을 참조할 것).

레드와인, 꼬냑은 수양체질에만 이롭고, 소주는 수음체질에만 이롭다(레드와인, 꼬냑은 금체질 쪽을 참조하고, 소주는 목체질 쪽을 참조할 것).

수체질(소음인)은 술을 그다지 좋아하지 않는 사람이 많은데, 가끔 술을 아내처럼 깊이 사랑하는 사람이 있다. 그런 사람은 대개 건강이 좋지 않다. 애재(哀哉)!

* * *

여기 술편까지 해서, 우리가 일상에서 접할 수 있는 수많은 음식들에 대한 해설을 마친다. 자신의 체질에 맞는 음식들의 특성을 잘 파악하여 식생활에 지혜롭게 활용하길 바란다.

8체질영양학 8
칼슘이 풍부한 식품

칼슘

칼슘은 성인의 경우 체내에 총 1.2kg 가량 존재하는데, 그중 99%가 뼈와 치아를 구성하며, 나머지 단 1%만이 혈액 등 세포외액(extracellular fluid)에 존재하면서 대사과정에 참여한다. 따라서 칼슘이 존재하는 소이가 대부분 인체 골격의 구성에 국한된 것이라고 생각할 수 있겠지만, 그를 제한 나머지 1%의 대사 조절기능 또한 결코 소홀히 할 수 없는 매우 중요한 기능이란 것을 놓쳐서는 안 된다.

대사 조절기능이란 우선 혈액응고작용을 들 수 있다. 혈중 칼슘이온은 혈액응고단백질을 활성화하여 혈액응고작용에 도움을 주는 것이다. 따라서 칼슘 없이는 지혈이 원만히 이뤄지지 않는다.

신경전달에도 관여한다. 즉, 신경세포의 신호(활동전위)가 신경말단에 도달하면 칼슘이온이 신경세포내로 유입되어 신경전달물질(neurotransmitter)의 방출을 유도하는 것이다. 이 신호전달물질의 작용으로 외부의 감각신호나 중추로부터의 운동명령이 전달된다. 칼슘의 결핍은 감각 이상이나 운동능력의 감소를 초래할 수 있다. 이외에 세포내 대사 작용에도 영향을 준다.

칼슘이 풍부한 식품[95]

금양체질 잔멸치, 멸치, 뱅어포, 새우, 게, 쥐포, 꽁치, 고등어, 정어리, 조개류(특히 가무락조개, 개조개, 꼬막, 대합), 굴, 굴젓, 전복젓갈, 가재, 해삼, 케일, 돌나물, 브로콜리, 비름나물, 메밀, 들깨, 들깻잎, 쑥

금음체질 잔멸치, 멸치, 뱅어포, 게, 고등어, 꽁치, 정어리, 조개류(특히 가무락조개, 개조개, 꼬막, 대합), 전복젓갈, 가재, 케일, 돌나물, 브로콜리, 비름나물, 메밀, 들깨, 들깻잎, 쑥

토양체질 뱅어포, 새우, 게, 쥐포, 정어리, 명태류, 굴, 굴젓, 조개류(특히 가무락조개, 개조개, 꼬막, 대합), 전복젓갈, 가재, 검정콩, 케일, 돌나물, 브로콜리, 비름나물, 우유, 연유, 분유, 밀가루, 대두, 두부, 순두부, 밀가루, 호두, 들깨, 들깻잎, 아몬드

토음체질 새우, 게, 뱅어포, 정어리, 명태류, 굴, 굴젓, 조개류(특히 가무락조개, 개조개, 꼬막, 대합), 전복젓갈, 가재, 오징어, 케일, 돌나물, 브로콜리, 비름나물, 근대, 검정콩, 대두, 두부, 순두부, 들깨, 들깻잎

목양체질 검정콩, 대두, 순두부, 두부, 밀가루, 호두, 검은깨, 참깨, 아몬드, 명태류, 김, 미역, 다시마, 파래, 토란, 토란대, 고춧잎, 달래, 냉이, 무청, 우유, 연유, 분유, 치즈, 요구르트, 미꾸라지

---

[95] 최미혜 외, 『21세기 영양학원리』, 교문사, 2006, 275~281쪽; 나가카와 유우조 저, 정인영 역, 『병을 치료하는 영양성분 가이드북』, 아카데미북, 2003, 116쪽; 농촌진흥청, 『식품성분표』 제6개정판.

목음체질 검정콩, 대두, 순두부, 두부, 밀가루, 호두, 검은깨, 참깨, 아몬드, 명태류, 김, 미역, 다시마, 파래, 굴, 토란, 토란대, 고춧잎, 달래, 냉이, 무청, 우유, 연유, 분유, 치즈, 요구르트, 미꾸라지

수양체질 계란노른자, 다시마, 김, 미역, 파래, 고춧잎, 달래, 냉이, 무청, 쑥, 검은깨, 참깨

수음체질 계란노른자, 다시마, 김, 미역, 파래, 고춧잎, 달래, 냉이, 무청, 쑥, 치즈, 우유, 연유, 분유, 요구르트, 검은깨, 참깨, 미꾸라지

체질식 설명서
비타민편

비타민

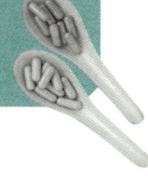

건강을 지키기 위해 별다른 병이 없는데도 흔히 먹는 영양제가 있다. 바로 비타민이다. 그것도 각종 비타민이 종합선물세트처럼 골고루 구비된 종합비타민이다. 하지만 체질의학적 견지에서 보면 사실 종합비타민은 그다지 건강에 도움이 되는 것이 아니다. 왜냐하면 같은 비타민이라 할지라도 그 체질에 좋은 것이 있는가 하면, 좋지 않은 것도 있기 때문이다. 결국 좋은 것과 해로운 것을 고루 섭취하니 결과는 플러스, 마이너스해서 제로, 즉 먹으나마나 한 결과(제로섬)가 나오기 십상이다. 그래서 종합비타민을 먹는 사람들에게 그 효과를 물어보면 대개는 대답이 시원찮다. 좋아지는 것은 별로 못 느끼나 그저 "먹어두면 좋으려니~" 해서 먹는단다. 개중에 어떤 비타민이 진짜 부족한 사람들은 간혹 효과를 볼 수 있을지 모르나, 요즘처럼 모든 것이 과잉인 시대에 그런 효과를 기대하기란 여간 어려운 일이 아니다. 오히려 과잉으로 발생할 수 있는 비타민 과잉증 또는 중독증이 훨씬 더 문제일 수 있다. 비싼 돈 들여 건강 챙기려다 오히려 건강 망치는 꼴이 되는 것이다. 꼭 비타민제를 섭취하려면 각 체질에 맞는 비타민을 선별하여 섭취해야 한다.

체질별 이로운 비타민제와 해로운 비타민제[96]

	○	△	X
금양체질	비타민E	비타민B	비타민A·D·C
금음체질	없음	비타민B·E	비타민A·D·C
토양체질	비타민E	비타민A·D·C	비타민B
토음체질	비타민E	비타민C	비타민A·D·B
목양체질	비타민A·D·C	비타민B	비타민E
목음체질	비타민A·D·C	비타민B·E	없음
수양체질	비타민B	비타민A·D·C	비타민E
수음체질	비타민B	비타민A·D·C	비타민E

    비타민은 크게 지용성비타민과 수용성비타민으로 나뉜다. 지용성에는 비타민A, 비타민D, 비타민E, 비타민K가 있고, 수용성에는 비타민B 복합체, 비타민C가 있다. 흔히 비타민에 대한 오해 중에 가장 흔한 것으로 수용성은 잉여분이 소변으로 빠져나가므로 과잉섭취해도 해가 없으나, 지용성은 잉여분이 소변으로 빠져나가지 못해 몸에 축적되므로 해롭다는 설이다. 이는 지극히 잘못된 상식으로, 지용성이건 수용성이건 과잉섭취하면 부작용이 있다는 것이, 보통 사람들은 잘 모르지만 사실은 영양학계에 널리 알려진 '상식'이다. 그럼에도 비타민 영양제(특히 비타민C와 비타민B)를 강권하는 의사들이 종종 있으니, 이는 말 그대로 몰상식(상식이 없다는 뜻)한 일이 아닐 수 없다. 체질의학적으로 보

---

[96] 2015년 현재 권도원 박사의 제선한의원 웹사이트에서 제안하고 있는 비타민제의 체질적합도이다. 이 사이트에서는 각종 음식들과 약물들에 대해 가장 좋은 것은 ○○, 그 다음으로 좋은 것은 ○, 중간 정도인 것은 △, 나쁜 것은 X, 가장 나쁜 것은 XX로 5가지 레벨의 체질적합도를 제시하고 있다.

면 비타민 과잉증이나 중독증은 거개가 체질에 맞지 않는 비타민제를 과량 섭취해서 발생하는 것이다. 따라서 비타민제는 반드시 체질에 맞는 것을 섭취하는 것이 필수이다.

비타민과 급원식품과의 관계

여기서 한 가지 짚고 넘어갈 것은 비타민이라는 성분과 그 비타민을 함유한 식품, 즉 급원식품과의 관계이다.

예를 들어보자. 딸기는 과일 중에 비타민C의 함량이 매우 높은 과일로서, 금양체질에 좋은 과일 중 하나이다. 그런데 비타민C라는 영양소 자체는 금양체질에 좋지 않은 것에 속한다. 모순이 아닌가?

이것은 식품과 성분이 동일한 것이 아니라는 단순한 사실에서 기인하는 당연한 모순이다. 딸기가 비타민C만은 아닌 것이다. 딸기는 비타민C 이외에 무수히 많은 다른 성분들을 함유하고 있다. 그러한 모든 성분들의 총화가 바로 딸기인 것이다. 그리고 비타민C 이외에도 또 다른 성분들 중에 금양체질에 해로운 것이 여전히 있을 수 있다. 하지만 그를 제외하고, 딸기의 많은 성분들이 대체적으로 금양체질에는 이로운 쪽에 속할 것이다. 해로운 성분을 상쇄하고서라도 전체적으로 보면 딸기라는 과일은 금양체질에 이로운 것이다. 따라서 금양체질은 일부 해로운 성분인 비타민C를 무시하고 딸기를 섭취해도 크게 문제가 되지 않는다.

한편, 가끔 특수한 상황에서는 성분을 따라서 음식을 섭취해야 할 때가 있다. 과거 서구 열강이 지리상의 발견에 열광하던 대항해 시대에 수많은 선원들이 원인 모를 질병에 쓰러져 목숨을 잃는 일이 있었다. 원인은 비타민C 부족. 몇 달 이상 이어지던 장기간의 항해 기간 동안 채소를 거의 섭취하지 못하고 말린 육포나 생선, 빵 등으로만 생활하다 비타민C 결핍으로 괴혈병이 발생한 것이다. 수많은 뱃사람들이 잇몸이 띵띵 붓고 피가 나고, 피부에 점상출혈이 생기면서, 시름시름 앓다 비참하게 죽어갔던 것이다. 금양체질이라도 응급상황이라면 비타민C 보충제를 속히 먹어야 한다. 하지만 그런 경우가 아니라면 금양체질은 비타민C 보충제를 복용할 것이 아니라, 비타민C를 많이 함유한 식품들 중에 금양체질에 맞는 식품들을 골라서 먹는 것이 보다 옳은 방법이다.

이러한 식이법은 비단 비타민에만 국한되는 것이 아니라, 탄수화물, 지방, 단백질, 칼슘, 철분, 미네랄, 미량 원소 등 다른 모든 영양소에도 동일하게 적용되는 사항이다. 어떤 성분이 부족하다고 진단받거나 그렇게 생각될 때, 우선 그 성분이 체질에 맞는지를 따져봐야 하는 것이다. 그래서 그것이 체질에 맞는다면 급할 경우 그냥 보충제로도 간단히 섭취할 수 있지만, 그렇지 않은 경우에는 그 성분이 많이 함유된 식품들 중에서 체질에 맞는 것을 골라 섭취하면 되는 것이다. 각 비타민들의 기능과 급원식품들은 다음과 같다.

비타민C

비타민C는 3대 영양소인 탄수화물, 지방, 단백질의 대사과정에 관여하여 생체에너지를 합성하는 데 중요한 역할을 한다. 그리고 발암물질을 억제하고, 노화를 방지하는 이른바 항산화작용(antioxidation)을 한다. 신경전달물질(세로토닌과 노르아드레날린)을 합성하여 신경정보전달에도 중요한 역할을 한다. 또한 세포와 세포를 연결하는 단백질인 콜라겐(collagen)을 합성하여 혈관과 점막(특히 잇몸), 피부 그리고 신체 구조를 튼튼히 해준다. 철의 흡수를 돕고, 면역기능을 향상시키고, 상처를 회복시키는 등 인체의 방어기능에도 기여한다. 비

타민C가 풍부한 식품은 다음과 같다.[97]

- **금양체질:** 콜리플라워, 브로콜리, 케일, 양배추, 시금치, 키위, 딸기, 감
- **금음체질:** 브로콜리, 케일, 양배추, 시금치, 키위, 레몬, 딸기, 감
- **토양체질:** 콜리플라워, 브로콜리, 케일, 양배추, 시금치, 콩, 콩나물, 딸기, 감
- **토음체질:** 콜리플라워, 브로콜리, 케일, 양배추, 시금치, 콩, 콩나물, 딸기, 감
- **목양체질:** 풋고추, 피망, 파프리카, 고춧잎, 열무김치, 콩, 콩나물, 토마토, 오렌지, 감자(껍질 포함)
- **목음체질:** 풋고추, 피망, 파프리카, 고춧잎, 열무김치, 콩, 콩나물, 오렌지, 감자(껍질 포함)
- **수양체질:** 풋고추, 피망, 파프리카, 고춧잎, 갓김치, 열무김치, 토마토, 오렌지, 귤, 감자(껍질 포함)
- **수음체질:** 풋고추, 피망, 파프리카, 고춧잎, 갓김치, 열무김치, 토마토, 오렌지, 귤, 레몬, 감자(껍질 포함)

비타민B 복합체

티아민(비타민B1) 우리 몸에 필요한 생화학적 에너지(ATP)를 생성하는 에너지 대사 과정에 조효소로 작용한다. 그리고 신경의 자극을 인접 뉴런(neuron, 신경세포)으로 전달하는 신경전달물질(neurotransmitter)의 합성에 도움을

---

[97] 최미혜 외, 『21세기 영양학원리』, 교문사, 2006, 258쪽; 나가카와 유우조 저, 정인영 역, 『병을 치료하는 영양성분 가이드북』, 아카데미북, 2003, 49쪽.

준다. 따라서 신경과 근육활동에 중요하다. 가열하면 쉽게 파괴되며, 알칼리 조건에서도 역시 파괴된다. 따라서 티아민이 함유된 식품은 가급적 너무 오래 가열하지 말고 중성용액에서 조리 또는 보관하는 것이 좋다.[98]

- ·금양체질: 현미, 참돔, 방어, 연어, 가자미, 메밀, 아마씨, 해바라기씨, 귀리
- ·금음체질: 참돔, 방어, 연어, 가자미, 메밀, 작두콩, 아마씨, 해바라기씨, 귀리
- ·토양체질: 돼지고기, 두류(특히 빨갛거나 흰 강낭콩, 완두콩), 통밀, 장어, 참돔, 방어, 연어, 가자미, 돼지내장, 소내장, 견과류(땅콩, 잣 제외), 호박씨, 올리브씨, 아마씨, 해바라기씨, 귀리
- ·토음체질: 돼지고기, 두류(특히 빨갛거나 흰 강낭콩, 완두콩), 장어, 참돔, 방어, 연어, 가자미, 돼지내장, 호박씨, 올리브씨, 아마씨, 귀리
- ·목양체질: 돼지고기, 두류(특히 빨갛거나 흰 강낭콩, 완두콩), 장어, 통밀, 돼지내장, 소내장, 견과류(땅콩, 잣 제외), 호박씨, 올리브씨, 감자
- ·목음체질: 돼지고기, 두류(특히 빨갛거나 흰 강낭콩, 완두콩), 장어, 현미, 통밀, 돼지내장, 소내장, 견과류(땅콩, 잣 제외), 호박씨, 올리브씨, 감자
- ·수양체질: 현미, 참깨, 검은깨, 포도씨, 감자
- ·수음체질: 현미, 소내장, 참깨, 검은깨, 올리브씨, 감자

리보플라빈(비타민B2) 이 영양소는 특유의 노란 형광색을 띤다. 병원에서 맞는 영양주사 중에 유독 진한 노란색의 약병을 본 적이 있을 것이다. 여기에 리보플

---

[98] 최미혜 외, 위의 책, 217쪽; 나가카와 유우조 저, 정인영 역, 위의 책, 74쪽.

라빈이 들어 있는 경우가 많다. 그래서 소변을 보면 샛노란 색의 오줌이 나오는데 이는 크게 걱정할 바는 아니다. 리보플라빈은 티아민, 나이아신과 함께 같은 식품군에 많아서 단독으로 결핍되는 경우는 드물다.

리보플라빈 역시 에너지대사 과정인 TCA회로와 전자전달계의 조효소로 작용하며, 지방분해에도 관여한다. 두뇌 회전을 좋게 하는 신경전달물질을 만드는 조효소의 성분이 되며, 수정체를 빛으로부터 보호해주고, 손톱과 모발의 성장을 촉진한다. 태아의 성장에도 필요하므로 임신부에게 중요한 영양소의 하나다. 열과 빛에 약하여 75%까지 파괴될 수 있으며, 술과 피임약에 의해서도 파괴될 수 있다.[99]

- 금양체질: 고등어, 방어, 가자미, 정어리, 채소(시금치, 브로콜리, 잎채소), 초콜릿
- 금음체질: 고등어, 방어, 가자미, 정어리, 채소(시금치, 브로콜리, 잎채소), 초콜릿
- 토양체질: 우유, 돼지고기, 쇠고기, 돼지간, 소간, 장어, 미꾸라지, 방어, 가자미, 정어리, 채소(시금치, 브로콜리, 잎채소 등), 통밀, 보리빵, 초콜릿
- 토음체질: 돼지고기, 돼지간, 장어, 방어, 가자미, 정어리, 채소(시금치, 브로콜리, 아스파라거스, 잎채소), 초콜릿, 보리빵
- 목양체질: 우유, 요구르트, 치즈, 돼지고기, 쇠고기, 돼지간, 소간, 장어, 미꾸라지, 버섯, 아스파라거스, 통밀, 아보카도
- 목음체질: 우유, 요구르트, 치즈, 돼지고기, 쇠고기, 돼지간, 소간, 장어, 미꾸라지, 버섯, 아스파라거스, 통밀, 아보카도

---

[99] 최미혜 외, 위의 책, 222쪽; 나가카와 유우조 저, 정인영 역, 위의 책, 75쪽.

- 수양체질: 닭고기(특히 닭다리), 닭간, 달걀, 버섯, 잎채소(상추 등)
- 수음체질: 우유, 요구르트, 치즈, 닭고기(특히 닭다리), 닭간, 달걀, 쇠고기, 소간, 미꾸라지, 버섯, 잎채소(상추 등), 아보카도

나이아신(비타민B3) 역시 에너지대사에 필수적인 조효소로 작용하고, 신경전달물질을 생성하고, 피부의 수분을 유지해주며, 혈중 콜레스테롤의 수치를 낮춰주기도 한다(동맥경화와 심근경색 예방 및 치료에 이용). 피곤하고 무기력한 증세를 보이는 사람들에게 적합한 영양소다(비타민B군의 영양소들은 많은 수가 포도당으로부터 ATP를 생성하는 에너지대사에 기여하는 특징을 보인다. 그래서 몸이 피로하다, 하면 흔히 병원에서 이 비타민B군 영양제를 놔주는 것이다. 하지만 이것은 비타민B군이 맞는 수양, 수음, 목양체질에나 적합한 처치이다).[100]

- 금양체질: 가다랑어, 농어, 방어, 삼치, 참치, 고등어, 녹두, 메밀, 현미, 다크초콜릿
- 금음체질: 가다랑어, 농어, 방어, 삼치, 참치, 고등어, 녹두, 메밀, 쌀, 다크초콜릿
- 토양체질: 가다랑어, 명란젓, 농어, 방어, 삼치, 참치, 소간, 쇠고기, 돼지고기, 완두콩, 녹두, 쌀, 밀기울, 통밀, 우유, 아몬드, 초콜릿
- 토음체질: 가다랑어, 명란젓, 농어, 방어, 삼치, 참치, 돼지고기, 아스파라거스, 땅콩, 완두콩, 녹두, 쌀, 다크초콜릿
- 목양체질: 명란젓, 버섯, 아스파라거스, 소간, 쇠고기, 돼지고기, 완두콩, 밀기울,

---

[100] 최미혜 외, 위의 책, 226쪽; 나가카와 유우조 저, 정인영 역, 위의 책, 172쪽.

통밀, 아보카도, 수수, 쌀, 우유, 아몬드, 감자(껍질 포함)
- 목음체질: 명란젓, 버섯, 아스파라거스, 소간, 쇠고기, 돼지고기, 완두콩, 밀기울, 통밀, 아보카도, 수수, 현미, 우유, 아몬드, 감자(껍질 포함)
- 수양체질: 버섯, 닭가슴살, 닭간, 칠면조(예상), 찹쌀, 현미, 계란노른자, 감자(껍질 포함)
- 수음체질: 버섯, 닭가슴살, 닭간, 칠면조(예상), 소간, 쇠고기, 아보카도, 찹쌀, 현미, 우유, 계란노른자, 감자(껍질 포함)

피리독신(비타민B6) 인체의 에너지를 생성하고, 적혈구·백혈구를 만들며, 신경전달물질을 생성하는 데에 조효소로 작용한다. 단백질대사에 관여하는 효소의 성분이 되며, 세로토닌(뇌에서 분비되는 호르몬으로서 마음을 편안하게 한다)의 분비에도 기여한다. 빛과 열, 피임약에 약하다.[101]

- 금양체질: 가다랑어, 연어, 멸치, 다랑어, 고등어, 꽁치 등 생선, 현미, 귀리, 바나나, 해바라기씨, 시금치, 브로콜리
- 금음체질: 가다랑어, 연어, 멸치, 다랑어, 고등어, 꽁치 등 생선, 귀리, 해바라기씨, 시금치, 브로콜리, 포도
- 토양체질: 가다랑어, 연어, 다랑어 등 생선, 쇠고기, 소간, 돼지고기, 돼지간, 통밀, 강낭콩, 대두, 귀리, 밤, 바나나, 해바라기씨, 당근, 고구마, 시금치, 브로콜리, 분유, 우유

---

101 최미혜 외, 위의 책, 240쪽; 나가카와 유우조 저, 정인영 역, 위의 책, 138쪽.

· **토음체질:** 가다랑어, 연어, 다랑어 등 생선, 돼지고기, 돼지간, 강낭콩, 대두, 귀리, 바나나, 고구마, 시금치, 브로콜리, 포도
· **목양체질:** 쇠고기, 소간, 닭가슴살, 닭간, 강낭콩, 대두, 밤, 통밀, 당근, 감자, 고구마, 분유, 우유
· **목음체질:** 쇠고기, 소간, 닭가슴살, 닭간, 강낭콩, 현미, 대두, 밤, 통밀, 당근, 감자, 고구마, 분유, 우유
· **수양체질:** 닭가슴살, 닭간, 현미, 감자, 포도
· **수음체질:** 쇠고기, 소간, 닭가슴살, 닭간, 현미, 감자, 분유, 우유

엽산 DNA의 합성에 필요한 영양소이다. 따라서 DNA의 유전정보에 의해 이행되는 전신의 세포분열에 중요한 역할을 하며, 특히 세포분열이 왕성한 적혈구의 성숙에 크게 기여한다. 물론 DNA에 의해 지시되는 아미노산의 합성에도 관여한다.

엽산이 작용하기 위해서는 비타민B12의 공조가 필요하므로 두 비타민의 체내 기능과 결핍증 등이 유사하다. 엽산과 비타민B12는 항상 같이 다니는 비타민들이다.[102]

· **금양체질:** 시금치, 배추, 케일, 양배추, 콜리플라워, 브로콜리, 쑥, 기타 체질에 맞는 녹황색 잎채소, 녹두, 바나나, 딸기
· **금음체질:** 시금치, 배추, 상추, 케일, 양배추, 브로콜리, 쑥, 기타 체질에 맞는 녹

---

102 최미혜 외, 위의 책, 245쪽; 나가카와 유우조 저, 정인영 역, 위의 책, 95쪽.

황색 잎채소, 녹두, 딸기

· 토양체질: 시금치, 배추, 케일, 양배추, 콜리플라워, 브로콜리, 기타 체질에 맞는 녹황색 잎채소, 녹두, 소간, 소내장, 강낭콩, 완두콩, 콩나물, 멜론, 바나나, 딸기, 우유, 밀배아, 통밀, 보리빵

· 토음체질: 시금치, 배추, 케일, 양배추, 브로콜리, 기타 체질에 맞는 녹황색 잎채소, 아스파라거스, 녹두, 강낭콩, 완두콩, 콩나물, 바나나, 딸기, 보리빵

· 목양체질: 녹황색 잎채소(고춧잎, 아욱, 부추 등), 소간, 소내장, 강낭콩, 완두콩, 콩나물, 아스파라거스, 멜론, 오렌지, 밀배아, 통밀, 요구르트, 우유

· 목음체질: 녹황색 잎채소(고춧잎, 부추, 아욱 등), 소간, 소내장, 강낭콩, 완두콩, 콩나물, 아스파라거스(예상), 멜론, 오렌지, 밀배아, 통밀, 요구르트, 우유

· 수양체질: 녹황색 잎채소(상추, 부추, 고춧잎, 갓, 겨자채, 아욱, 쑥 등), 닭간, 계란노른자, 오렌지

· 수음체질: 녹황색 잎채소(상추, 부추, 고춧잎, 갓, 겨자채, 아욱, 쑥 등), 닭간, 소간, 소내장, 계란노른자, 오렌지, 요구르트, 우유

비타민B12 엽산대사과정에 관여하고, 신경섬유의 수초를 유지시켜 신경세포를 보호한다. 따라서 비타민B12가 없으면 신경계에 광범위한 손상이 발생할 수 있다. 앞에서 보았듯이 엽산과 비타민B12는 서로 단짝인 비타민들이다. 엽산의 작용에 비타민B12가 필수적이기 때문이다.[103]

---

103 최미혜 외, 위의 책, 252쪽; 나가카와 유우조 저, 정인영 역, 위의 책, 101쪽.

·금양체질: 조개류, 새고막, 굴, 가다랑어, 꽁치, 정어리, 고등어, 청어

·금음체질: 조개류, 새고막, 가다랑어, 꽁치, 정어리, 고등어

·토양체질: 조개류, 새고막, 굴, 소간, 가다랑어, 정어리, 소내장, 쇠고기, 우유

·토음체질: 조개류, 새고막, 굴, 가다랑어, 정어리

·목양체질: 소간, 소내장, 쇠고기, 우유, 요구르트, 버터, 치즈

·목음체질: 굴, 소간, 소내장, 쇠고기, 우유, 요구르트, 버터, 치즈

·수양체질: 닭간, 닭내장, 계란노른자

·수음체질: 소간, 닭간, 소내장, 닭내장, 계란노른자, 쇠고기, 우유, 요구르트, 버터, 치즈

비타민A

눈의 망막 간상세포에 필요한 로돕신(rhodopsin)의 생성에 관여하여 시력을 유지하고, 항산화작용을 하며, 피부나 장기의 표면을 보호하는 상피세포의 성장인자로 작용하여 세포의 재생을 촉진시켜 주며, 기도나 위장관의 점막을 보호한다.[104]

·금양체질: 생선간유, 참치, 시금치, 감

·금음체질: 생선간유, 참치, 시금치, 감

·토양체질: 돼지간, 소간, 생선간유, 장어, 대구, 참치, 당근, 늙은 호박, 시금치, 감

·토음체질: 돼지간, 생선간유, 장어, 대구, 참치, 늙은 호박, 시금치, 감

---

[104] 최미혜 외, 위의 책, 181~187쪽; 나가카와 유우조 저, 정인영 역, 위의 책, 74쪽.

·목양체질: 돼지간, 소간, 장어, 부추, 꼴뚜기, 김, 미역, 당근, 늙은 호박, 옥수수, 망고, 토마토, 오렌지, 치즈
·목음체질: 돼지간, 소간, 장어, 꼴뚜기, 김, 미역, 당근, 늙은 호박, 옥수수, 감귤, 오렌지, 치즈
·수양체질: 닭간, 부추, 김, 미역, 달걀노른자, 옥수수, 망고, 토마토, 감귤, 오렌지
·수음체질: 닭간, 소간, 부추, 김, 미역, 달걀노른자, 옥수수, 망고, 토마토, 살구, 감귤, 오렌지, 치즈

비타민D

다른 비타민들과는 달리 비타민D는 햇빛의 자외선 자극을 받아 체내에서 스스로 합성할 수 있다. 하루에 대략 30분 이상만 햇빛을 쬐어도 결핍증은 거의 발생하지 않는다고 한다. 말하자면 비타민D는 거저먹을 수 있는 영양소인 것이다. 하지만 햇빛을 충분히 받지 못하는 환경에 처한 경우에는 비타민D가 함유된 식물이나 보충제를 섭취해야 한다.

체내에 흡수된 칼슘을 뼈와 치아에 축적시켜 주며, 흉선에서 면역세포를 생성하는 데 도움을 준다. 염증을 조절하는 기능도 한다.[105]

·금양체질: 정어리, 연어, 청어, 다랑어, 꽁치 등 기름기 많은 생선, 생선간유, 참가자미
·금음체질: 정어리, 연어, 청어, 다랑어, 꽁치 등 기름기 많은 생선, 생선간유, 참

---

105 최미혜 외, 위의 책, 190~194쪽; 나가카와 유우조 저, 정인영 역, 위의 책, 50쪽.

가자미
- 토양체질: 정어리, 연어, 다랑어, 장어, 참가자미 등 생선, 생선간유, 삼겹살
- 토음체질: 정어리, 연어, 다랑어, 장어, 참가자미 등 생선, 생선간유, 삼겹살, 건포도
- 목양체질: 비타민D 강화우유, 콘플레이크, 치즈, 마가린, 장어, 삼겹살
- 목음체질: 비타민D 강화우유, 콘플레이크, 치즈, 마가린, 장어, 삼겹살
- 수양체질: 계란노른자, 건포도, 콘플레이크
- 수음체질: 계란노른자, 콘플레이크, 치즈금양체질: 정어리, 연어, 청어, 다랑어, 꽁치 등 기름기 많은 생선, 생선간유, 참가자미

비타민E

토코페롤(tocopherol)이라고도 불리며 특히 항산화작용(antioxidation activities)을 하는 대표적인 영양물질로 알려져 있다. 인체의 노화 혹은 세포 손상의 메커니즘으로 흔히 활성산소(active oxygen), 즉 유리 래디컬(free radical)에 의한 산화작용을 꼽는데, 비타민E는 그 산화작용을 저지시키는 데 탁월한 효과를 가진 대표적인 영양소로 평가된다. 특히 피부미용에 관심이 지대한 여성들의 화장품, 미용제품에 이 비타민E는 거의 빠지지 않고 활용되고 있다. 항산화작용과 관련한 비타민E의 체내기능은 다음과 같다: 노화지연, 면역증진, 암 예방, 심혈관질환 예방, 운동능력 개선, 적혈구 보호 등.

비타민E는 또 생식기능 향상에도 기여하여 불임의 예방과 치료에 좋다.[106]

---

[106] 최미혜 외, 위의 책, 196~200쪽; 나가카와 유우조 저, 정인영 역, 위의 책, 48쪽.

- 금양체질: 새끼 방어, 해바라기씨유, 아마씨, 양배추, 양상추, 시금치, 케일, 바나나
- 금음체질: 새끼 방어, 해바라기씨유, 아마씨, 양배추, 양상추, 시금치, 케일
- 토양체질: 장어, 새끼 방어, 해바라기씨유, 올리브유, 대두유, 아몬드, 호두, 아마씨, 배, 양배추, 시금치, 케일, 당근, 바나나, 밀배아, 통밀, 맥아
- 토음체질: 장어, 새끼 방어, 올리브유, 땅콩, 땅콩기름, 대두유, 아마씨, 아스파라거스, 배, 양배추, 시금치, 케일, 바나나, 맥아
- 목양체질: 장어, 밀배아, 통밀, 옥수수유, 올리브유, 대두유, 아몬드, 땅콩, 땅콩기름, 아몬드, 호두, 망고, 아보카도, 아스파라거스, 배, 사과, 당근
- 목음체질: 장어, 밀배아, 통밀, 옥수수유, 올리브유, 대두유, 아몬드, 호두, 아보카도, 아스파라거스, 배, 사과, 당근
- 수양체질: 옥수수유, 망고, 사과, 계란노른자
- 수음체질: 옥수수유, 올리브유, 사과, 살구, 계란노른자

비타민K

내·외상으로 인한 출혈에 대해 지혈작용을 일으키는 혈액응고인자를 합성하는 데 기여하고, 뼈의 형성에 중요한 단백질인 오스테오칼신(osteocalcin)의 합성에 관여한다.

- 금양체질: 시금치, 콜리플라워, 양배추, 브로콜리, 양상추, 케일, 귀리, 해바라기씨유, 딸기
- 금음체질: 시금치, 양배추, 브로콜리, 양상추, 케일, 귀리, 해바라기씨유, 딸기
- 토양체질: 청국장, 시금치, 렌즈콩, 콜리플라워, 양배추, 브로콜리, 케일, 귀리,

소간, 돼지간, 대두유, 해바라기씨유, 밀기울, 통밀가루, 완두콩, 딸기
·토음체질: 청국장, 시금치, 렌즈콩, 콜리플라워, 양배추, 브로콜리, 케일, 귀리, 돼지간, 대두유, 해바라기씨유, 완두콩, 딸기
·목양체질: 청국장, 무청, 렌즈콩, 밀기울, 통밀가루, 소간, 돼지간, 대두유, 옥수수유, 완두콩, 감자, 버터
·목음체질: 청국장, 무청, 렌즈콩, 밀기울, 통밀가루, 소간, 돼지간, 대두유, 옥수수유, 완두콩, 감자, 버터
·수양체질: 무청, 닭고기, 닭간, 계란노른자, 옥수수유, 감자
·수음체질: 무청, 소간, 닭고기, 닭간, 계란노른자, 옥수수유, 버터

체질식
이렇게 하세요

모든 체질은 다음 원칙 하에서 식생활을 해야 한다.

각 체질의 유익한 음식 내에서 '골고루' 먹어라.

체질식은 일반 영양학의 상식으로는 편식에 해당된다. 애초부터 체질마다 유익한 음식과 해로운 음식이 엄격히 나뉘어 있으므로 이는 당연하다. 체질식은 '구조적인 편식'의 체계인 것이다. 주지하듯 서양 영양학은 편식을 매우 나쁜 것으로 인식한다. 하지만 여기 체질에 따른 편식, 즉 체질식은 자신의 체질에 맞는 것만 선별적으로 섭취하는 것이므로 오히려 가장 이상적인 식사법이라고 할 수 있다. 사실 자연 상태에서는 편식이 오히려 주류의 식사법에 속한다. 오로지 한 가지 음식만 먹는, 극단적인 편식으로 살아가는 동물들도 많다. 보라! 맹수의 왕 사자는 육식만 한다. 힘의 대명사 소는 채식만 한다. 중국이 자랑하는 팬더곰은 오로지 대나무만 먹고산다. 편식은 자연의 기본적 섭리의 하나이다.

할 수만 있다면 유익한 음식으로만 먹는 것이 가장 이상적인 체질식법이다. 물론 유익한 음식 내에서도 좋아하는 음식과 싫어하는 음식이 있을 수 있다. 그렇더라도 좋아하는 것만 계속 먹는 것은 좋지 않다. 자칫 먹는 음식의 종류가 너무 협소해질 수 있기 때문이다. 인간이 잡식동물로 진화한 이상, 다양한 음식을 먹는 것은 피할 수 없는 대세이다. 따라서 유익한 음식 내에서만큼은 될 수 있는 대로 다양한 음식을 섭취하라. 그렇게 하는 것이 영양적인 면에서나, 환경에의 적응적인 면에서나 가장 바람직하기 때문이다.

해로운 음식은 될 수 있는 한 피하라.
해로운 음식이라도 사실상 완전히 안 먹기는 어렵다. 하지만 가능한 한 그 섭취를 최소로 하라.

이롭거나 해로운 음식에 포함되지 않은 제3의 음식들은 가끔씩 먹되, 역시 골고루 섭취하라.
세상에는 참으로 많은 종류의 음식들이 있어서 그것들을 다 분류하기는 어렵다. 또, 개중에 어떤 음식은 그 체질에 온전히 유익하다고도 할 수 없고, 온전히 해롭다고도 할 수 없는 경계치에 해당되는 것들이 있다. 이런 애매한 음식들도 섭취할 일이 있을 것이다. 이런 것들은 가끔 섭취해도 괜찮지만, 이 경우에도 편중해서 섭취하지 말고 골고루 섭취하는 것이 좋다.

체질식만으로 몸이 좋아지지 않는 경우 8체질 전문 한의원에서 치료를 받아라.
체질식을 잘 지켜도 몸이 좀체 나아지지 않는 경우가 있다. 이 경우 먼저 8체질 치료를 받는 것이 필요하다. 치료를 잘 받아 몸이 정비된 후에는 체질식만으로도 질병을 예방하고 건강을 유지할 수 있다.

난치의 질환을 가진 사람, 그리고 위나 장이 나쁜 사람도 먼저 8체질 치료를 받아라. 이때 음식은 오로지 유익한 음식 중에서만 취하고, 해로운 음식이나 그 밖의 음식은 필히 삼가라.

아토피성 피부염·두드러기·건선 등 난치의 피부 질환, 비염·천식 등 알레르기 질환, 양성 및 악성종양, 당뇨병 등 대사성 질환, 심장병·중풍 등 심혈관계 질환, 류마티스성관절염·궤양성대장염·크론병 등 자가면역질환, 파킨슨병·근무력증 등 희귀성 난치 질환, 그리고 만성위염·위궤양 등 만성소화기 질환이 있는 경우는 음식을 지키는 것만으로는 역부족인 경우가 많다. 체질식을 엄격히 지키면서 동시에 8체질 치료를 받아야 병이 낫는다. 병이 치유되면 그 후론 체질식만으로도 건강한 삶을 누릴 수 있다.

에필로그

우리가 하루 동안 음식에 관해 행하는 의사결정이 200회 이상이라고 한다.[1] 자그마치 200회! 밥을 먹을까, 빵을 먹을까? 고기를 먹을까, 생선을 먹을까? 커피를 마실까, 녹차를 마실까? 지금 먹을까, 나중에 먹을까? 한 개를 먹을까, 세 개를 먹을까? 가족과 먹을까, 친구와 먹을까? 굶어버릴까, 배가 터지게 먹어버릴까? 순간순간 엄습하는 이 모든 갈림길에서 우리는 부단히 최적의 의사결정을 내려야 한다.

체질식은 간단없이 유혹하는 식(食)이라는 욕(慾)의 본능을 제어하는, 각고의 과정이다. 그것은 지극 정성이 깃든 절제의 미학이다. 단순히 몸을 건강히 하는 차원에서 끝나는 것이 아닌, 나라는 인격체의 도덕적 완성까지를 포괄하는 전인적 과정이다.

체질식은 우리 문명이 낳은 위대한 지혜이다. 상혼에 찌든 제도적 의료에 의존하는 수동적 인간을 지양하고, 인인(人人)이 스스로 몸을 치유할 수 있는 능력을 갖춘 주체적 인간으로 나아가게 하는 '수신(修身)'의 의학이다. 체질은 우리 몸에 내재한 법칙이며, 우리가 따라야 할 길이다. 체질식은 당연(當然)이자 당위(當爲)이다. 우리는 체질식을 하지 않을 수 없다.

---

1 브라이언 완싱크, 『나는 왜 과식하는가』, 황금가지, 2008, 11쪽.

* * *

　어떤 음식에 대한 반응을 안다는 게 말처럼 그리 간단한 것은 아니다. 사람은 한 가지 음식만 먹는 게 아니라 항상 여러 음식을 동시에 먹고 있기 때문이다. 그런 상황에선 결과가 그 음식에 대한 반응인지, 아니면 같이 섭취한 다른 음식에 대한 반응인지 모호하게 된다. 따라서 극단적으로 말한다면 정확성을 담보하기 위해선 다른 음식은 철저하게 금하고 오로지 해당 음식만을 일정기간(예를 들어 일주일 정도) 섭취케 한 다음 그 결과를 측정해야 한다는 결론이 나온다. 하지만 현실적으로 그럴 수는 없으므로 섭취하는 음식의 종류를 가능한 한 최소로 통제해야 할 필요성이 있다. 음식반응에 대한 과학적 측정에는 당연히 피시험자의 주관적 느낌뿐만 아니라, 혈액 검사, 대소변 검사, 간기능 검사 등 생화학적 검사와 방사선·CT·MRI 촬영 같은 이학적 검사까지 모두 포함될 수 있다. 그리고 실험에 참여할 표본으로서 체질이 확정된 사람들이 충분히(예를 들어 각 체질당 적어도 30명 이상) 선발되어야 하고, 이 표본들은 성별, 연령, 직업 등에 있어 다양성이 확보돼야 하며, 섭취한 음식에 대한 민감도에 따라 적절한 그룹으로 나뉘어 선발돼야 하고, 측정에 영향을 끼칠 수 있는 특정 질병에 이환돼있지 않아야 하는 등 제반 조건을 두루 충족해야 한다. 게다가 정확한 측정을 위해서는 합당한 의료기관이나 연구시설 등에 격리되어 적절히 통제돼야 한다는 까다로운 조건까지도 만족해야 한다. 연구기간은 몇 년 이상은 족히 걸릴 것이고, 그에 소요되는 예산 또한 꽤 많은 돈이 될 것이다.

체질식을 과학적으로 검증하고 확정짓는 일은 사실 나 같은 일개 임상가가 할 일은 아니다. 그것은 나라에서 백년대계의 원대한 청사진을 가지고 다른 그 무엇보다 우선적으로 나서야 하는 국가적 프로젝트인 것이다. 체질의학은 그럴만한 가치가 있는 학문이다. 확언컨대 체질의학은 전 세계에서 오로지 우리나라에만 있는, 문자 그대로 우리 고유의 과학이기 때문이다. 그것은 천문학적인 어마어마한 부가가치를 가진 첨단 의료산업으로 키울 수 있는, 무한한 잠재력을 가진 미래산업이다. 왜 그것을 모른단 말인가? 정말 개탄하고 통탄하지 않을 수 없다. 혹시 미국 같은 나라에서 우리 체질의학의 가능성을 먼저 알아차리지나 않을지 정말 두렵다. 알기만 한다면 아마 수백억이 아니라 수천억 달러라도 퍼부어서 당장에 선점하려 들 것이다. 돈이 되는 사업인데 그깟 연구개발비 얼마 아낄 그들이 결코 아니지 않는가? 나는 우리 민족의 미래를 열어줄 체질의학의 장대한 프로젝트가 제발 종주국인 우리 대한민국에서 실현되는 그 날을 손꼽아 기리며 감히 이 책을 펴낸다.

주원장한의원 원장
주석원

8체질식 일람표

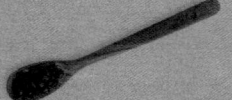

이탤릭체(italic type)로 표기한 것들은 필자가 새로 제안한 음식들을 의미한다.

금양체질

이로운 것

- **채소** 배추, 미나리, 깻잎, 숙주나물, 참나물, 시금치, 고사리, 청경채, 취나물, 양상추, 오이, 양배추, 가지, 셀러리(celery), 케일(kale), 브로콜리(broccoli), 세발나물, 비름나물, 포항초, 겨자채, 쑥, 콜리플라워(cauliflower), 명일엽
- **곡식** 백미, 메밀, 녹두, 현미, 조, 차조, 호밀(rye), 귀리(oat), 기장
- **육식** 거의 없다.
- **생선과 해물** 고등어, 꽁치, 청어, 전어, 돔(참돔, 돌돔, 옥돔, 줄돔 등), 연어, 복어, 우럭, 병어, 방어, 참치, 도다리, 삼치, 광어, 숭어, 쥐포, 양미리, 열빙어, 멸치, 뱅어포, 문어, 조개류(바지락, 홍합, 고막, 키조개, 맛조개, 대합, 가리비, 피조개), 전복, 굴, 해파리, 게(꽃게, 대게, 킹크랩), 새우, 바다가재, 해삼, 멍게, 붕어
- **양념** 감식초, 포도당분말, 현미식초, 화이트 발사믹식초(white balsamic vinegar), 파, 양파, 겨자, 고추냉이(와사비), 천일염, 죽염, 아가베시럽(agave syrup), 케이퍼(caper)
- **식용기름** 들기름, 현미유, 아마씨유, 카놀라유(canola oil), 해바라기씨유
- **과일** 키위, 바나나, 딸기, 복숭아, 파인애플, 체리, 앵두, 감, 청포도, 자두, 블루베리(blueberry), 블랙베리(blackberry), 망고스틴(mangosteen), 파파야(papaya)
- **기호식품** 코코아(무가당), 다크초콜릿(dark chocolate), 모과차, 감잎차, 메밀차, 매실차, 솔잎차, 유자차, 카모마일(camomile), 루이보스티(rooibos tea), 현미차
- **술** 화이트와인(청포도 원료), 매실주, 막걸리, 청주

해로운 것

- **채소** 무, 당근, 콩나물, 감자, 고구마, 고추, 고춧잎, 호박, 연근, 우엉, 버섯류(송이, 표고, 싸리, 팽이, 느타리, 새송이), 피망(green pepper), 파프리카(paprika), 고들빼기, 아욱

- **곡식** 모든 밀가루 음식(빵, 냉면, 라면, 칼국수, 수제비, 자장면, 우동, 국수, 스파게티, 피자, 비스킷 등), 메주콩, 옥수수, 수수, 두류(흑태, 강낭콩, 완두콩, 서목태, 서리태, 두부), 보리, 찰보리, 팥, 참깨, 검은깨

- **육식** 돼지고기, 쇠고기, 닭고기, 양고기, 모든 유제품(우유, 치즈, 버터, 요구르트, 저지방우유, 무지방우유, 아이스크림, 케이크), 가공육(햄, 소시지, 핫도그, 햄버거 등)

- **생선과 해물** 미꾸라지, 장어, 메기, 가물치, 잉어, 민물새우, 재첩, 해조류(김, 미역, 다시마, 파래), 오징어, 낙지, 명태류(명태, 동태, 코다리, 황태, 북어, 노가리)

- **양념** 마늘, 고추, 설탕, 화학조미료, 사과식초, 후추, 카레, 생강, 계피(cinnamon), 칠리소스(chili sauce), 꿀, 메이플시럽(maple syrup), 올리고당, 물엿, 간장, 마요네즈, 레드 발사믹식초(red balsamic vinegar)

- **식용기름** 콩 식용유, 포도씨유, 옥수수유, 참기름, 호박씨유, 올리브유, 마가린, 아보카도유

- **과일** 사과, 배, 밤, 포도, 멜론, 감귤, 오렌지, 수박, 견과(호두, 아몬드, 피스타치오, 마카다미아, 캐슈너트, 땅콩, 도토리), 코코넛, 망고, 롱간(龍眼), 아보카도(avocado), 살구

- **기호식품** 커피, 녹차, 인삼차, 율무차, 옥수수차, 가공음료수, 이온음료수, 국화차, 홍차, 자스민차(jasmine), 생강차, 치커리차, 계피차, 칡차, 결명자차, 둥굴레차, 로즈마리차

- **술** 소주, 레드와인, 꼬냑, 맥주, 산사주, 복분자

금음체질

이로운 것

- **채소** 배추, 상추, 미나리, 깻잎, 숙주나물, 참나물, 시금치, 고사리, 청경채, 취나물, 양상추, 오이, 양배추, 가지, 셀러리(celery), 케일(kale), 브로콜리(broccoli), 세발나물, 비름나물, 포항초, 겨자채, 쑥, 콜리플라워(cauliflower), 명일엽
- **곡식** 백미, 메밀, 녹두, 백미, 찹쌀, 호밀(rye), 귀리(oat), 기장
- **육식** 거의 없다.
- **생선과 해물** 돔(참돔, 돌돔, 옥돔, 줄돔 등), 복어, 우럭, 방어, 참치, 도다리, 삼치, 광어, 쥐포, 멸치, 뱅어포, 고등어, 꽁치, 청어, 전어, 명태류(명태, 동태, 코다리, 황태, 북어, 노가리), 조개류(바지락, 홍합, 고막, 키조개, 맛조개, 대합, 가리비, 피조개), 전복, 해파리, 게(꽃게, 대게, 킹크랩), 바다가재, 소라, 붕어
- **양념** 겨자, 생강, 감식초, 파, 양파, 고추냉이(와사비), 천일염, 죽염, 포도당분말, 화이트 발사믹식초, 레드 발사믹식초, 아가베시럽, 레몬, 케이퍼(caper)
- **식용기름** 포도씨유, 들기름, 아마씨유, 카놀라유, 해바라기씨유
- **과일** 포도, 복숭아, 감, 앵두, 파인애플, 딸기, 자두, 체리, 키위
- **기호식품** 코코아(무가당), 다크초콜릿(dark chocolate), 감잎차, 메밀차, 생강차, 모과차, 매실차, 유자차, 카모마일, 루이보스티, 레몬차
- **술** 레드와인, 화이트와인, 꼬냑, 매실주, 막걸리, 청주

해로운 것

채소 무, 당근, 콩나물, 감자, 고구마, 고추, 고춧잎, 호박, 연근, 우엉, 버섯류(송이, 표고, 싸리, 팽이, 느타리, 새송이), 피망(green pepper), 파프리카(paprika), 고들빼기, 아욱

곡식 모든 밀가루 음식(빵, 냉면, 라면, 칼국수, 수제비, 자장면, 우동, 국수, 스파게티, 피자, 비스킷 등), 메주콩, 옥수수, 수수, 두류(흑태, 강낭콩, 완두콩, 서목태, 서리태, 두부), 보리, 찰보리, 팥, 참깨, 검은깨

육식 돼지고기, 쇠고기, 닭고기, 양고기, 모든 유제품(우유, 치즈, 버터, 요구르트, 저지방우유, 무지방우유, 아이스크림, 케이크), 가공육(햄, 소시지, 핫도그, 햄버거 등)

생선과 해물 미꾸라지, 장어, 메기, 가물치, 잉어, 재첩, 민물새우, 새우, 굴, 해조류(김, 미역, 다시마, 파래), 오징어, 낙지

양념 마늘, 설탕, 고추, 칠리소스, 후추, 화이트페퍼, 간장, 메이플시럽, 꿀, 물엿, 올리고당, 사과식초, 현미식초, 마요네즈

식용기름 콩 식용유, 호박씨유, 옥수수기름, 참기름, 올리브유, 현미유, 마가린, 아보카도유

과일 배, 사과, 멜론, 밤, 수박, 견과(호두, 아몬드, 피스타치오, 마카다미아, 캐슈넛, 땅콩, 도토리), 오렌지, 감귤, 코코넛, 롱간, 아보카도, 살구

기호식품 커피, 녹차, 율무차, 이온음료, 가공음료수, 홍차, 국화차, 인삼차, 칡차, 구기자차, 대추차, 두충차, 결명자차, 박하차, 옥수수차, 둥굴레차

술 복분자주, 소주, 산사주, 맥주

토양체질

이로운 것

채소 배추, 오이, 당근, 호박, 참나물, 우엉, 취나물, 양배추, 시금치, 청경채, 아욱, 콩나물, 비름나물, 포항초, 치커리, 케일, 셀러리, 숙주나물, 브로콜리, 콜리플라워, 고사리, 미나리, 고구마

곡식 백미, 보리, 두류(흑태, 메주콩, 강낭콩, 완두콩, 서목태, 서리태, 두부), 팥, 밀가루 음식(칼국수, 수제비, 우동, 국수 등 주로 면류), 찰보리, 녹두, 귀리, 메밀

육식 돼지고기, 쇠고기, 우유, 치즈, 요구르트

생선과 해물 복어, 장어, 삼치, 대구, 광어, 도다리, 병어, 방어, 숭어, 양미리, 쥐포, 돔(참돔, 돌돔, 옥돔, 줄돔 등), 아귀, 우럭, 미꾸라지, 뱅어포, 새우, 게(꽃게, 대게, 킹크랩), 바다가재, 조개류(바지락, 홍합, 고막, 키조개, 대합, 가리비 등), 소라, 해파리

양념 마늘, 감식초, 된장, 전통간장, 일본간장, 천일염, 죽염, 양파, 메이플시럽, 아가베시럽, 케이퍼, 레몬, 박하

식용기름 콩 식용유, 호박씨유, 올리브유, 들기름, 아마씨유, 해바라기씨유, 카놀라유

과일 감, 바나나, 배, 참외, 수박, 멜론, 딸기, 파인애플, 견과(호두, 아몬드, 피스타치오, 마카다미아, 캐슈너트, 도토리, 밤), 블랙베리, 블루베리, 리즈, 롱간, 망고스틴, 파파야

기호식품 보리차, 감잎차, 구기자차, 이온음료, 커피, 두충차, 코코아(무가당), 초콜릿, 국화차, 백련차, 루이보스티, 자스민차, 치커리차, 복분자주스

술 맥주, 복분자주

해로운 것

채소 감자, 고추, 상추, 고춧잎, 부추, 피망, 파프리카, 겨자채, 갓, 쑥

곡식 현미, 찹쌀, 누룽지, 참깨, 옥수수, 수수, 검은깨, 흑미, 일부 밀가루 음식(빵, 라면, 자장면)

육식 닭고기, 염소고기, 계란노른자, 양고기, 오리고기, 개고기

생선과 해물 해조류(김, 미역, 다시마, 파래), 고등어, 홍어, 낙지

양념 고추, 후추, 생강, 파, 카레, 겨자, 꿀, 계피, 사과식초, 현미식초, 고추냉이(와사비) 칠리소스, 설탕, 올리고당, 물엿, 마요네즈

식용기름 참기름, 포도씨유, 현미유, 옥수수기름, 마가린, 아보카도유

과일 사과, 감귤, 오렌지, 망고, 토마토, 포도, 복숭아, 키위, 땅콩

기호식품 인삼차, 벌꿀차, 대추차, 생강차, 계피차, 탄산음료수, 칡차, 옥수수차, 모과차, 결명자차, 솔잎차, 율무차, 녹차, 홍차, 둥굴레차

술 레드와인, 꼬냑, 화이트와인, 산사주, 소주

토음체질

이로운 것

- **채소** 배추, 오이, 호박, 참나물, 우엉, 취나물, 양배추, 시금치, 청경채, 아욱, 콩나물, 비름나물, 포항초, 케일, 셀러리, 숙주나물, 브로콜리, 콜리플라워, 고사리, 미나리, *고구마*
- **곡식** 백미, 보리, 두류(흑태, 메주콩, 강낭콩, 완두콩, 서목태, 서리태, 두부), 팥, 찰보리, 녹두, 귀리, 호밀, 메밀
- **육식** 돼지고기
- **생선과 해물** 복어, 장어, 참치, 방어, 연어, 숭어, 삼치, 병어, 도다리, 대구, 광어, 열빙어, 양미리, 뱅어포, 돔(참돔, 돌돔, 옥돔, 줄돔 등), 아귀, 우럭, 조개류(바지락, 홍합, 고막, 키조개, 대합, 맛조개, 가리비 등), 게(꽃게, 대게, 킹크랩), 새우, 오징어, 문어, 굴, 전복, 바다가재
- **양념** *전통간장, 일본간장, 된장, 천일염, 죽염, 양파, 포도당분말, 아가베시럽, 감식초, 발사믹식초, 케이퍼, 박하*
- **식용기름** 콩 식용유, 호박씨유, 포도씨유, 들기름, 아마씨유
- **과일** 감, 배, 참외, 파인애플, 딸기, 바나나, 포도, 수박, 복숭아, 블루베리, 블랙베리, *망고스틴, 땅콩, 리쯔, 파파야, 롱간*
- **기호식품** 보리차, 감잎차, 다크초콜릿(dark chocolate), 코코아(무가당), 이온음료, 구기자차, 두충차, 유자차, 백련차, 루이보스티, 복분자주스
- **술** 화이트와인, 복분자주

해로운 것

- **채소** 감자, 고추, 상추, 고춧잎, 부추, 피망, 파프리카, 겨자채, 갓, 쑥
- **곡식** 현미, 찹쌀, 누룽지, 옥수수, 수수, 참깨, 검은깨, 흑미, 대부분의 밀가루 음식(칼국수, 수제비, 우동, 국수, 빵, 라면, 자장면)
- **육식** 닭고기, 염소고기, 계란노른자, 양고기, 오리고기, 쇠고기, 가공육(햄, 소시지, 핫도그, 햄버거 등), 대부분의 유제품(우유, 치즈, 버터, 요구르트, 아이스크림, 저지방우유, 무지방우유, 케이크), 개고기
- **생선과 해물** 해조류(김, 미역, 다시마, 파래), 고등어, 꽁치, 홍어, 낙지, 멸치, 미꾸라지
- **양념** 고추, 후추, 생강, 파, 카레, 겨자, 계피, 현미식초, 사과식초, 꿀, 마늘, 고추냉이(와사비), 칠리소스, 설탕, 올리고당, 물엿, 마요네즈
- **식용기름** 참기름, 현미유, 옥수수기름
- **과일** 사과, 감귤, 오렌지, 망고, 토마토, 멜론, 견과(호두, 아몬드, 피스타치오, 마카다미아, 캐슈너트, 밤, 도토리), 코코넛, 키위, 아보카도
- **기호식품** 인삼차, 대추차, 벌꿀차, 계피차, 생강차, 탄산음료수, 커피, 녹차, 홍차, 결명자차, 옥수수차, 국화차, 율무차, 모과차, 칡차, 솔잎차, 둥굴레차, 카모마일
- **술** 소주, 레드와인, 꼬냑, 산사주

목양체질

이로운 것

- **채소** 무, 감자, 고구마, 당근, 연근, 우엉, 버섯류(송이, 표고, 싸리, 팽이, 느타리, 새송이), 고추, 호박, 고춧잎, 콩나물, 고들빼기, 아욱, 아스파라거스, 피망, 파프리카, 달래, 냉이, 부추
- **곡식** 밀가루 음식(빵, 칼국수, 수제비, 우동, 국수), 백미, 메주콩, 수수, 옥수수, 두류(흑태, 강낭콩, 완두콩, 서목태, 서리태, 두부), 참깨, 검은깨
- **육식** 돼지고기, 쇠고기, 양고기, 우유, 치즈, 버터, 요구르트
- **생선과 해물** 민물장어, 미꾸라지, 메기, 해조류(김, 미역, 다시마, 파래), 조기, 굴비, 명태류(명태, 동태, 코다리, 황태, 북어, 노가리), 낙지
- **양념** 마늘, 설탕, 고추, 생강, 후추, 카레, 칠리소스, 전통간장, 일본간장, 된장, 메이플시럽, 꿀, 물엿, 쌀엿, 올리고당, 파프리카
- **식용기름** 콩 식용유, 호박씨유, 옥수수기름, 올리브유, 참기름, 마가린, 아보카도유
- **과일** 배, 수박, 사과, 견과(호두, 아몬드, 피스타치오, 마카다미아, 캐슈너트, 밤), 오렌지, 토마토, 망고, 멜론, 도토리, 코코넛, 롱간, 아보카도, 살구
- **기호식품** 커피, 이온음료, 국화차, 칡차, 율무차, 결명자차, 인삼차, 옥수수차, 둥굴레차, 녹차, 홍차, 보이차, 자스민차, 치커리차
- **술** 소주, 산사주, 고량주

해로운 것

채소 배추, 양배추, 오이, 시금치, 양상추, 깻잎, 청경채, 취나물, 고사리, 참나물, 미나리, 케일, 근대, 셀러리, 브로콜리, 세발나물, 비름나물, 포항초, 겨자채, 숙주나물, 가지, 콜리플라워

곡식 메밀, 보리, 찰보리, 녹두, 팥, 귀리, 호밀, 현미

육식 개고기

생선과 해물 고등어, 꽁치, 삼치, 참치, 방어, 병어, 숭어, 연어, 광어, 도다리, 쥐포, 뱅어포, 양미리, 돔(참돔, 돌돔, 옥돔, 줄돔 등), 복어, 우럭, 문어, 성게알젓, 해파리, 게(꽃게, 대게, 킹크랩), 새우, 바다가재, 조개류(바지락, 홍합, 고막, 키조개, 대합, 맛조개, 가리비, 피조개 등), 굴, 전복, 소라, 멍게, 해삼, 붕어

양념 감식초, 겨자, 고추냉이(와사비), 천일염, 죽염, 포도당분말, 현미식초, 발사믹식초, 마요네즈, 케이퍼, 아가베시럽, 레몬

식용기름 포도씨유, 들기름, 현미유, 아마씨유, 해바라기씨유, 카놀라유

과일 감, 체리, 청포도, 포도, 바나나, 파인애플, 딸기, 키위, 복숭아, 자두, 앵두, 땅콩, 망고스틴, 파파야, 블랙베리, 블루베리

기호식품 코코아, 초콜릿, 모과차, 감잎차, 탄산음료수, 메밀차, 매실차, 솔잎차, 두충차, 구기자차, 루이보스티, 카모마일

술 화이트와인, 레드와인, 꼬냑, 맥주, 매실주, 복분자주, 막걸리, 청주

목음체질

이로운 것

- **채소** 무, 감자, 고구마, 당근, 연근, 우엉, 버섯류(송이, 표고, 싸리, 팽이, 느타리, 새송이), 고추, 호박, 고춧잎, 콩나물, 고들빼기, 아욱, 아스파라거스, 피망, 파프리카, 달래, 냉이, 부추
- **곡식** 밀가루 음식(빵, 칼국수, 수제비, 우동, 국수), 두류(메주콩, 흑태, 강낭콩, 완두콩, 서목태, 서리태, 두부), 수수, 옥수수, 참깨, 검은깨, 보리, 찰보리
- **육식** 돼지고기, 쇠고기, 양고기, 우유, 치즈, 버터, 요구르트
- **생선과 해물** 민물장어, 미꾸라지, 메기, 해조류(김, 미역, 다시마, 파래), 조기, 굴비, 홍어, 낙지, 굴, 새우
- **양념** 마늘, 설탕, 된장, 고추, 칠리소스, 전통간장, 일본간장, 현미식초, 쌀엿, 물엿, 메이플시럽, 마요네즈, 파프리카
- **식용기름** 콩 식용유, 호박씨유, 옥수수기름, 올리브유, 참기름, 마가린, 현미유, 아보카도유
- **과일** 밤, 배, 멜론, 사과, 수박, 오렌지, 감귤, 견과(호두, 아몬드, 피스타치오, 마카다미아, 캐슈너트, 도토리), 코코넛, 롱간, 아보카도, 살구
- **기호식품** 커피, 율무차, 이온음료, 국화차, 칡차, 인삼차, 결명자차, 옥수수차, 자스민차, 녹차, 홍차, 보이차, 둥굴레차, 치커리차, 대추차
- **술** 소주, 산사주, 고량주

해로운 것

- **채소** 배추, 상추, 양배추, 오이, 시금치, 양상추, 깻잎, 청경채, 취나물, 고사리, 참나물, 미나리, 케일, 근대, 셀러리, 브로콜리, 세발나물, 비름나물, 포항초, 겨자채, 숙주나물, 가지, 콜리플라워
- **곡식** 메밀, 녹두, 귀리, 호밀
- **육식** 개고기
- **생선과 해물** 고등어, 꽁치, 삼치, 참치, 방어, 병어, 숭어, 연어, 광어, 도다리, 쥐포, 뱅어포, 양미리, 돔(참돔, 돌돔, 옥돔, 줄돔 등), 복어, 우럭, 명태류(명태, 동태, 코다리, 황태, 북어, 노가리), 문어, 성게알젓, 해파리, 게(꽃게, 대게, 킹크랩), 바다가재, 조개류(바지락, 홍합, 고막, 키조개, 대합, 맛조개, 가리비, 피조개 등), 전복, 소라, 붕어
- **양념** 감식초, 생강, 계피, 겨자, 고추냉이(와사비), 천일염, 죽염, 아가베시럽, 포도당 분말, 발사믹식초, 레몬, 케이퍼
- **식용기름** 포도씨유, 들기름, 카놀라유, 아마씨유, 해바라기씨유
- **과일** 포도, 청포도, 체리, 감, 복숭아, 앵두, 땅콩, 바나나, 딸기, 파인애플, 키위, 블루베리, 블랙베리, 망고스틴, 파파야, 자두, 토마토, 망고
- **기호식품** 코코아, 초콜릿, 모과차, 탄산음료수, 감잎차, 메밀차, 구기자차, 매실차, 두충차, 루이보스티, 카모마일
- **술** 레드와인, 꼬냑, 화이트와인, 매실주, 복분자주

수양체질

이로운 것

- **채소** 무, 감자, 상추, 고추, 고춧잎, 달래, 냉이, 부추, 생강, 피망, 파프리카, 갓, 겨자채, 가지, 버섯류(송이, 표고, 팽이, 느타리 등), 우엉, 도라지, 쑥
- **곡식** 백미, 현미, 찹쌀, 참깨, 검은깨, 옥수수
- **육식** 닭고기, 염소고기, 양고기, 오리고기, 계란노른자, 개고기
- **생선과 해물** 해조류(김, 미역, 다시마, 파래), 낙지, 조기, 굴비, 명태류(명태, 동태, 코다리, 황태, 북어, 노가리)
- **양념** 고추, 후추, 파, 카레, 생강, 계피, 겨자, 꿀, 칠리소스, 고추냉이(와사비), 파프리카, 설탕, 물엿, 쌀엿, 올리고당, 포도당분말, 마요네즈, 사과식초, 현미식초, 발사믹식초
- **식용기름** 참기름, 현미유, 옥수수기름, 포도씨유
- **과일** 사과, 오렌지, 토마토, 망고, 감귤, 포도, 복숭아
- **기호식품** 인삼차, 계피차, 생강차, 벌꿀차, 대추차, 옥수수차, 현미차, 녹차, 홍차, 둥굴레차
- **술** 레드와인, 꼬냑, 산사주

해로운 것

채소 오이, 배추, 콩나물, 미나리, 참나물, 고사리, 케일, 청경채, 호박, 브로콜리, 콜리플라워, 숙주나물

곡식 보리, 팥, 찰보리, 녹두, 밀가루 음식(빵, 칼국수, 수제비, 우동, 국수, 라면, 자장면)

육식 돼지고기, 돼지가공육(햄, 소시지, 핫도그), 소고기, 우유, 계란흰자

생선과 해물 복어, 장어, 고등어, 참치, 삼치, 연어, 광어, 방어, 병어, 대구, 쥐포, 도다리, 돔(참돔, 돌돔, 옥돔, 줄돔 등), 아귀, 우럭, 게(꽃게, 대게, 킹크랩), 새우, 바다가재, 굴, 전복, 조개류(바지락, 홍합, 고막, 키조개, 대합, 맛조개, 가리비 등), 오징어, 문어, 소라, 해파리

양념 마늘, 감식초, 간장, 메이플시럽, 아가베시럽, 케이퍼, 레몬, 천일염, 죽염, 박하

식용기름 올리브유, 아마씨유, 해바라기씨유, 카놀라유, 호박씨유, 들기름, 마가린

과일 감, 참외, 수박, 딸기, 바나나, 파인애플, 배, 멜론, 자두, 키위, 앵두, 체리, 견과(밤, 호두, 아몬드, 피스타치오, 마카다미아, 캐슈너트, 땅콩, 도토리), 코코넛, 파파야, 룡간, 블루베리, 블랙베리

기호식품 보리차, 구기자차, 이온음료, 감잎차, 커피, 국화차, 코코아, 초콜릿, 복분자차, 두충차, 솔잎차, 칡차, 모과차, 카모마일, 루이보스티

술 맥주, 복분자주, 화이트와인, 소주

수음체질

이로운 것

채소 무, 감자, 상추, 고추, 고춧잎, 달래, 냉이, 부추, 생강, 피망, 파프리카, 갓, 겨자채, 가지, 버섯류(송이, 표고, 팽이, 느타리 등), 도라지, 쑥

곡식 백미, 현미, 찹쌀, 참깨, 검은깨, 옥수수

육식 닭고기, 염소고기, 쇠고기, 양고기, 오리고기, 계란노른자, 우유, 치즈, 버터, 요구르트, 개고기

생선과 해물 해조류(김, 미역, 다시마, 파래), 낙지, 미꾸라지, 조기, 굴비, 명태류(명태, 동태, 코다리, 황태, 북어, 노가리)

양념 고추, 후추, 파, 카레, 생강, 계피, 꿀, 마늘, 칠리소스, 겨자, 고추냉이(와사비), 파프리카, 고량강, 설탕, 쌀엿, 물엿, 올리고당, 사과식초, 현미식초, 레몬, 케이퍼, 마요네즈

식용기름 참기름, 현미유, 옥수수기름, 올리브유, 마가린, 아보카도유

과일 사과, 감귤, 오렌지, 토마토, 망고, 살구, 밤, 코코넛, 멜론, 아보카도

기호식품 인삼차, 계피차, 생강차, 대추차, 벌꿀차, 옥수수차, 현미차, 커피, 둥굴레차, 카모마일, 국화차, 자스민차

술 산사주, 소주

해로운 것

- **채소** 오이, 배추, 콩나물, 미나리, 참나물, 고사리, 케일, 청경채, 호박, 브로콜리, 콜리플라워, 숙주나물
- **곡식** 보리, 팥, 찰보리, 녹두, 밀가루 음식(빵, 칼국수, 수제비, 우동, 국수, 라면, 자장면)
- **육식** 돼지고기, 돼지가공육(햄, 소시지, 핫도그), 계란흰자
- **생선과 해물** 복어, 장어, 고등어, 삼치, 도다리, 돔(참돔, 돌돔, 옥돔, 줄돔 등), 병어, 연어, 방어, 쥐포, 참치, 광어, 대구, 열빙어, 아귀, 우럭, 오징어, 문어, 조개류(바지락, 홍합, 고막, 키조개, 대합, 맛조개, 가리비 등), 게(꽃게, 대게, 킹크랩), 새우, 바다가재, 굴, 전복, 소라, 해파리
- **양념** 감식초, 천일염, 죽염, 간장, 포도당분말, 아가베시럽, 발사믹식초, 박하
- **식용기름** 포도씨유, 호박씨유, 아마씨유, 해바라기씨유, 카놀라유, 들기름
- **과일** 감, 참외, 바나나, 딸기, 포도, 청포도, 키위, 파인애플, 복숭아, 자두, 앵두, 체리, 수박, 배, 견과(호두, 아몬드, 피스타치오, 마카다미아, 캐슈너트, 땅콩, 도토리), 파파야, 블루베리, 블랙베리
- **기호식품** 보리차, 초콜릿, 코코아, 이온음료, 감잎차, 백련차, 솔잎차, 두충차, 구기자차, 모과차, 칡차, 녹차, 홍차
- **술** 맥주, 복분자주, 레드와인, 꼬냑, 화이트와인